MONOGRAPHIEN AUS DEM GESAMTGEBIETE DER NEUROLOGIE UND PSYCHIATRIE
[HERAUSGEGEBEN VON
O. FOERSTER-BRESLAU UND K. WILMANNS-HEIDELBERG
HEFT 40

DIE VERANLAGUNG ZU SEELISCHEN STÖRUNGEN

VON

DR. FERDINAND KEHRER UND **DR. ERNST KRETSCHMER**
A. O. PROFESSOR FÜR PSYCHIATRIE UND
NEUROLOGIE IN BRESLAU
A. O. PROFESSOR FÜR PSYCHIATRIE UND
NEUROLOGIE IN TÜBINGEN

MIT 5 TEXTABBILDUNGEN
UND 1 TAFEL

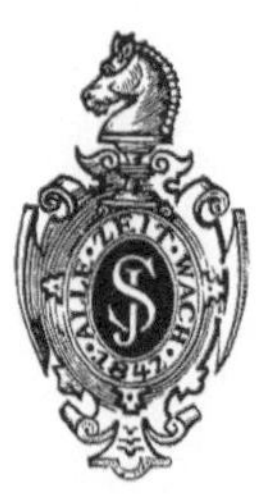

SPRINGER-VERLAG BERLIN HEIDELBERG GMBH
1924

ISBN 978-3-642-90613-8   ISBN 978-3-642-92471-2 (eBook)
DOI 10.1007/978-3-642-92471-2

Softcover reprint of the hardcover 1st edition 1924

Inhaltsverzeichnis.

Allgemeiner Teil.

Seite

Einleitung 1
I. Begriffsbestimmung der Veranlagung 2
II. Grundlinien der Entwicklung der psychophysischen Person 7
III. Erblichkeit und Veranlagung zu seelischen Störungen 19
IV. Seelische Wesensart und Veranlagung 27

Spezieller Teil.

I. Die Veranlagung zu symptomatischen Psychosen 39
Die Veranlagung zu den sog. Generationspsychosen 51
Die Veranlagung zu den sog. Operationspsychosen 56
II. Die Veranlagung zur progressiven Paralyse 60
III. Die Veranlagung zu den Seelenstörungen der Rückbildungsjahre 75
1. Klimakterium 77
2. Sog. Präsenium 79
3. Veranlagung zu senilen Seelenstörungen 80
4. Veranlagung zu arteriosklerotischen Seelenstörungen 82
IV. Veranlagung zu Psychoneurosen und psychogenen Psychosen 84
Veranlagung zu psychogenen Psychosen 93
V. Veranlagung zu Zwangskrankheiten 98
VI. Veranlagung zu Wahnkrankheiten 109
VII. Die Veranlagung zu den endogenen Seelenstörungen 159
A. Die genuine Epilepsie 159
B. Dementia praecox und manisch-depressives Irresein 162
1. Die zykloiden und schizoiden Psychopathen 162
2. Die speziellen Vererbungsverhältnisse 167
3. Der Körperbau 173
4. Die überkreuzten Psychosen 182
5. Gynäkologische, sexuologische, internistische Befunde 186
6. Untersuchungen an Gesunden 189
7. Konstitution und Rasse 193
Literaturübersicht zum „Allgemeinen Teil" und zum 1. Abschnitt des „Speziellen Teiles" 199
Literaturübersicht zum Abschnitt über die endogenen Seelenstörungen 203

Vorwort.

Den Grundstock der vorliegenden Darstellung bilden die Referate, die wir auf der letzten Tagung des Deutschen Vereins für Psychiatrie (September 1923) in Jena erstattet haben. Wenn die Abhandlung über den Rahmen eines retrospektiven kritisch sichtenden Berichts hinaus einerseits subjektive Anschauungen auf Grund eigner Forschung, andererseits Problemstellungen und Ausblicke bringt, so hängt dies damit zusammen, daß die grundlegende Frage nach der Veranlagung zu seelischer Krankheit sich noch ganz im ersten Stadium ihrer Lösung befindet. Beim Versuch einer erschöpfenden und zugleich abrundenden Behandlung des Themas erwies es sich als unumgänglich, da und dort in die Probleme der Ursachen und des Aufbaus der Seelenstörungen einzugreifen. Ungleichheiten und Überschneidungen in der Darstellung des speziellen Teils, eventuelle Gegensätzlichkeiten in der Auffassung von Einzelheiten erklären sich ja ohne weiteres aus der übrigens rein nach ökonomischen Gesichtspunkten erfolgten Teilung des Stoffs unter zwei freilich in allen grundsätzlichen Fragen miteinander übereinstimmende Berichterstatter. Eventuelle kleine Lücken in der Wiedergabe der Literatur möge der Leser mit dem Umfang des Stoffgebietes entschuldigen.

Kehrer.   Kretschmer.

Allgemeiner Teil.

Von

Ferdinand Kehrer-Breslau

Einleitung.

Wenn es erlaubt ist, die derzeitigen Strömungen der klinischen Psychopathologie heute schon in jenen umfassenderen historischen Zusammenhang
einzuordnen, in dem sie einer künftigen Generation bei rückschauender Betrachtung voraussichtlich erscheinen werden, so wird man die gegenwärtige
Phase der wissenschaftlichen Psychiatrie wohl als die bewußt ätiologische
zu kennzeichnen haben. Sofern mit dem Begriffe „Phase" nur eben gemeint ist,
daß aus dem Strome wissenschaftlicher Betrachtungsweise sich jeweils eine bestimmte Gruppe von Fragen heraushebt, auf die sich aus mannigfachen theoretischen wie praktischen Gründen das jeweilige Interesse der Forschung, wenn
man will, die wissenschaftliche Mode im guten Sinne des Wortes wie in einem
Brennpunkte sammelt, so würden wir den gegenwärtigen Zeitpunkt als den Beginn der vierten Phase einschätzen. Nachdem sich eine rein symptomatologische
Betrachtungsweise erschöpft hat, eine zweite mit der Herausstellung von Syndromen sich begnügende oder damit resignierende — syndromologische — Forschungsrichtung heute nur noch vereinzelte Vertreter aufweist und schließlich
die dritte — nosodromologische — Phase, deren Vorkämpfer Kraepelin war,
sich zum mindesten auf absteigender Linie bewegt, hat sich mehr und mehr die
Einsicht Bahn gebrochen, daß von einer möglichst vielseitigen Erforschung der
Ursachen und Bedingungen seelischer Störungen für die Erkenntnis vom Wesen
derartiger Erkrankungen die meiste Förderung zu erwarten ist. All das, was
man neuerdings in der Psychiatrie als Strukturanalyse, Aufbau der Psychose
(Birnbaum), mehrdimensionale Diagnostik (Kretschmer) bezeichnet hat,
wurzelt in der, gleichzeitig auch in der somatischen Medizin zur Vorherrschaft
gekommenen Überzeugung, daß „nicht eine, sondern mehrere Ursachen die
Geisteskrankheit schaffen" (Gaupp 1903), d. h. terminologisch formuliert in
dem Grundgedanken von der Verstrickung heterogener und polyvalenter ursächlicher Koeffizienten, und hat zum Ziel, die Aufstellung einer Wertigkeitstafel
dieser Bestimmungsstücke (Determinanten) der seelischen Erkrankung von
Einzelfällen, aus denen sich dann bestimmte Typen gewinnen lassen.

In seinem Entwurf „klinischer Strukturformeln" hat Birnbaum als Erster
den Versuch gemacht, bestimmte klinische Typen, so wie sie der bisherigen Forschung erschienen sind, auf Typen spezifischer Verhältnisse aller im Krankheits-
bilde zur Wirkung gelangenden Kräfte zurückzuführen, wobei er eine Rang-

ordnung dieser Kräfte in der Weise statuiert, daß er die eigentlichen Ursachen der Krankheit in Grund- und Nebenursachen (pathogenetische, prädisponierende) scheidet und von den formbestimmenden Faktoren trennt, die er dann ihrerseits in Haupt- und Hilfsmomente (pathoplastische [sc. 1. Ordnung] und präformierende [= pathoplastische 2. Ordnung]) geschieden hat.

So interessant und diagnostisch wichtig nun auch die richtige Einschätzung der formgebenden Faktoren sein mag, für die Ätiologie an sich sind sie bedeutungslos. Um so wichtiger ist dafür die Bestimmung der Grund- und Nebenursachen, der eigentlichen Ursachen und Bedingungen und ihres Verhältnisses zueinander.

Beim Versuch dieser Trennung ergeben sich aber nicht unbeträchtliche Schwierigkeiten. Nehmen wir einmal das am schärfsten faßbare seelische Krankheitsbild: die Paralyse, so besteht entgegen dem ersten Eindrucke vorläufig gar keine Möglichkeit, zu entscheiden, was hier pathogenetisch, was prädisponierend wirkt. Natürlich ist, wie wir heute wissen, eine Grundursache resp. eine conditio sine qua non der Erkrankung an Paralyse die Anwesenheit von Spirochäten im Körper resp. Gehirn. Ob das „prädisponierende" Moment aber nun seinerseits in der Vitalität spezifisch parasyphilitotroper Spirochäten oder in spezifischen Reaktionsbereitschaften des Organismus liegt, ist, wie wir sehen werden, noch keineswegs geklärt. Was nun von dieser Geisteskrankheit mit einer so klar faßbaren Exogenität gilt, gilt mutatis mutandis, d. i. in erhöhtem Maße von allen anderen. Das heißt also: bis auf weiteres muß der Versuch einer Unterscheidung zwischen pathogenetischen und prädisponierenden Momenten gerade für die wichtigsten Seelenkrankheiten auf eine spätere Zeit verschoben werden.

Um so mehr erscheint heute, weil auch mit unseren derzeitigen Arbeitsmethoden schon mit bester Aussicht auf Erfolg in Angriff zu nehmen, die Untersuchung jener biologischen Größe geboten, auf die wir bei der ätiologischen Erforschung jeder Krankheit stoßen: der Veranlagung. In gewisser Beziehung fassen wir damit die Grundlage nicht bloß aller ursächlichen, sondern auch aller formbestimmenden Kräfte, d. h. der Aufbau der Seelenkrankheiten beruht auf einem System von verschiedenwertigen Anlagen, die bei den einzelnen Krankheitsgruppen jeweils nur in verschiedenartigen Schichten der psychophysischen Person zu suchen sind.

I. Begriffsbestimmung der Veranlagung.

Worin besteht nun aber die Veranlagung zu seelischen Störungen?

Sehen wir uns nach einer Definition dieses Begriffes um, so finden wir nur bei Jaspers den Versuch einer schärferen Herausarbeitung desselben. Alle übrigen Autoren, die sich um eine Systematik der Ursachen krankhafter Seelenstörungen bemüht haben, voran Kraepelin, E. Meyer und Birnbaum, gebrauchen diesen Terminus in einem ziemlich unbestimmten oder ganz allgemeinen Sinne. So findet er bei Kraepelin seinen Inhalt im wesentlichen durch die Gegenüberstellung gegen die unmittelbar von außen wirkenden Krankheitsursachen, d. h. als Summe der in der Persönlichkeit selbst gelegenen Ursachen, die auch als „Prädisposition" bezeichnet wird. In diese Prädisposition gehen für Kraepelin die allgemeinen Faktoren Alter, Geschlecht, Klima, Beruf ebenso ein wie die individuelleren von Erbanlage und Entwicklungsstörungen. Dieser Einteilung hat sich Meyer 1907 in seiner Monographie über die Ursachen der Geisteskrankheiten im wesentlichen angeschlossen. Der Kern seiner Ausführungen liegt in den Sätzen: „Immer mehr wird es uns offenbar, daß die Eigenart des

Individuums dafür bestimmend ist, wie weit die äußeren Schädigungen einzuwirken vermögen". Mit der Unterscheidung der inneren als prädisponierender und der äußeren als veranlassender Ursachen „wird zum Ausdruck gebracht, daß in der individuellen Veranlagung der eigentliche Grund und Ursprung aller Geisteskrankheiten beruht". Mit dieser Terminologie hat ohne Rücksichtnahme auf Kraepelin und Meyers ätiologische Systematik Birnbaum insofern gebrochen, als er den Begriff der Prädisposition (und zwar auch für die bis dahin sog. endogenen Psychosen) einschränkt und nur mehr für diejenigen Faktoren anwendet, die innerhalb der eigentlichen Krankheitsverursachung erst in zweiter Linie in Betracht kommen[1]). Dieser Einschränkung entspricht nun, wie näheres Zusehen zeigt, bei ihm eine andere: diejenige des Begriffs der Konstitution, dem er in seinem „Aufbau"schema nur bei den endogenen Psychosen und den Psychopathien — praktisch vor allem also bei der Schizophrenie und dem Manisch-Melancholischen Irresein — eine und zwar die entscheidende („pathogenetische") Rolle zuweist. Welche Bedeutung Birnbaum der Anlage zuschreibt, kommt vielleicht am besten in folgenden Sätzen zum Ausdruck: „Mit den konstitutiven (! Ref.) Krankheitstypen kommen wir zu den rein endogenen Psychosen funktionellen Charakters (? Ref.), die im Gegensatz zu den exogenen nicht Hirnschädigungserscheinungen, sondern Eigenstörungen einer schadhaften psychischen Funktionsanlage wiedergeben und pathogenetisch auf eben dieses konstitutive Element zurückzuführen sind. Mit dieser pathogenen Konstitution kommt dann auch die biologische Erbkomponente, das hereditäre Moment, das bei jenen exogenen Störungen in der Hauptsache nur prädisponierend und pathoplastisch[2]) beteiligt war, als rein pathogenetische Determinante mit in den Krankheitsaufbau hinein". Wie weit diese Auffassung Birnbaums, wenigstens soweit sie das Anlagemoment betrifft, sich im einzelnen halten läßt oder fruchtbar ist, soll uns weiter unten beschäftigen. Wichtiger ist es, an dieser Stelle, Jaspers' Darstellung des Anlagebegriffs kennen zu lernen.

Indem Jaspers Veranlagung, soweit es sich um psychische Erscheinungen handelt, zunächst als „Sammelbegriff für alle endogenen Bedingungen seelischen Lebens" und zwar für alles, „was im Keime des Organismus schon lag", definiert, zeigt sich, daß für ihn Anlage mit erblicher Anlage identisch ist. Mit dieser Formulierung kommt Jaspers nun in einige Schwierigkeiten gegenüber der Tatsache, daß durch nicht erbliche Faktoren eine, wie er sich ausdrückt, „gleichsam neue Veranlagung geschaffen" werden kann und andererseits gegenüber dem Begriff der Konstitution. „Innerhalb des Seelischen" — so heißt es bei ihm — „sind die als Anlage benannten Dinge noch mannigfaltiger" (sc. als innerhalb des Körperlichen); man nennt so die Art der Persönlichkeit (des Charakters), wie sie sich im Laufe des Lebens gezeigt hat, die Werkzeuge der Intelligenz; ferner nennt man so die von der Art der Persönlichkeit durchaus zu trennende „seelische Konstitution"[3]), die sich in der Reaktionsform auf Erlebnisse und in der Leichtigkeit, mit der solche abnormen Formen auftreten, zeigt, so wie sich die Persönlichkeit im Inhalt des Erlebens offenbart, ferner nennt man so die Disposition, die sich in dem endogenen Auftreten gewisser Phasen und gewisser dauernder seelischer Veränderungen (Prozesse) zeigt." Dagegen meint Jaspers an anderer Stelle: „Innerhalb[3]) der Anlage ist ein prinzipiell sehr wichtiger Begriff der der Konstitution. Die Konstitution heißt in der somatischen Pathologie das Ganze des körperlichen Lebens eines Einzelnen oder eines Typus in seiner Besonderheit, sofern dieses Ganze ein dauerndes ist".... „Will man seelische Konstitution getrennt umschreiben, so ist sie zunächst gänzlich zu unterscheiden von Intelligenz und Charakter der Persönlichkeit; sie hat dagegen nächste Beziehungen zu Begriffen wie Quantum der psychischen Kraft, Dis-

---

[1]) Wir übergehen hier, daß sich Birnbaum in bezug auf diesen Punkt gelegentlich unklar ausdrückt, z. B. wenn er einmal von der schizophrenen Störungen schreibt: „Die Konstitution kommt zunächst rein pathogenetisch in Betracht und zwar sowohl in mehr allgemeinem und ziemlich unbestimmtem Sinne als einfach prädisponierend, wie vor allem mit mehr oder weniger spezifischem Sondercharakter unmittelbar den Krankheitstypus festlegend". Eine eingehendere kritische Stellungnahme zu dem Aufbausystem Birnbaums als solchem erscheint hier nicht am Platze.

[2]) „Pathoplastisch" nennt Birnbaum bekanntlich die die Krankheitsausgestaltung bestimmenden Faktoren.

[3]) Vom Ref. in Sperrdruck gesetzt.

soziierbarkeit, Reizbarkeit, Ermüdbarkeit, Widerstandskraft, Reaktionsweise, ferner zu
Begriffen wie Alkoholintoleranz, Idiosynkrasie".

Gegenüber diesen lediglich an den Erfahrungen der Psychopathologie
orientierten Anschauungen wird es gut sein, sich die Auffassungen, die sich in
der Somatopathologie herausgebildet haben, zu betrachten.

Unendlich viel ist von dieser Seite über den Begriff der Konstitution ge-
schrieben und gestritten worden. Fast ein jeder Autor hat sich mit den Vorstellungen des anderen nicht ganz in Übereinstimmung erklärt. Eine wahllose
Auslese aus den Darlegungen verschiedener Somatopathologen über diesen Begriff wird das veranschaulichen:

Grote definiert sie als die Summe aller morphologischen, funktionellen und regula-
torischen Eigenschaften des Soma und der Psyche, die im Momente der Befruchtung im
einzelnen bestimmt ist und im Laufe der persönlichen Entwicklung zur Ausbildung gelangt.

In ähnlicher Weise gibt Kahn dem Konstitutionsbegriff die Formulierung: „Die Konstitution eines Organismus ist die Gesamtheit seiner morphologischen, funktionellen und
evolutiven Eigenschaften, soweit sie vererbt oder vererbbar sind."

Umgekehrt definiert Siemens Konstitution als einen (morphologischen oder funktionellen) Symptomenkomplex, der dem Arzte wechselnde Schlüsse auf das Verhalten des
Patienten Krankheiten gegenüber gestattet und der selbst noch nicht als Krankheit aufgefaßt zu werden braucht, da er keine unmittelbare Erhaltungsgefährdung bewirkt.

Rössle definiert Konstitution als „die Gesamtheit der jeweiligen, aus angeborenen und
erworbenen Elementen zusammengesetzten Verfassung des Körpers und seiner Teile, kennt-
lich an der Art, wie er oder sie auf die Umweltreize reagieren".

Für Brugsch ist die Konstitution nicht das Vererbte, sondern die in psychophysischer
Beziehung zur Einheit geschlossene Ganzheit eines . . . vitalen Systems, dessen innere (durch
die Gene, d. h. die materiellen Träger der Erbanlage bestimmten) Bedingungen mit den
äußeren Bedingungen (Milieu im weitesten Sinne) sich unter Schwankungen ins Gleichgewicht setzen. Diathese sind ihm die Konstitutionsanomalien auf dem Boden kongenitaler
Anlage; Disposition die mangelnde Resistenz infolge Fehlens äußerer und innerer Schutz-
vorrichtungen; Anlage die genotypische Reaktionsform; Krankheitsbereitschaft die ver-
ringerte Anpassungsfähigkeit an äußere Bedingungen.

Für Pfaundler, der Kritik an einer viel diskutierten Definition von Tandler übt,
bedeutet Konstitution die Summe der vom Keim her, auch durch Rasse und Geschlecht bestimmten individuellen varianten Eigenschaften des Soma und der Psyche.

Kraus definiert Konstitution als eine dem Individuum ererbte oder erworbene eigentümliche, ebensowohl morphologisch wie funktionell analysierbare, so gut aus dem Verhältnis bestimmter einzelner Funktionen wie aus der Summe körperlicher und seelischer Zu-
stands- und Leistungseigenschaften sich ableitende Beschaffenheit, besonders in Hinsicht
auf Beanspruchbarkeit, Widerstandskraft (Krankheitsbereitschaft), Verjüngungsfähigkeit
und Lebenszähigkeit des Organismus.

Die Differenzen dieser verschiedenen Definitionen lassen sich im wesentlichen
darauf zurückführen, daß die eine, die Majorität darstellende Reihe von Autoren
den Nachdruck auf die einerlei wie entstandene Dauerprägung: die Verfassung
(Martius) oder das Wesen der psychophysischen Person legt, welche im Zeitpunkte der Krankheitsentstehung sich in bestimmten Merkmalen äußert, —
evtl. mit der Einschränkung (Siemens): soweit es sich um Krankheiten
handelt — die andere die Konstitution mit „Idiotypus" identifiziert, d. h.
nur das als Konstitution gelten läßt, was sich auf die Keimanlage zurückführen
läßt, also ererbt ist. Wollte man heute zu einer terminologischen Einigung
kommen, so könnte es nur so geschehen, daß man die bisherigen Bezeichnungen
alle über Bord würfe und für die wenigen unbestrittenen Tatsachen neue Ausdrücke prägte. Ein solches Verfahren würde indessen angesichts der mensch-

lichen Beharrungstendenz an eingebürgerten Namen wenig Aussicht auf Erfolg haben.

Indessen läßt sich u. E. auch eine genügende Klärung dadurch herbeiführen, daß man z. T. in Modifikation eines Vorschlags von Siemens einfach von Dauer-Verfassung redet und jeweils durch das Adjektiv idiotypisch oder paratypisch zum Ausdruck bringt, ob sie vorwiegend erblich oder vorwiegend durch Einflüsse des Lebens bedingt ist. Konstitution wäre darnach die zum System geschlossene Gesamtheit festgeprägter Eigenschaften einer psychophysischen Person.

Ebenso wichtig als der Begriff der Konstitution ist für die Pathologie der der Disposition. Die Beziehungen zwischen beiden scharf zu erfassen, haben sich zahlreiche Vertreter der somatischen Medizin bemüht. Auch für die Psychopathologie ist die klare Erkenntnis dieser Beziehungen von größter Bedeutung. Das kann nicht nachdrücklich genug betont werden.

Wenn man von Veranlagung zu seelischen Störungen spricht, meint man ungefähr das, was in der Somatopathologie als Disposition zu solcher bezeichnet wird. Der Vorzug dieser Bezeichnung gegenüber dem Ausdruck Veranlagung liegt darin, daß man gemeinhin unter Anlage und somit auch unter Veranlagung etwas durch die Erbmasse Bedingtes versteht. Indessen: inwieweit in der Disposition zu seelischen Störungen neben einer sicher bestehenden Erbanlage etwas während der Entwicklung des Einzelindividuums (als eines Triebs am Stammbaum der Familie) Gewordenes steckt, das ist gerade bisher noch ganz unklar und im einzelnen überhaupt noch nicht untersucht.

Wir sprechen von der Anlage, gelegentlich auch von der Veranlagung zur Mathematik oder Musik, nicht dagegen von der Disposition zu beiden. Andererseits sagen wir „psychopathische Anlage", nicht aber psychopathische Disposition, wenn wir einen Dauerzustand kennzeichnen wollen, der sich in der spezifischen Verarbeitung der Erlebnisse äußert, somit eine seelische Verfassung oder Konstitution. Der Begriff Disposition erhält durch diese Abgrenzung eine ganz klare Bestimmung.

Aus zwei verschiedenartigen Erwägungen ist man seinerzeit zu diesem Begriff gekommen: einmal aus solchen rein praktischer, ärztlicher Natur, die sich aus dem prognostischen Bedürfnis ergaben: der Vorausbestimmung des Grades von Wahrscheinlichkeit, daß bei einem Individuum unter gewissen Bedingungen diese oder jene Erkrankung auftritt und dann einen bestimmten Verlauf nimmt; zum anderen auf Grund der Erfahrung, daß unter gewissen Bedingungen insbesondere unter Einwirkung dieser oder jener Schädlichkeit nur ein sehr unterschiedlicher Prozentsatz von Individuen einer Bevölkerung von einer der uns heute bekannten Krankheiten befallen wird. Daraus ergab sich zwingend der Schluß, daß eine der Grundvoraussetzungen einer jeden solchen Erkrankung in einer spezifischen Widerstandsunfähigkeit gegenüber den normalen oder abnormen Einwirkungen des Lebens gelegen sein müsse („Resistenzunfähigkeit"[Siemens]).

Wir definieren Disposition für unsere Zwecke als die ganz spezifische Bereitschaft, unter bestimmten alltäglichen oder außergewöhnlichen Lebensbedingungen bald aus vorwiegend erblicher, bald aus vorwiegend erworbener Anlage in einen krankhaften, d. h. das Individuum oder die Rasse gefährdenden Zustand zu verfallen, dessen Symptome und Verlauf ebenfalls durch individuelle Eigenschaften bestimmt wird[1]). Aus dieser erhöhten Bereitschaft ihrerseits schließen wir auf einen Mangel an Widerstandskraft (Resistenz) gegenüber diesen Lebensbedingungen. — Insofern stellen Disposition und Resistenz reziproke Begriffe (Siemens) dar. — Die Disposition stellt eine virtuelle oder potentielle Größe dar, die nie als solche erkennbar ist, sondern immer nur aus Indizien erschlossen werden kann, auch wenn sie insofern direkt mathematisch, als „Zahlenbegriff" (Siemens), erfaßbar ist, als sie etwas über den Grad der Wahrscheinlichkeit, zu erkranken, aussagt.

Aus zwei Arten von Indizien erschließen wir diese biologische Größe: Einmal aus der anamnestischen, d. h. also methodisch aus der biographischen Feststellung, daß bei dem betreffenden Individuum selbst oder in seiner Blutsverwandtschaft resp. bei beiden unter gleichen oder ähnlichen Bedingungen schon einmal dieselbe oder eine verwandte Erkrankung aufgetreten ist. Zum andern aus den nicht selbst schon zum Erscheinungsbild der betreffenden Krankheit gehörenden Besonderheiten ev. Abweichungen der körperlich-seelischen Verfassung, welche bei einer überdurchschnittlichen Zahl solcher Individuen beobachtet werden, die ebenfalls und zwar ausschließlich an der gleichen oder einer ähnlichen Erkrankung gelitten haben oder noch leiden; d. h. also, wir suchen nach Indizien, die sich methodologisch als statographische bezeichnen lassen[2]).

Da jede biographische Ermittlung stets in mehr oder weniger hohem Maße von zufälligen und außerdem von subjektiven Momenten abhängig ist, ergibt sich ohne weiteres, daß der Erforschung der Konstitution als einer „objektiven" Größe im Prinzip eine erheblich größere Wertigkeit zukommt als jener. Ja, man kann es als das Ideal der wissenschaftlichen Dispositionsermittlung bezeichnen, die Bereitschaft zu bestimmten Erkrankungen in jederzeit nachweisbaren Merkmalen des Individuums in einer Weise darzustellen, daß demgegenüber die Erschließung der Disposition mittels der biographischen Methode überflüssig wird. So wichtig darnach für die Pathologie die Erfassung der Konstitution als der Gesamtheit aller Merkmale und Merkmalkomplexe, die nicht selbst Symptome einer Krankheit sind, aber auch erscheint, so empfängt sie ihre nosologische Bedeutung doch erst durch ihre Beziehung auf die Dispositionslehre. Mit der Feststellung einer noch so großen Zahl scharf umrissener Typen von Konstitutionsanomalien würde an sich für die ganze Nosologie, vor allem die Ätiologie ebenso wenig gewonnen sein wie für den Mineralogen allein mit der Feststellung der verschiedenen Gesteinsarten. Trotz ihrer Wichtigkeit ist also die Konstitutionspathologie doch nur Dienerin der Dispositionspathologie.

---

[1]) Von Siemens, dessen Anschauungen ich im übrigen ganz teile, weiche ich insofern ab, als es mir nicht ganz richtig erscheint, die Disposition als die Wahrscheinlichkeit oder als das Maß für die Häufigkeit, mit der der augenblickliche Zustand eines Organismus das Auftreten einer ganz bestimmten Krankheit „bedingt", zu definieren. M. E. bedingt nicht die Konstitution (als Verfassung) die Wahrscheinlichkeit der Erkrankung, sondern man sucht diese Wahrscheinlichkeit aus der Konstitution zu erschließen und diese ergibt sich nicht ohne weiteres aus dem augenblicklichen Zustand, sondern aus diesem nur, insofern in ihm die Verfassung als Dauerzustand, wie er vor der Erkrankung bestand, gleichsam durch die Krankheitssymptome überlagert ist.

[2]) Diese Unterscheidung scheint uns zweckmäßiger als die von Siemens, der Disposition als einen wissenschaftlich theoretischen, dagegen die Konstitution als einen klinisch-empirischen Begriff bezeichnet.

Heben wir noch einmal im Interesse der Verständigung die wesentlichen Punkte kurz heraus: Mit der Disposition meinen wir die spezifische Bereitschaft zu einer bestimmten Erkrankung; diese kann vorwiegend aus der Erbanlage erwachsen oder vorwiegend durch psychophysische Einflüsse auf das sich entwickelnde Individuum bedingt sein. Die Disposition wird bislang in praxi vor allem aus der Anamnese erschlossen; Hauptziel künftiger Forschung ist es, umgekehrt sie ausschließlich statographisch, d. h. aus der bald vorwiegend durch die Erbanlage, bald durch die Umwelteinflüsse bestimmten Dauerverfassung, in der die betreffende Person in eine Krankheit eintritt, der Konstitution, zu bestimmen.

Das richtige Verständnis für diese Zusammenhänge werden wir am besten gewinnen, wenn wir uns die Bedingungen der normalen Entwicklung des Individuums klar machen, so wie sie sich auf Grund des heutigen Standes der Entwicklungsgeschichte darstellt.

II. Grundlinien der Entwicklung der psychophysischen Person.

Jede Person als Ganzheit und zugleich Einheit eines psychophysischen Organismus, dessen Lebensäußerungen an gesetzmäßige und zwar methodisch auf verschiedenerlei Weise faßbare Veränderungen seines Körpers gebunden sind, ist Glied eines in einer bestimmten Rasse eingepflanzten Familienstammes, dessen spezifische, vielfach schon ihrerseits als Domestikationserscheinungen aufzufassende (E. Fischer) Eigenschaften in gesetzmäßiger Weise vererbt werden. Überträger dieser Eigenschaften sind die männlichen und weiblichen Keimzellen. Wirken auf diese bis zum Augenblicke ihrer vollendeten Verbindung keine schädigenden Einflüsse ein, so enthält der wachsende „Keim" — in seinem „Idioplasma" (Naegeli) oder seiner „Erbsubstanz" (Schallmayer) — neben seinen manifesten Lebensäußerungen, neben den fertigen Eigenschaften der gerade bestehenden Verfassung eine Fülle von Anlagen, d. i. von Bereitschaften und Entwicklungsmöglichkeiten, die irgendwann einmal in seinem Stamme in gesetzmäßiger Häufung so oder ähnlich in die Erscheinung getreten sind. „Die Entwicklung aus dem Keimplasma ist derart, daß als Endprodukt ein der Ahnenreihe entsprechendes Wesen zustandekommt" (Sommer) oder kürzer: es ist die Eigentümlichkeit aller Organismen, ihr eigenes Wesen auf die Nachkommenschaft zu übertragen" (Weismann), wobei unter Wesen das Erbgut zu verstehen ist. „Vererbung ist Übergang elterlicher Erbsubstanz auf die Kinder" (Schallmayer) oder Weitertragen der idiotypischen Anlagen von Generation zu Generation (Idiophorie [Siemens]) im Gegensatz zu anderen Formen der „Mitgift", die Kinder von ihren Eltern empfangen[1]).

Vererbt werden von einem Individuum nicht fertige Strukturen, nicht persönliche Eigenschaftsausbildungen, sondern seine selbst schon ererbte Veranlagung resp. seine Erbanlagepaare: die Bausteine (Weismann) der psychophysischen Organisation der Persönlichkeit oder unter anderem Gesichtspunkt betrachtet die individuellen Reaktionsweisen (Baur) auf die Lebensbedingungen,

---

[1]) Insofern läßt sich also nicht ohne weiteres „das Auftreten des gleichen Phänotypus bei Eltern und Kind schlechthin als Vererbung" bezeichnen, wie es einmal Hoffmann, offenbar in Anlehnung an Baur u. a. tut.

die „Reaktionsnormen" (Schallmayer). Nicht alle Bausteine, die in der Erbmasse der Keimzellen (dem „Keimplasma") enthalten sind, brauchen in jedem Falle insgesamt verwendet zu werden. Daraus erklärt sich z. B. die Verschiedenheit der Geschwister. Alle Anlagen besitzen bei jedem selbständigen Individuum eine durch den Stamm bestimmte Verschiedenheit der Durchschlagskraft („Konstitutionsvalenz" Hoffmann) gegenüber der Summe der unter sich heterogenen äußeren Bedingungen, als da sind: Klima, Ernährung, chemische Einflüsse, Lebensweise, soziale Umwelt, vor allem Erziehung, Beschäftigung, d. h. dem Milieu im weitesten Sinne des Wortes, in das das Individuum durch Geburt und Schicksal hineingestellt ist („Peristase" [Baur], „Konditionen" [Tandler], „Konstellationen" [Kahn]).

Die Einheit des Bauplans der im Keime enthaltenen Anlagen, der Erbanlagebestand, ist als Geno- oder Idiotypus (Johansen, Siemens) eine virtuelle Größe, d. h. nie selbst erkennbar, sondern immer nur aus den Phänotypen resp. aus den Bedingungen, unter denen diese „Erscheinungsbilder" (Siemens) zutage treten, zu erschließen. Der Genotypus ist also eine Art von gestaltendem Lebensprinzip wie Kraft oder dergl., der Phänotypus die Gestaltform, in die der Idiotypus durch die „paratypischen" (Siemens) Außenweltfaktoren gebracht ist. Gemäß ihrem im Keime fertigen Bauplan entwickeln sich alle Anlagen des Erbgutes in stetem Wechselverhältnis von Empfangen und Geben von Reizen, entfalten sich durch die der Art eigene Aufeinanderfolge der Lebensalter, „geprägte Form, die lebend sich entwickelt".

Im Mittelpunkte des Interesses von „Biologen" wie Pathologen steht die Frage nach der Gesetzmäßigkeit der Beziehungen zwischen der Konstanz einzelner Eigenschaften, Eigenschaftskomplexe oder Vitalreihen (Avenarius, Kraus, Brugsch) des psychophysischen Organismus und ihrer Variabilität im einzelnen. In der größtmöglichen, wenn auch notwendigerweise begrenzten Variabilität im einzelnen bei höchster Konstanz im Grundsätzlichen der Rasse und des Geschlechts durch einen Familienstamm hindurch beruht alle Entwicklung, mag sie innerhalb dieser beschränkten Geschlechterfolge sich in bezug auf den Ausgangspunkt als Vorwärtsbewegung, als zeitweisen Stillstand oder als Rückschlag darstellen. Alles spricht dafür, daß dies für Krankhaftes ebenso gilt wie für die Gesundheitsbreite. Das entscheidende Problem der s. v. v. „historischen Biologie" liegt in der Frage nach der Entstehung resp. der kausalen Erklärung der Variabilität oder der Spielarten.

Die metaphysische Frage nach dem Grunde der Variabilität als des Exponenten der Entwicklung beantwortet Bergson dahin: „Das Leben hätte auf die Entwicklung verzichten oder sie doch in sehr engen Grenzen halten können, wenn es das sehr viel bequemere Teil erwählt hätte, sich in seinen primitiven Formen zu verfestigen". Das gilt für die niedersten Lebewesen wie für jeden menschlichen Stamm.

Die Frage der Zweckmäßigkeit in diesem Zusammenhange aufzuwerfen, unterlasse ich hier, da sie mir für unser Thema von keinem heuristischen Wert zu sein scheint. „Durchaus nicht alle Eigenschaften der vorhandenen Arten — und fügen wir hinzu: der einzelnen Individuen — müssen an sich zweckmäßig sein" (Sommer) oder richtiger: brauchen uns zweckmäßig zu erscheinen.

Bezüglich der Frage nach der Bedeutung der Anpassung für die Entwicklung dürfen wir uns wohl auf den Standpunkt Bergsons berufen: „Daß Anpassung an das Milieu die notwendige Bedingung der Entwicklung sei, das leugne ich keineswegs. Ein anderes indessen ist die Anerkennung der äußeren Ursachen als Mächte, mit denen die Entwicklung zu rechnen hat, ein anderes ihre Einsetzung zu lenkenden Ursachen dieser Entwicklung; in Wahrheit erklärt die Anpassung wohl die Krümmungen der Entwicklungsbewegung, nicht' aber ihre Hauptrichtungen und noch viel weniger die Bewegung selbst."

Gegenüber der Neigung, die Variationen, d. s. die Änderungen der Konstanz der Verfassung in der Ahnenreihe lediglich als eine Folge äußerer Bedingungen aufzufassen, wofür sich besonders im Pflanzenreich leicht eine Menge von Beispielen beibringen lassen, erscheint es zweifellos, daß viele Arten auch ohne dieses Moment aus inneren Ursachen („endogene", „idiotypische") Variationen zeigen. Es ist das Verdienst der modernen Erblichkeitslehre, vorwiegend auf Grund künstlicher Züchtungsergebnisse bei Pflanzen, die nach ihrer Genese prinzipiell verschiedenen Kategorien von Variationen herausgearbeitet zu haben. Darnach unterscheidet man die auf äußere Bedingungen zurückzuführenden „Modifikationen" oder „Paravariationen" (Baur) von den idioplasmatischen Spielarten, die ihrerseits wieder entweder — und das ist der weitaus häufigere Modus — auf die selbst schon vererbten Verschiedenheiten des Idioplasmas beider Eltern zurückgehen („Kombinationen" bzw. „Mixovariationen") oder — und hierauf beruht letzten Endes jede Stammesentwicklung — auf irgendwelche bisher fast unbekannte Einwirkungen auf das Gefüge der Erbsubstanz zurückzuführen sind („Mutationen" bzw. „Idiovariationen"). In der Natur spielen sich diese 3 Kategorien von Variationserscheinungen dauernd neben- und durcheinander ab (Baur). Daß dies im Bereiche des natürlichen Geschehens, das wir das Krankhafte nennen, genau so gilt wie im Gesunden, daraus erwachsen letzten Endes alle ätiologischen Schwierigkeiten im Einzelfall.

Vererbbar aber sind — und darin liegt für die Praxis eine ungeheure Komplikation — einzelne Merkmale für sich, wie Komplexe von Merkmalen, sowohl in allen nach der Kombinationsrechnung möglichen Verbindungen als auch in Form von bestimmten „Koppelungen", als da sind einzelne Charakterzüge wie komplizierte Charakterbilder, „Dispositionen" der Stimmung, Arten des Temperaments, des Naturells und der Mentalität, morphologische Phänotypen von Einzelzügen wie der „Habsburger Lippe" und Augenfarbe, als von komplexen Typen wie „Statur", „Habitus", Körperbauform und hinwiederum deren Grundlagen selbst; Formen der Hirnfurchen, ja Differenzen zwischen den Hirnhemisphären (Karplus); Drüsengröße; Eigenheiten der Bewegungsform in Mimik, Gestik und Haltung, wie funktionelle Stigmata: Tics, Entwicklungsmanieren, aber auch Krankheitsdispositionen, Immunitäten und Immunitätsschwächen, Reaktionsbereitschaften und Verläufe („Reaktionen", Anfälle oder Entwicklungen) u. s. f.

Alle Anlagen, die in einem Individuum liegen, dürfen nicht nur vom Standpunkte der Ontogenese betrachtet werden, will man sich vor einseitigen Ergebnissen bewahren, sondern sie müssen zugleich phylogenetisch: durch Vor- und Nachfahren hindurch, verfolgt werden. „Individualpsychologie und Familienforschung" (oder noch allgemeiner Individual- und Familienforschung) sind daher wissenschaftlich untrennbar verbunden. Sie ergänzen sich gerade in solchen Punkten, wo unverständliche und merkwürdige Erscheinungen auftreten, zu deren Erklärung keine von beiden allein ausreichen würde" (Sommer).

Phylogenetisch betrachtet scheiden sich die Anlagen eines Individuums in solche, die bei ihm selbst „überdeckt" sind (Siemens), d. h. überhaupt nicht zur Entfaltung kommen, sondern wie bei bestimmten Vorfahren auch erst wieder bei bestimmten Nachfahren, nach Mendels Ausdrucksweise: im Erbgang sich recessiv verhalten, und solche, die bei Elter und Kind[1]) — wie man auch, vom Standpunkte der Mendelforschung nicht ganz korrekt, sagt: „dominant" — in die Erscheinung treten. Bei beiden Vererbungsweisen zeigt sich darüber hinaus gelegentlich und sofern keine Kreuzung mit einem mit dem gleichen Merkmal behafteten Stamme erfolgt, eine Beschränkung auf ein bestimmtes — das männliche oder weibliche — Geschlecht. Dann wird das betreffende Merkmal in der fraglichen Familie nur in der männlichen oder nur in der weiblichen Linie (nach Siemens „geschlechtsbegrenzt") manifest oder es tritt ein bestimmter Erbfaktor stets nur mit dem geschlechtsbestimmenden Faktor gekoppelt auf, wodurch infolge der Verschiedenartigkeit der Geschlechtsanlage bei Mann und Weib recht komplizierte Vererbungsweisen entstehen, die nur das eine gemeinsam haben, daß sich die krankhafte Anlage nie von dem kranken Vater auf die Söhne, dagegen stets auf sämtliche Töchter vererbt (nach Siemens „geschlechtsgebundene Vererbung")[2]).

Ontogenetisch betrachtet scheiden sich die Anlagen in solche, die nur durch bestimmte äußere Reizanordnungen ausgelöst werden, und solche, die in weitgehender Unabhängigkeit von der Art des Milieus hervortreten.

In „der" Anlage ist also festgelegt das Schicksal des Individuums, eine bestimmte Gestalt und bestimmte Funktionen des Körpers und der Seele zu entwickeln, auf alle nur denkbaren Reize der Umwelt in spezifischer Weise zu reagieren — evtl. natürlich auch nicht, d. h. negativ, zu reagieren — und ferner die Entwicklungsbedingungen für weitere spezifische Änderungen dieser („morphologischen und funktionellen") Erscheinungsformen in sich zu tragen, die ebenfalls in einer in gesetzmäßiger Weise zwischen einem Minimum und einem Maximum schwankenden Abhängigkeit von der Umwelt zum Durchbruch kommen. Insofern auf diese Weise ein Umschlag wesentlicher Eigenschaften nach einer anderen Richtung eintreten kann, spricht man auch von Dominanz- oder Valenzwechsel (Schallmayer). In jedem Falle ergibt sich die Verfassung (Martius) eines Menschen, die Konstitution in ihrer ungeheuren Mannigfaltigkeit, d. h. der Querschnitt durch die psychophysische Person als Produkt der Reaktion einer ihrerseits durch alle früheren Schicksale bestimmten Eigenart auf die in diesem Zeitpunkte einwirkenden Reizkomplexe oder kürzer: In dem Querschnittsbilde der psychophysischen Person als Verfassungszustand ist die Projektion aller Längsschnitte gegeben, die irgendwie auf die ursprünglichen Erbanlagen zurückgehen. Die vitalen, vom Individuum her gesehen: von innen nach außen treibenden und sich entfaltenden, zugleich autochthonen und expansiven Kräfte und die von außen nach innen wirkenden („exogenen") Umwelt-Reize stehen in jedem Augenblicke der Entwicklung in labilem Gleichgewicht, in umgekehrtem Verhältnis zueinander.

Einzelne dieser Anlagen können durch ungewöhnliche Reize, die unmittelbar in die körperliche Struktur der Keimzellen, der wachsenden Frucht oder nach der Geburt in die der Person eingreifen, so weitgehend modifiziert werden, daß ein neuartiger, bleibender Erscheinungstypus geschaffen wird (erworbene

---

[1]) Natürlich, sofern in diesem Falle überhaupt echte Vererbung vorliegt (s. oben).
[2]) Auf Einzelheiten kann hier nicht eingegangen werden. Die beste Darstellung der einschlägigen Modi siehe bei Siemens: „Einführung", S. 146.

Konstitutionsänderung, evtl. auch erworbene Disposition, die identisch ist mit der „Diathese" mancher Autoren), und zwar um so eher, je frühzeitiger während der foetalen oder postfoetalen Entwicklungszeit diese Schädigung einwirkt. Von außen kommende Einwirkungen auf die Keimzellen können neue Variationen zustande bringen, die erblich sind: das sind die oben erwähnten „Idiovariationen" durch „Idiokinese" im Gegensatz zu den nicht erblichen —„parakinetisch" bedingten — „Paravariationen".

Nach dem Zeitpunkte ihrer Einwirkung und nicht minder nach der prinzipiellen Bedeutung dieser Wirkung lassen sich theoretisch scharf die (paratypischen) Konstitutionsanomalien infolge Keimzellenschädigung, infolge Fruchtschädigung und infolge Kindsschädigung voneinander sondern. In der Schwierigkeit, diese Sonderung in praxi durchzuführen, liegt letzten Endes die Problematik aller Ursachenlehre.

Trotz dieser Schwierigkeiten müssen wir auch im täglichen Sprachverkehr und literarisch uns ernstlich bemühen, die unklar und unbestimmt gewordenen Termini aus früherer Zeit auszumerzen. Wir dürfen nicht mehr von „ererbter Syphilis" sprechen, wie es z. B. gelegentlich selbst Jaspers tut, oder wie selbst Forscher, die in der Heredologie wegweisend sind, den unklaren Ausdruck „Keimschädigung" oder nach Forels Vorgang Blastophthorie gebrauchen. Was bedeutet das: „Keimschädigung"? U. E. nur ein Name, der die vollkommene Unklarheit darüber deckt, ob und, wenn ja, auf welche Weise eine unmittelbare oder mittelbare Schädigung des Zentralnervensystems eines Kinds, Enkels oder Urenkels, die sich vorweg in einer psychischen Anomalie äußert, mit der erstmalig bei dem Elter des ersteren aufgetretenen Syphilis in ursächlichen Zusammenhang zu bringen ist. Soviel ich sehe, sind wir in der Beantwortung dieser Frage über die Schlußfolgerungen, die Finger[1] 1900 dahin zusammengefaßt hat, daß die Übertragung echter virulenter Syphilis auf die 3. Generation theoretisch möglich, aber bisher nicht einwandfrei nachgewiesen sei, nur insofern hinausgekommen, als wir heute eine unmittelbare und eine mittelbare Spirochätenwirkung unterscheiden können. Es ist nur bestimmter ausgedrückt, wenn Peiper[2] 1922 auf Grund kritischer Beleuchtung der Sachlage sich dahin ausspricht, daß sichere Belege für das Vorkommen einer Idiokinese durch Syphilis nicht vorhanden sind. Demgegenüber ist mit der von Lenz mitgeteilten Angabe Pfaundlers, er habe „den Eindruck gewonnen, daß Keimschädigung[3] durch Syphilis vorkomme", viel weniger anzufangen. Pfaundler scheint (nach Lenz) dabei an die verhältnismäßig häufige Schwächlichkeit und geringere Widerstandsfähigkeit „syphilisfreier"[4] Kinder von Syphilitikern zu denken; aber schon damals hat Finger nicht nur die Häufigkeit lebensunfähiger Kinder, ja Kindeskinder von Syphilitikern betont, sondern darauf hingewiesen, daß dieselben Anomalien bei der Tuberkulose und exogenen Vergiftungen vorkommen, also zwar toxisch, aber nicht spezifisch spirillogen sind. Lenz erwägt u. E. mit Recht, ob hierin nicht eine idiokinetische Wirkung der antisyphilitischen Arzneimittel zu erblicken sei. Ob eine solche Idiokinese vorkommt, darüber wissen wir gar nichts. Auch darüber wissen wir nichts, was sie, wenn sie vorkommt,

---

[1] Zit. nach Bumke.　　　　　　　　[2] Zit. nach Lenz.
[3] Vom Ref. in Sperrdruck gesetzt.
[4] In diesem Wort liegt auch eine Unklarheit.

für das Zentralnervensystem zu bedeuten hat. Und schließlich bleibt zu fragen, ob, wenn hier wirklich eine irgendwie — spirillogen oder pharmakogen — bedingte Schädigung der Keimzellen vorliegt, damit eine nur quantitative und daher vielleicht innerhalb zweier bis dreier Generationen ausgleichbare oder aber eine qualitative Schädigung der „Erbmasse" hervorgerufen wird.

Der Begriff Keimzellenschädigung läßt also theoretisch m. E. schon 2 Modi zu. Und der Begriff Keimschädigung läßt offen, ob damit eine Keimzellenschädigung, oder eine Schädigung des wachsenden „Keims" gemeint ist. In letzterem Falle also wäre er identisch mit Fruchtschädigung. Das scheint manchen Syphilidologen, wie z. B. Siemens, so sicher, daß sie mit der anderen Möglichkeit gar nicht mehr rechnen. Schallmayer macht geltend, daß die Übertragung der Syphilis durch die Samenzelle infolge der 2—4 mal so großen Länge der Spirochäte ausgeschlossen sei, wie steht es aber mit der Übertragung durch die Eizelle?

Ebenso unbestimmt wie der Ausdruck Keimschädigung sind die nicht minder beliebten Termini „familiär" und „kongenital". Da spricht ein Autor in einem Atem von kongenitaler Syphilis und von kongenitaler Homosexualität. Denn auch wenn es nach obiger Darlegung nicht so sicher ist, wie es Siemens hinstellt, daß „kongenitale" Syphilis immer eine foetal erworbene ist, und wenn es daher richtiger wäre, mit diesem Autor den unbestimmteren chronologischen Terminus „konnatal" zu gebrauchen, darüber kann doch wohl kein Zweifel sein, daß die nicht vorwiegend durch Lebenserfahrungen bedingte „erworbene" Homosexualität nicht konnatal ist, sondern idiotypisch bedingt.

Von nicht geringerer Bedeutung als die durch somatotrope Schädigungen hervorgerufenen Konstitutionsänderungen sind für die Psychopathologie die psychotropen. Auch ungewöhnliche Außenreize, die auf seelischem Wege in die bildungsfähige Persönlichkeit eindringen, können Veränderungen ihrer Erscheinungsform hervorrufen. Diese sind abhängig von der Stärke der Aufnahmefähigkeit für solche Reize, der Art ihrer Verarbeitung und der Dauer ihrer Einwirkung. Die Valenz dieser Außenreize steht also in direktem Verhältnis zur Bildsamkeit der Person: Je früher sie im Leben einwirken, um so stärker können sie auch die Verfassung des Menschen ummodeln, freilich, ohne daß dadurch jemals eine erbliche Veränderung, eine Veränderung des Idiotypus herbeigeführt würde. Durch besondere Umweltreize können Anlagen geweckt werden, die ohne deren Einwirkung unter Umständen überhaupt nicht zur Entfaltung gekommen wären. Darauf beruht ja alle Erziehbarkeit und Erlernbarkeit komplexer Fähigkeiten — ein besonders prägnantes Beispiel bieten die Schnalzlaute der Hottentotten, die der Europäer nur in früher Kindheit, nicht mehr als Erwachsener erlernen kann —, darauf die nachhaltige Wirkung des sozialen Milieus in der Kindheit wie diejenige infantiler seelischer Traumata auf die Verfassung jedes Menschen. „Jeder von uns wird beim Rückblick auf seine Geschichte feststellen, wie seine Kindheitspersönlichkeit, ihrer Unteilbarkeit ungeachtet, mannigfache Personen in sich vereinigte" — Goethe hat wohl zuerst diesem Gedanken Ausdruck gegeben —, „die — weil noch im Werdezustand — verschmolzen bleiben konnten, mit steigendem Wachstum aber unvereinbar werden, so daß ein jeder, da er nur ein Leben lebt, genötigt ist, seine Wahl zu treffen" (Bergson) oder, in anderem Lichte gesehen: es wählt das Schicksal, welche Persönlichkeitsanlagen entfaltet, welche unterdrückt werden.

Hauptproblem und zugleich schwierigste Aufgabe aller Anlagenforschung in der Pathologie ist immer wieder die Bestimmung des fortlaufenden Wechselverhältnisses zwischen den autochthonen und exogenen Kräften von der Geburt an durch alle Lebensphasen hindurch. „Es kann gar nicht genug betont werden, daß genotypische Konstitution einerseits, Reize und Lebensbedingungen andererseits von gleicher Wichtigkeit sind. Anlagebestand und Lebenslage bestimmen in wechselseitiger Bedingtheit die Entwicklungsarbeit und diese dauert die ganze Individualitätsphase fort" (Kraus). Die letztere Tatsache kommt vor allem darin zum Ausdruck, daß die Entfaltung gesunder sowie krankhafter Merkmale, die durch die Familienanlage bestimmt sind, in den allerverschiedensten Lebensphasen erfolgen kann.

Bald bildet den auslösenden Faktor für diese Entfaltung eine der geschlechts- bzw. rassenmäßig festgelegten, also normalen und idiotypischen Entwicklungsumschläge: die Evolution der Pubertät, die Involution einzelner Organsysteme wie des generativen Korrelatoriums im Klimakterium oder im Präsenium oder die des ganzen Organismus im Greisenalter. Eine Erscheinung, die erst im Greisenalter auftritt, kann also ebensogut erblich bedingt sein wie eine solche, die sich schon in frühester Kindheit zeigt.

Bald kommt eine Anlage zwar ohne Zusammenhang mit diesen biologischen „Entwicklungsstationen", dafür aber ebenfalls in bestimmten Lebensstrecken, nämlich unter dem Einfluß der in diese Phasen fallenden dauernden Lebensreize wie Überanstrengung, Abnutzung, „Aufbrauch" u. dgl. zum Durchbruch, wie z. B. Myopie, Otosklerose u. dgl. In viel höherem Maße, als es bisher geschehen ist, werden wir von diesem Gesichtspunkte, den für die „Heredodegenerationen" des Zentralnervensystems M. Bielschowsky unter Heranziehung von Gowers' Begriff der „Abiotrophie", richtiger „Biatrophie" geltend gemacht hat, auch die psychischen Heredodegenerationen untersuchen müssen.

Nur die richtige Einschätzung des Verhältnisses zwischen erblicher Bereitschaft und äußeren Einwirkungen kann von Fall zu Fall die theoretisch wie praktisch wichtige Frage nach der Valenz bestimmter Eigenschaften entscheiden. Bisher ist dieses interessante Problem von psychopathologischer Seite nur unter dem Gesichtspunkte der Beziehungen zwischen Anlage und seelischem Milieu und auch hier nur insoweit in Angriff genommen worden, als pädagogische und kriminalpsychologische Bedürfnisse es erheischten.

Ein und dieselbe Eigenschaft, Neigung usf. kann nun a priori ebensogut vorwiegend autochthon als vorwiegend exogen bedingt sein.

In besonderem Maße gilt dies für die Entwicklungsjahre in engerem Sinne, in denen für bestimmte Einflüsse: diejenigen, die sich auf das Triebleben erstrecken, eine erhöhte Suggestibilität in Form gesteigerter Verführbarkeit, gegenüber anderen Reizen aber eine erhöhte Ablehnungsbereitschaft besteht. Das Auftreten des gleichen Phänotypus bei Elter und Kind braucht also keineswegs auf Vererbung der gleichen Form der Eigenschaft zu beruhen, wenn auch auf der ererbten Reaktionsbereitschaft für einen bestimmten Kreis von Außenwelteinflüssen. Auf dem Boden einer erblichen, oft nur zu bestimmten Lebenszeiten bis zum Manifestwerden starken Überbereitschaft zu triebhaften Entäußerungen oder Entladungen wird wohl sicherlich die Form, in der diese Entladung erfolgt, gelegentlich erst durch psychogene Momente, die aus dem

Milieu stammen, bestimmt. An die Möglichkeit dieses Zusammenhanges wird man auch in solchen Fällen denken müssen, in denen zunächst auf Grund der Familientafel kein Zweifel an der rein autochthonen, letzlich also somatogenen Natur der Anomalie zu sein scheint.

Nehmen wir z. B. eine Familientafel, die Meggendorfer eruiert hat: Ein in der Jugend schwer antisozialer, bis zu affektepileptischen Anfällen erregter haltloser Psychopath, der neben vielen „Dummheiten" in der Schulzeit auch Diebereien begeht, stammt von einer Mutter, die ebenso wie ihre beiden Eltern und eine ihrer Schwestern als in ihrer Jugend kleptomanisch bezeichnet werden. Hier taucht die Frage auf: Inwieweit ist die gelegentliche, vom Autor nicht als Kleptomanie bezeichnete Dieberei ein Ausfluß der psychopathischen Haltlosigkeit, die vielleicht durch die Kenntnis des Jungen von der Anamnese seiner Ascendenz, also gewissermaßen suggestiv, vor allem aber durch Mangel an Nachdruck in der Erziehung gerade auch nach dieser Richtung gelenkt wurde? Eine Antwort auf diese Frage hätte wohl eine genaue Kenntnis der Persönlichkeit seiner im gleichen Erziehungsmilieu aufgewachsenen 4 Geschwister gebracht. — Ein besonders klares Beispiel rein autochthoner Eigenschaften von besonders hoher Durchschlagskraft scheint in dem von Gaupp mitgeteilten Falle eines Kindes vorzuliegen, das trotz der wenige Monate nach seiner Geburt erfolgten Loslösung von dem sozial schlechten elterlichen Milieu und seiner Aufnahme in den denkbar günstigsten Kreis moralisch hochstehender Adoptiveltern mit zunehmendem Alter aus sich heraus alle die moralisch unerfreulichen Eigenschaften seiner richtigen Eltern entwickelte. Auch Aschaffenburg berichtet von einer ähnlichen Beobachtung Lunds. Indessen sind diese Fälle psychopathologisch längst nicht so durchforscht, als es der Schwierigkeit der Problemlage entspricht und überdies ist nicht jedes sog. moralisch hochstehende Milieu in Wirklichkeit ein solches oder wirkt wenigstens auf Kinder als solches. Im Interesse eines eindeutigen Urteils über die eigentliche Struktur der erblichen Anlage, die in solchen Fällen von moralischer Minderwertigkeit zugrunde gelegen hat, ist daher unbedingt ein wirklich in die Tiefe dringender Einblick in Eigenschaften und Milieu der Eltern, Geschwister und übrigen Blutsverwandten erforderlich. Es ist klar, daß das nur in besonders günstigen Fällen möglich ist, nach denen wir gleichwohl suchen müssen.

Den verhältnismäßig besten Beweis für das Vorkommen eines im Keime angelegten moralischen Schwachsinns liefert von allen bisher bekannten Beobachtungen eine solche von H. W. Meier: Ein von Bleuler früher auf Grund eigener Feststellungen als moralisch Imbeciller gekennzeichneter Mann aus einem moralisch minderwertigen und psychopathischen Stamme[1] zeugt während seines Aufenthalts in einer Anstalt mit einer Krankenpflegerin ein Jahr vor seinem Tode einen Sohn, dessen wahre Herkunft die Mutter allseits, vor allem aber ihrem kurz darnach angetrauten ehrsamen Gatten verheimlicht. Dieser Sohn entwickelt sich mit 5 nachfolgenden Stiefgeschwistern, welche sich stets folgsam, aufrichtig und ehrlich zeigen, in demselben Erziehungskreis aufwachsend, körperlich und vor allem seelisch: in bezug auf Intelligenz, pseudologistische Phantasie,

---

[1] Der Vater der Großmutter väterlicherseits war ein Verbrecher, die Tochter des letzteren geisteskrank und moralisch defekt, seine Mutter zeigte Mängel des Taktgefühls, ein Bruder war verschollen, ein Bruder egoistisch.

Tätigkeitstrieb und moralisches Fühlen zum vollkommenen Ebenbild seines Vaters, also ganz im Gegensatze zu seinen 5 Stiefgeschwistern. Leider bietet auch dieser Fall eine gewisse Lücke in der Kette der Beweise für das Vorkommen eines absolut autochthonen moralischen Schwachsinns: nämlich den Umstand, daß die Mutter, unter der dieser Sohn aufwuchs, auch später noch sich nicht des besten sittlichen Rufes erfreute, das Milieu also doch die eingeborene Anlage bis zu einem gewissen Grade begünstigte.

Steht in allen derartigen Beobachtungen die Frage der Weckung und Förderung erblicher Anlagen durch Milieufaktoren zur Entscheidung, so kommt in anderen, vielleicht gar nicht so viel selteneren Fällen die Möglichkeit einer sehr früh in der Entwicklung einsetzenden Unterdrückung von Anlagen durch äußere Einwirkungen, also das umgekehrte Verhältnis zwischen Anlage und „Milieu" in Betracht. Es ist eine interessante, systematisch noch nicht in Angriff genommene Frage, inwieweit bestimmte „Charakter"-Äußerungen eines Nachkommen auf einer durch eine derartige „Mixovariation" hervorgerufenen „Anlageverschiebung" beruhen. So abgegriffen auch das Schlagwort von „Anlage und Milieu" geworden ist, es ist sicher, daß allein eine genealogische Charakterologie, die zum wenigsten die Wesenseigenschaften und die Geschichte der Blutsverwandten, die mit einem Probanden in Familiengemeinschaft leben, ebenso erfaßt, wie diejenige des Probanden selbst, einmal folgende auffällige Erscheinungen im Grenzgebiete der Psychiatrie wird aufklären können:

1. Das Auftreten von „Verbrechern aus Anlage" in Familien, die hinsichtlich Verbrechen unbescholten sind. Sommer insbesondere hat diese Erscheinung als „Variationen der Familienanlage von dem Grundtypus aus mit einseitiger Ausbildung eines bestimmten Zugs" gedeutet, wobei er sich vorstellt, daß dies einmal auf besonders ungünstige äußere Momente, das andere Mal auf eine außergewöhnliche Stärke dieses Charakterzugs zurückzuführen sei.

2. Die nicht so seltene Gegensätzlichkeit zwischen scheinbar (?) extremer Sittenstrenge von Eltern und moralischer Minderwertigkeit ihrer Kinder (Hoffmann). Mit der Vermutung Hoffmanns, daß hierin die extreme Gegenpoligkeit einer bestimmt nuancierten schizoiden Anlage zu erblicken sei, wird sich diese Erscheinung wohl nicht so ohne weiteres erklären lassen.

3. Näher scheint eine solche Erklärung für diejenigen Fälle zu liegen, in denen — soweit bisher bekannt, handelt es sich dabei fast immer um Männer — in entscheidenden Phasen des Lebens ein anscheinend extremer Umschlag der ganzen Lebenseinstellung und Weltanschauung eintritt. Hentig hat insbesondere auf die weltgeschichtlich bemerkenswerten Beispiele[1]) derart verwiesen; seinem Gedanken, daß es sich hier um eine Gegensätzlichkeit von Hyperund Hypofunktion wie bei Basedow und Myxödem handelt, steht der Umstand entgegen, daß der Umschlag hier regelmäßig unter dem Einfluß eines im höchsten Maße in das Leben des Betreffenden einschneidenden, rein schick-

---

[1]) „Der ungehorsame Untergebene wird ein hervorragender General wie Washington, der Revolutionär ein großer konstruktiver Staatsmann wie Cromwell, der widerspenstige zuchtlose Kronprinz eine grandiose Herrschernatur wie Friedrich II.; Titus, der als Thronfolger an sittlicher Verworfenheit und Brutalität einen zweiten Nero erwarten ließ, galt als Kaiser als „die Liebe und Wonne des Menschengeschlechts"; „wahrscheinlich war er ebenso ein moral insane wie sein Bruder, der Mordversuche auf ihn machen ließ". (Zeitschr. f. d. ges. Neurol. u. Psychiatrie Bd. 24, S. 174.)

salsmäßigen Wechsels der gesamten Lebenssituation eintrat. Auch für die praktisch sehr wichtigen Fälle, die Meggendorfer einer genealogischen Analyse unterzogen hat: männliche Individuen, die in dem Jahrzehnt nach der Pubertät, in der physiologischen Lebensepisode des „Sturm und Drang" abgesehen von affektepileptischen Zügen durch ihr gesellschaftsfeindliches Verhalten die Diagnose des moralischen Schwachsinns nahelegen, nach dieser Zeit aber doch noch zu brauchbaren und selbständigen Mitgliedern der Gesellschaft werden, ist ein solcher Zusammenhang mit schicksalsmäßigen Situationen: Entmündigungen, Heirat, Verselbständigung u. a. bemerkenswert. Neben der besonderen Anlage sind also jedesmal der besondere Einfluß des Milieus (Elternhaus), der Lebensepisoden, die Bedeutung instinktiver Komplexe von Trotz („Trotzneurosen"!), Protest als Ausdruck des elementaren Drangs der Jugend, ein selbständiges Ich zu sein, die normaliter präformierten psychologischen Spannungen und Bindungen zwischen Sohn einerseits, Vater und Mutter andererseits, individuell abzuschätzen.

So wie uns der Alltag immer wieder vor die banale Frage stellt: wäre diese oder jene krankhafte Erscheinung nicht aufgetreten, wenn dieser oder jener irgendwie faßbare Komplex von äußeren Bedingungen, mag er Augenblickscharakter haben oder über Tage bis Jahre sich hinziehen, nicht vorhanden gewesen wäre, so läuft diese Frage doch auf das ganze Anlageproblem hinaus, möge es sich um Charakterdauerformen, Reaktionen, Phasen oder Prozesse im psychiatrischen Sinne handeln. Dieselben krankhaften Komplexe, die beim einen ganz ohne erkennbare spezifische Veranlassung auftreten, treten beim zweiten nur auf allerstärkste, beim dritten auf durchschnittliche Reize ein. Bilder, die sich gewöhnlich nur reaktiv einstellen, beharren bei gewissen Menschen lange Zeit oder gar ihr Lebtag. Wenn man von dem Haftpsychotiker sagt: ohne die Haft wäre der Betreffende nicht psychotisch geworden, so muß man sofort hinzudenken, in derselben Haft werden aber von 100 etwa 95—98 nicht psychotisch. Die Gesamtheit der Dispositionen für eine bestimmte Reizart ordnet sich also zwischen den ideellen Polen der Autochthonie und der Exogenie. Die Persönlichkeiten aber sind die Einheit des Wechselspiels dieser psychophysischen Konstitutionen. Eine Persönlichkeit, die für bestimmte Reize keine Bereitschaft hat. kann für andere Reize eine um so stärkere haben — und hat sie meist. Es ist also in der Anlage eines Menschen ebenso begründet, wenn er nur, oder richtiger vorwiegend, „endogene Abweichungen hervorbringt oder aber nur exogene Syndrome, und es hängt wiederum ebenso von der Anlage ab, ob Schädigungsreize in die Organstruktur eingreifend oder auf dem Wege über die Sinnesorgane („sensu-psychogen") in die Persönlichkeit eindringend auf bestimmte Reaktionsbereitschaften stoßen oder nicht.

Terminologisch ist streng im Auge zu behalten, daß das Begriffspaar endogen-exogen keineswegs mit dem von erblich-erworben identisch ist (Siemens). Nicht sowohl, daß die Ausdrücke endogen und exogen „die Trennung an einer Stelle machen, an welcher sie eine zu geringe praktische und theoretische Bedeutung hat", ist das Entscheidende, denn es ist doch nach beiden Richtungen von erheblichem Belang, ob ein Syndrom ein exogener oder ein endogener Reaktionstypus ist, sondern daß das Gegensatzpaar endogen—exogen die Ursachenkomplexe zu äußerlich und zu sehr unter dem Gesichtspunkte eines augenblicklichen klinischen Bedürfnisses, also einseitig kennzeichnet. Insbesondere der Ausdruck „endogen" leistet Mißverständnissen Vorschub. Auch wenn, um Siemens' Beispiele zu nehmen, kein vernünftiger Mensch heute mehr die Puerperalinfektion endogen nennt, daß die „endogene" Fettsucht des adiposogenitalen Dystrophikers mit Erblichkeit nicht das geringste zu tun zu haben braucht, da die verursachende Unterfunktion der Hypophyse auch durch rein exogene Momente entstanden sein kann, beleuchtet scharf die Unvollkommenheit der Unterscheidung endo—exogen.

Die Disposition, nur auf Typhus oder nur auf Schreck eine symptomatische oder reaktive Psychose zu bekommen, braucht a priori nicht weniger stark im Erbstamme des betreffenden Menschen verankert zu sein als die Disposition z. B. zum manisch-melancholischen Irresein, sondern sie kann gleich groß sein, mag auch das auslösende Moment im einen Falle ausschließlich „endo" liegen: in zyklischen Schwankungen des „eingeborenen" Stoffwechselorgansystems, die wohl infolge Summation der gewöhnlichen Lebensreize manifest werden, im anderen Falle ausschließlich in sinnfälligen oder sicher faßbaren Reizen, die von außen kommen. Wenn eine bestimmte äußere oder innere Vergiftung ihr „Maximum" (sc. für den Menschen) erreicht, wird jeder „krank", wenn er nicht überhaupt daran zugrunde geht. Wer auf durchschnittlich keinen Ausnahmezustand erzeugende Giftgaben eine Psychose bekommt, hat eine krankhafte Bereitschaft für diese Reize. Dieser selben Giftmenge gegenüber verhält sich z. B. der endogen Manisch-Depressive meist nicht viel anders, manchmal zugänglicher, manchmal refraktärer als der Gesunde. In bezug auf die Konstitution derjenigen Hirnkörperapparate, deren Reizung infolge krankhafter Empfindlichkeit die irgendwie bedingten exogenen Reaktionstypen hervorruft, scheint der Manisch-Depressive nicht anders veranlagt zu sein als der Gesunde. Aber — diese Bereitschaft kann eine erbliche Anlage oder irgendwann im Leben erworben sein. Wenn Kleist festgestellt hat, daß bei 46 Fällen symptomatischer Psychose 3mal diese Bereitschaft „familiär" vorhanden war, was sich darin äußerte, daß zwei Geschwister auf die gleiche oder ähnliche Noxe eine Psychose von gleicher Form und gleichem Verlauf bekamen, so kann diese durch „konstellative Faktoren" (nach Birnbaums Bezeichnung „pathogenetisch") bedingte Form von Irresein ebensogut auf einer erblichen, wie auf einer erworbenen Bereitschaft für diese beruhen.

Ähnlich steht es mit der psychogenen Reaktionsbereitschaft: Der „Psychogene" entgleist ins Krankhafte bei Reizen, die für andere noch durchschnittliche Lebensreize sind, d. h. keine Abweichung hervorrufen; auf dieselben Reize bekommt der Manisch-Melancholische seine Krankheitsform nicht oder meist erst, wenn sie chronisch einwirken resp. auf Umwegen. Daß der eine Haftpsychotiker bei wiederholter Haft auf diese monoton mit derselben Form der Haftpsychose reagiert, der andere immer mit einer anderen, deutet auf eine neben oder richtiger wohl in seiner reaktiven Labilität überhaupt bestehende Labilität der Form, auf eine oberflächliche Verankerung dieser hin; trotzdem ist diese „formale" Labilität für ihn genau so eigenartig wie jene gewissermaßen in einer tieferen Schicht liegende Reaktionsbereitschaft, aber auch genau so eigenartig wie für den ersten die Monotonität der Form.

Wir kommen also auf Grund dieser Betrachtung zu dem Schluß: Die

Wechselverhältnisse zwischen den verschiedenartigen autochthonen und ihren amboceptorischen exogenen Kräften, die den verschiedenen Äußerungsformen des Irreseins zugrunde liegen, und sich (modifiziert nach Kleist) auf die 3 Grundtypen der vorwiegend autochthonen, der vorwiegend psychoreaktiven und der vorwiegend somatotoxischen Labilität zurückführen lassen, können an sich in allen denkbaren Abstufungen vererbt sein. Von den bisher vorliegenden Untersuchungen über die Frage, in welchem Maße die bestehende Disposition auf einem erblichen Durchschlagsfaktor beruht, inwieweit sie erworben ist, soll der spezielle Teil unsres Berichts handeln. Eben das ist Gegenstand der empirischen Forschung und hierin erblicken wir die wichtigste Aufgabe der gegenwärtigen Psychiatrie.

Wenn wir nun die überhaupt vorkommenden Psychosen mit Kleist in die 3 obenerwähnten Gruppen der vorwiegend autochtonen, exogenen und symptomatischen Labilität einteilen und entsprechend ebenso viele Grundanlagen annehmen, so ist damit streng genommen nur der Tatbestand der Krankheitsauslösung, das „Daß“ der Krankheit, noch nicht aber das „Wie“ derselben berücksichtigt. Aus Gründen wissenschaftlicher Ökonomie und Didaktik ist man bisher an dieser Tatsache fast mit Stillschweigen vorübergegangen. Indessen so unbequem auch die Erkenntnis ist, wir müssen sie ins Auge fassen, daß den 3 Formen der Labilität, die Kleist aufstellte, nicht auch 3 Grundarten der Krankheitsformen entsprechen. Wenn z. B. Kraepelin neuerdings — doch wohl unter stillschweigender Preisgabe seines bisherigen Systems der Krankheitseinheiten — die Erscheinungsformen des Irreseins in 3 Reihen präformierter Einrichtungen ordnet[1]), so wird man gut tun, sich recht klarzumachen, daß mit Ausnahme der rein organischen Seelenstörungen (der Encephalopathien und Oligophrenien) kaum eine der Formen, die in einer dieser 3 Reihen untergebracht sind, sich überhaupt oder wenigstens ohne Zwang unter eine der 3 Kleistschen Kategorien unterbringen läßt. Und doch führt Kraepelin gerade die nicht rein cerebral-organischen Erscheinungsformen ebenso auf ein für allemal festgelegte Einrichtungen des menschlichen Organismus zurück, wie Kleist seine von ihm unterschiedenen „Labilitäten“. Daß beide Einteilungsprinzipien zu einer logisch befriedigenden Aufteilung der klinischen Beobachtung führen, drängt dazu, jeden Fall nicht einseitig nur unter das eine oder das andere Schema zu bringen, sondern von beiden Gesichtspunkten zugleich zu betrachten, gewissermaßen beide zu dem geometrischen System von Ordinate und Abscisse zu vereinigen und von da aus bis in seine letzten Wurzeln in der Anlage von Individuum und Stamm zu verfolgen.

Der Veranlagung zu einer beliebigen seelischen Erkrankung können wir, wie oben auseinandergesetzt, nur durch die gleichzeitige synthetische Analyse der Phylogenese und der Ontogenese des betr. Individuums nahekommen.

Das sei ausdrücklich auch gegenüber einseitigen Genealogen betont. Nur mit Hilfe einer Erblichkeitsforschung, die im Rahmen einer umfassenden Ur-

---

[1]) nämlich:

I.		II.		III.
Delirante Paranoide Hysterische Emotionelle	} Form.	Sprachhalluzina- torische Schizophrene	} Form	Encephalopathien, Oligophrenien, Spasmodische Form.

sachenlehre arbeitet und den Zusammenhang mit der Klinik nicht verliert, werden wir hoffen dürfen, eine „wirkliche Wesenseinteilung der Seelenstörungen" durchzuführen (Lenz). Eine andere erkenntnistheoretische Bemerkung sei hier angefügt: Genealogie, „Galton" oder jede beliebige andere Statistik und „Mendelforschung" sind nicht logisch sozusagen auf gleicher Basis nebeneinander stehende Methoden, wie es z. B. Voß in seiner „Ätiologie der Psychosen" zur Darstellung bringt, sondern die Erblichkeitsforschung als Teil oder Werkzeug der psychiatrischen Ursachenlehre bemüht sich durch Ausbildung besonderer Methoden, die sie etwa der im Dienste der Historie arbeitenden Genealogie entlehnt[1]), oder die sie selbst ausbildet, wie die Massenstatistik, die Abweichungen aufzudecken und zu erklären, welche von den Gesetzen der künstlichen Züchtung im Pflanzen- und Tierreich, bei der Fortpflanzung gesunder und kranker Stämme von Menschen daraus entspringen, daß die Forschung weder einen Einfluß auf die Vermischung der Familien hat noch die Züchtungsergebnisse der „Natur" restlos verfolgen kann. Daß die Erforschung der Erbgesetze im Pflanzen- und Tierreich noch nicht abgeschlossen, d. h. erst teilweise zu unerschütterlichen Regeln, wie sie in den Mendelschen vorliegen, geführt hat, hindert nicht, daß die Erblichkeitsforschung beim Menschen zunächst einmal auf das Ziel hinarbeitet, wie weit sich die hier bei unvoreingenommener Untersuchung gefundenen genealogischen Zusammenhänge auf diese Gesetze zurückführen lassen.

Daß es mit der noch so feinsinnigen Durchforschung der „prämorbiden Persönlichkeit" infolge des letztlich historischen Charakters dieser Methodik allein nicht getan ist, zeigt sich z. B. an den Katamnesen, die Kretschmer bei den Gauppschen Fällen von abortiver Paranoia erhoben hat; daß auch eine einseitige Erblichkeitsforschung uns nicht weiter hilft, ergibt sich aus den bisherigen Massenuntersuchungen zur Genüge. Indes, auch wenn wir künftighin stets der Notwendigkeit solcher Synthese der Analysen eingedenk sein werden, müssen wir uns stets vor Augen halten, daß vorab eine klare und saubere Herausarbeitung der Methodik und der Begriffe, mit denen wir nach beiden Richtungen arbeiten, unbedingt erforderlich ist.

Wenn also die Aufgabe der „klinischen" Psychiatrie darin besteht, die Stammesgeschichte eines kranken Individuums durch die Erblichkeitsforschung, seine eigene Geschichte durch die Erforschung der Entwicklung seines ganzen Wesens zu erfassen, so erheben sich 2 Fragen: 1. wird die Erblichkeitsforschung in der Psychiatrie der Eigenart der Materie, mit der sie es zu tun hat, gerecht? und 2., was heißt das: Charakter oder richtiger und umfassender: „Wesen" einer Persönlichkeit in ihren gesunden („prämorbiden)" und kranken Tagen, das man zu ergründen sucht, nicht nur bei den funktionellen Seelenstörungen, den Erkrankungen der Persönlichkeit schlechthin, sondern auch bei den exogenen Psychosen?

III. Erblichkeit und Veranlagung zu seelischen Störungen.

Daß für die Entstehung von seelischen Störungen Erblichkeit von größter Wichtigkeit ist, hat man erst erkannt, als ihre Bedeutung für die Biologie über-

---

[1]) „Auch die Stammbaumforschung gehört in das Gebiet der Statistik; auch sie ist Feststellung tatsächlicher Verhältnisse nach Zahl und Maß, und auch sie dient der Erkenntnis allgemeiner Gesetzlichkeiten," urteilt sehr treffend Lenz.

haupt durch Darwin und Lamarck ins rechte Licht gerückt worden war. In der ganzen antiken und mittelalterlichen Geschichte der Heilkunde resp. Kultur dämmerte anscheinend[1]) nur einmal bei Hippokrates ein Schimmer solcher Erkenntnis in dem Satze auf, den er in seiner Abhandlung über die Epilepsie prägte: „a sanis sana, a morbosis morbosa"[2]). Demgegenüber kommt in unseren Tagen Lenz auf Grund seines Überblicks über die Gesamtheit der hereditären Erkrankungen zu dem Urteil, daß bei keiner anderen Gruppe von Krankheiten die Erblichkeit so im Vordergrunde der Ursachen stehe wie bei den Seelenstörungen; d. h. also, das Problem der krankhaften Erbanlagen war und ist für kein Gebiet der Pathologie von so einschneidender theoretischer wie praktischer Bedeutung wie für die Psychiatrie. Aber auch in keinem Gebiete der Medizin haben sich der richtigen Einschätzung der erblichen Faktoren bis auf den heutigen Tag so große Schwierigkeiten entgegengestellt wie in ihr. Das drückt sich u. a. darin aus, daß schon heute die Erblichkeitslehre innerhalb der (wissenschaftlichen) Psychopathologie trotz ihres noch nicht 100 jährigen Alters auf eine interessante Geschichte zurückblicken kann.

Es ist das Verdienst Pinels gewesen, zuerst nicht bloß die Wichtigkeit der Erblichkeit durchschaut, sondern durch exakte Beobachtungen gestützt zu haben. Auf ihm weiterbauend stellten dann Morel, Magnan u. a. ihre bekannte Degenerationslehre auf, wonach innerhalb der degenerativen Geistesstörungen, die die Mehrzahl aller geistigen Erkrankungen ausmachten, sich nicht eine bestimmte Form der Störung, sondern nur die allgemeine Disposition zur Geisteskrankheit vererben sollte. Dadurch wollten sie den Polymorphismus der Krankheitsbilder, die transformierende Vererbung, ebenso erklären wie die Degeneration im Sinne der fortschreitenden Entartung bis zum Aussterben des Stammes innerhalb 4 Generationen, wie sie bekanntlich besonders Morel annahm.

Die kautschukhafte Dehnbarkeit eines solchen Erblichkeitsbegriffes, die ihn für jeden denkbaren Fall anwendbar machte, so daß man nahezu alle seelischen Störungen als erbliche ansehen konnte, erklärt uns heute die suggestive Wirkung dieser Lehre auf eine ganze Psychiatergeneration nicht bloß in Frankreich.

Beide Anschauungen, sowohl die von der transformierenden Vererbung im Sinne einer fortgesetzten Umwandlung der Erbmasse mit nachfolgender Wiederherstellung ihrer ursprünglichen Form als auch die von der progressiven Degeneration können heute als endgültig widerlegt angesehen werden[3]). Eine Transformierung der Erbanlagen in diesem Sinne ist nach allem, was uns die experimentelle Vererbungsforschung gelehrt hat, nahezu undenkbar (Siemens). Das Auftreten symptomatisch oder gar nosologisch mehr oder minder verschiedener Leiden bei Vorfahren und Nachkommen, z. B. von manisch-melancholischem Irresein, Schizophrenie und Paranoia oder von tuberöser Sklerose, Adenom, Naevi und Nierentumor, das Siemens auch als „heterophäne Vererbung" bezeichnet, beruht eben darauf, daß einzelne Erbanlagen je nach dem Zusammen-

---

[1]) In der Darstellung der Geschichte der Psychiatrie von Kirchhoff (in Aschaffenburg, Handbuch der Psychiatrie) findet sich nirgends eine Angabe über diesen Punkt; auch nicht bei Haeser.

[2]) Zit. nach Voß.

[3]) Wenn auch heute noch gelegentlich Autoren von transformierender Vererbung schreiben, so geschieht es aus Unkenntnis sowohl der Geschichte als der neuen Tatsachen der psychiatrischen Erblichkeitslehre.

wirken mit anderen bei ein und derselben Person (Mixovariation) ein verschiedenes (phänotypisches) Bild machen können. Problematisch ist heute dagegen noch die Frage, bis zu welchem Grade die phänotypische Wandelbarkeit der Entfaltungsbedingungen (Siemens) einer bestimmten Erbeinheit durch Paravariation gehen kann. Ist es z. B. möglich, daß in derselben Familie allein durch Para- (nicht durch Mixo-) Variation dieselbe Erbanlage sich in der gleichen Familie analog wie in der Trias Gicht, Diabetes und Fettsucht, als manisch-melancholisches Irresein, Schizophrenie und Paranoia manifestieren kann, so wie wir heute das freilich noch nicht genügend scharf herausdifferenzierte „degenerative Mycel" häufig durch Paravariation von Generation zu Generation wechselnde Formen annehmen sehen?

Der Lehre von der transformierenden Vererbung wurde schon frühzeitig — in der Hauptsache von deutscher Seite, die bis dahin in klinischen Erblichkeitsfragen eine unberechtigte Skepsis an den Tag gelegt hatte — rein aus empirischen Feststellungen heraus der Begriff der gleichartigen Vererbung, wenigstens der großen Kreise von Geisteskrankheiten, gegenübergestellt, innerhalb deren man dann freilich die Transformation zuließ. Der Versuch, die gleichartige Vererbung als gesetzmäßige Erscheinung zu beweisen, mißglückte indes: bei statistischer Verarbeitung durch verschiedene Autoren kamen ganz entgegengesetzte Prozentsätze gleichartiger und ungleichartiger Vererbung heraus.

Da man die Gründe für dieses Verhalten seinerzeit nicht aufdecken konnte, wandte sich die psychiatrische Erblichkeitsforschung einer anderen, nicht minder wichtigen Frage zu: derjenigen nach dem Verhältnis der Belastung der Geisteskranken überhaupt zur Belastung der Geistesgesunden, und zwar nicht bloß in bezug auf Geisteskrankheiten, sondern auf alle seelischen und nervösen Abweichungen: auf Nervenkrankheiten, Trunksucht, Apoplexie, Dementia senilis, Charakteranomalien und Selbstmord im einzelnen. Es ergaben sich bei diesen von Koller und Diem durchgeführten statistischen Untersuchungen die bekannten Ähnlichkeiten und Unterschiede in der Belastung mit derartigen Faktoren: ganz geringe stärkere Belastung der Geisteskranken als der Geistesgesunden mit irgendeiner derartigen Abweichung, erheblich — bis zu 8 mal — stärkere Belastung mit Geisteskrankheiten, demgegenüber eine sehr viel geringere mit Apoplexie und Dementia senilis.

Gegen die statistische Methodik der psychiatrischen Erblichkeitsforschung überhaupt haben sich nun von früh auf Stimmen geregt: Schon im Jahre 1907 schrieb Strohmeyer: „Die üblichen Massenstatistiken haben gar keinen Sinn. Wenige, aber gründliche Erblichkeitsbetrachtungen sind von größerem Nutzen als viele ungenaue". Darüber hinaus wandte sich dieser Autor gegen die Einseitigkeit, nur die Deszendenten in die Betrachtungen einzubeziehen und machte Bedenken gegen die üblichen Stammbaumuntersuchungen geltend.

Später hat Bumke die Möglichkeit einer Lösung psychiatrischer Hereditätsfragen durch die Statistik mit der Begründung bestritten, daß ihre Methoden für den diffizilen Gegenstand viel zu grob seien. Insbesondere geißelte er das Verfahren, eine Statistik dadurch zu gewinnen, daß man alles Krankhafte in der Aszendenz zusammensuche, ohne nach inneren Zusammenhängen zu forschen, oder daß man nur bestimmte Abweichungen oder nur Abweichungen einer bestimmten Stärke buchte.

Die Einwände, die sich speziell gegen Diems und Kollers Statistiken machen lassen, hat vor kurzem Rüdin[1]) in einer sehr sachlichen Kritik, der man sich nur vollinhaltlich anschließen kann, zusammengestellt. Die Mängel dieser Statistiken, auf die ich selbst bei Nachprüfung insbesondere der Pernetschen Ergebnisse bei der Paralyse gekommen bin, liegen einmal in der Art der Verwertung der Abweichungen in der Blutsverwandtschaft, von der Diem und Koller von vornherein die Deszendenz ausschlossen, und zum anderen in der uns heute unhaltbar erscheinenden Einteilung der berücksichtigten krankhaften Abweichungen.

Im einzelnen seien folgende Mängel hervorgehoben. Aus der gesamten kollateralen und aufsteigenden Verwandtschaft wurde von beiden Autoren jeweils nur das belastende Moment eines einzigen Verwandten statistisch verwertet, die Abweichungen aller übrigen Familienmitglieder aber ignoriert, so von Diem die mütterlichen Abweichungen, wenn beim Vater solche vorhanden waren; oder es wurden die Anomalien der atavistischen vor den indirekten, die indirekten vor den kollateralen Mitgliedern der Verwandtschaft bevorzugt. Umgekehrt zog Koller nur das „vornehmere" Belastungsmoment heran, ignorierte die übrigen, z. B. Geisteskrankheit gegenüber Epilepsie, Epilepsie gegenüber Trunksucht, einerlei bei welchem Verwandten diese angetroffen wurden usf.

Auf der anderen Seite hat sich die Zahl der Gruppen von Abweichungen als zu klein erwiesen, was zu einer verschiedenen Rubrizierung der einzelnen Arten führen mußte. So wurden Epilepsie und Hysterie von Diem in der Rubrik „Nervenkrankheiten" untergebracht, von Koller bei den Geisteskrankheiten. Eine unklare Abgrenzung brachte auch die Aufstellung der Kategorie „Apoplexie" gegenüber der der Dementia senilis. Innerhalb der Geisteskrankheiten wurden solche ganz verschiedener Ätiologie zusammengeworfen, die Dementia senilis aber, die Trunksucht und der Selbstmord wurden als Sondergruppen herausgestellt. Vor allem aber erwies sich die Rubrik Charakteranomalien als viel zu dehnbar. Diem und Koller zählten z. B. gewisse Psychopathen (Sonderlinge, Originale u. a.) noch in die Gesundengruppe. Für die Heredititäts-bestimmungen aller „funktionellen Psychosen", für die die Belastung mit Stimmungsanomalien, Temperaments- und Charaktereigenheiten genau so wichtig oder gar wichtiger sind als jene Psychopathenformen, die beide Autoren noch nicht in die Rubrik der Charakteranomalien hineinnehmen, erwies sich daher der Vergleich mit den Diem-Kollerschen Statistiken als ganz irrelevant.

Nach all dem ist es daher durchaus berechtigt, wenn Rüdin sein Urteil dahin abgibt, daß diese beiden Statistiken „für unsere modernen Bedürfnisse schon in der Fragestellung verfehlt" seien. Damit ist nichts gegen ihre große historische Bedeutung in der psychiatrischen Erblichkeitslehre ausgesagt. Wenn sie uns auch heute noch unentbehrlich sind, so liegt dies daran, daß seitdem keine einzige Statistik unter Umgehung ihrer Fehler aufgestellt worden ist, die als Vergleichsmaßstab für die Erblichkeitsverhältnisse bei den einzelnen Formen von Psychopathien und Psychosen dienen könnte. Nach dieser Richtung ragen alle neuerlichen statistischen Berechnungen über einzelne Krankheitsgruppen in die Luft.

---

[1]) Zentralbl. f. Psychol. u. Neurol. Bd. 29, S. 172. 1922.

Leider verlieren eine Reihe von Erblichkeitsuntersuchungen, die in den vergangenen Jahren über die Anlage zu bestimmten Psychosearten durchgeführt wurden, schon dadurch sehr an Bedeutung, daß bei ihnen nicht einmal die Koller-Diemschen Ermittlungen berücksichtigt wurden: So hat ein jeder dieser Autoren den Begriff „Belastung" nach eignem Gutdünken ausgelegt oder überhaupt nicht bestimmt festgelegt. Es ist daher sehr fraglich, ob ein Vergleich seiner Feststellungen mit denen eines anderen, der sich mit der gleichen Krankheitsform beschäftigte, überhaupt ein zutreffendes Bild liefert. Als Beispiel seien nur die Untersuchungen über die Heredität bei Grippepsychosen von Kleist, Runge und Hitzenberger oder bei den Haftpsychosen von Stern genannt. Eindeutiger sind demgegenüber die Untersuchungen Pernets und Kalbs bei der Paralyse und die von Dünner beim manisch-depressiven Irresein. Indem aber auch diese Autoren die Fehlerquellen Diem-Kollers nicht berücksichtigten, muß der Vergleich ihrer Ermittlungen mit denen dieser Autoren ein schiefes Bild geben. Aus all dem ergibt sich die große Wichtigkeit der Neuschaffung eines „Gesunden-Kanon" d. h. einer bis in alle Einzelheiten durchgeführten Statistik der Erblichkeitsverhältnisse bei Gesunden, der eine genaue Begriffsbestimmung der einzelnen Abweichungen und deren einwandfreie Verwertung bei sämtlichen Blutsverwandten eines Probanden zugrunde liegt.

Gegen einen anderen Fehler der Erblichkeitsforschung in der Psychiatrie: die einseitige Betrachtung bestimmter, von dem betreffenden Autor zum Gegenstand seines Interesses gemachten Geisteskrankheiten in einer Familie, hat nach Bumke vor allem Rüdin vor Jahren Front gemacht, indem er es geißelte, daß hier „der Blick wie hypnotisiert auf Stammbäumen mit besonders gehäufter Belastung ruhe, anstatt daß auch die wenig und nicht belasteten Fälle das Interesse des Forschers in gleicher Weise beanspruchen". Zu gleicher Zeit haben vor allem Strohmeyer, Hoche, Bumke und Sommer die Forderung nach gleichzeitiger Aufstellung von Stammbäumen und Ahnentafeln gestellt.

Die Forderung nach einer Erfassung aller kranken und gesunden Personen in der Generationenfolge ergab sich ohne weiteres aus der Wiederentdeckung der Mendelschen Vererbungsregeln im Pflanzen- und Tierreich zu Beginn dieses Jahrhunderts, die für die Erblichkeitslehre in der Psychiatrie mindestens von eben solch nachhaltigem Einfluß werden mußte, wie für die übrige Pathologie.

Zunächst freilich hat sich gegen ihre Übertragung auf die menschliche Pathologie scharfe Kritik geltend gemacht. So hat Berze 1914 geradezu von einem „Herausklügeln von den Mendelschen entsprechenden Zahlenverhältnissen bei der Psychosenvererbung als von einer ganz zwecklosen Spielerei, ja von einer „Mendelei" und Martius von dem „Prokrustesbett der Mendelschema" gesprochen. Vorsichtiger drückte sich vor ihnen Bumke aus, wenn er schrieb: „Die zahlenmäßige Verteilung der Merkmale auf die Nachkommenschaft im Sinne der Mendelschen Regeln wird für die menschliche Physiologie und Pathologie kaum je eine Rolle spielen; immerhin ist die Geltung dieser Regeln beim Menschen doch für manche Fälle wahrscheinlich gemacht worden." In ähnlicher Weise äußerte sich später auch Bleuler, indem er ebenfalls auf die Kompliziertheit der Verhältnisse hinwies, die es unwahrscheinlich machten, daß man ohne weiteres Mendelsche Gesetze werde finden können. Von einem evtl. „Herausklügeln" von den Mendelschen Regeln entsprechenden Zahlenverhältnissen bei der Psychosenvererbung hält man sich aber heute ganz allgemein frei. „Die Neukombinationen bei der Fortpflanzung zweier verschiedener Keime verlaufen für die große Mehrzahl der Artunterschiede nach den Mendelschen Regeln, die freilich im Lauf der letzten Jahre eine sehr starke Ausgestaltung erfahren haben. Sehr viele Artunterschiede vererben und kombinieren sich aber nach anderen zum Teil sehr wenig bekannten Gesetzen", so faßt Baur den heutigen Stand der Lehre von den „Mixovariationen" zusammen, deren Reinkultur ja in den Mendelschen Gesetzen festgelegt ist.

Dementsprechend hat denn auch neuerdings (1922) Rüdin den Grundgedanken der psychiatrischen Erblichkeitslehre in die Worte gefaßt: „Da die geistigen Funktionen von einer körperlichen Unterlage, vom Zentralnervensystem und anderen Organen des Körpers abhängen, so werden ihre Anlagen denselben Vererbungsgesetzen gehorchen wie alle übrigen Anlagen." — Hier ist nicht von den Mendelschen Regeln allein die Rede! — „Die verschiedenen Veranlagungen werden nicht grundverschieden sein von denen beim Tiere. So ist es denn für den biologisch denkenden Psychiater selbstverständlich, den Versuch zu machen, die Errungenschaften der experimentellen Lehre auf dies Gebiet anzuwenden." Gegen die theoretische Richtigkeit dieser Schlußfolgerung läßt sich zweifellos nichts Wesentliches geltend machen und ihr sachliches Gewicht, das den Rüdinschen Satz zu einem Postulat erhebt, besteht gerade darin, daß ein sicheres Kriterium echter Erblichkeit in der Pathologie streng genommen überhaupt nur dann gegeben ist, wenn im „Naturexperiment" der Familienzüchtung sich im Prinzip dieselben Regeln auffinden lassen wie bei der künstlichen Züchtung im Pflanzen- und Tierreich (s. oben). „Ja, man kann sagen: Rüdins Postulat könnte gar nicht aufgestellt werden, wenn nicht jene Definition der wirklich erblichen Krankheiten allein sich logisch ernstlich halten ließe, die auf Krankheitsanlagen abhebt, welche nach denselben Gesetzen übertragen werden, wie eine Haar- oder eine Augenfarbe" (Bumke). Das ideale, in praxi natürlich nie ganz erreichbare Kriterium echter Vererbung in der Pathologie ist also die Übereinstimmung der Gesetzmäßigkeit, mit der Krankheiten in aufeinanderfolgenden Generationen auftreten, mit den Gesetzen, die die experimentelle Pflanzen- und Tierzuchtlehre ermittelt. Da uns aber heute noch nicht alle diese Gesetze bekannt sind, steht, rein theoretisch betrachtet, die Diagnose der Erblichkeit einer Erscheinung auf unsicheren Füßen. In praxi erfolgt diese zunächst per exclusionem. „Wo trotz sorgfältiger Nachforschungen äußere Ursachen nicht festgestellt und nicht einmal wahrscheinlich gemacht werden können, da muß man immer an erbliche Bedingtheit denken[1]). Was nicht aus der Umwelt stammt, stammt eben aus der Erbmasse; eine dritte Ursachengruppe gibt es einfach nicht", sagt Lenz. Indessen so logisch richtig dieser Satz auch ist, man darf darüber das Wichtigste nicht übersehen: das Verhältnis zwischen Erbmasse und äußeren Ursachen. Es gibt nicht wenig Affektionen, für die uns zwar eine äußere Ursache heute unbekannt ist, bei denen wir jedoch auch für die Annahme einer idiotypischen Bedingtheit nicht die geringsten Anhaltspunkte haben, so daß die Ätiologie solcher Leiden vorläufig

---

[1]) Vom Ref. in Sperrdruck gesetzt.

völlig rätselhaft bleibt (Siemens). Und gerade das Beispiel der scheinbar exogensten Erkrankungen, der Infektionskrankheiten, zeigt, daß das Verhältnis zwischen erblicher Disposition und äußerer Noxe sich in der ganzen denkbaren Skala umgekehrter Proportionalität bewegt. Die Schwierigkeiten, die sich der Entscheidung, ob ein bestimmtes Leiden oder aber das Leiden eines bestimmten Individuums ausschließlich erblich autochthon ist, werden durch eine auch heute noch aktuelle Äußerung[1]), die Virchow vor vielen Jahrzehnten einmal getan hat, beleuchtet: „Man ist jedesmal geneigt, eine Eigenschaft als eine erbliche zu betrachten, wenn sie sich im Laufe auseinander hervorgehender Generationen wiederholt. Je häufiger sie auftritt, um so sicherer erscheint sie als eine erbliche. Aber gerade . . . in der Pathologie hat die Erfahrung gelehrt, wie unsicher das Merkmal der Wiederholung ist. Unser Jahrhundert hat in dieser Beziehung die herbsten Lehren gebracht. Solange man die Krätze für eine Dyskrasie hielt, fand man keine Schwierigkeit, auch eine erbliche Krätze zuzulassen.“

So hat man z. B. noch bis in die jüngste Zeit, selbst Jahre nach der Entdeckung der Spirochäte im Gehirn von Paralytikern die erblichen Verhältnisse bei der Paralyse so studiert, als ob sie eine Geisteskrankheit wäre, wie manisch-melancholisches Irresein oder Schizophrenie. Vor allem muß generell im Auge behalten werden, daß Umwelteinflüsse, die auf die Eltern, besonders die Mutter wirken, und zwar nicht bloß solche seelischer Natur, auch noch für die nächste Generation folgenschwer sein können, Vererbung also vorgetäuscht wird, wo es sich nur um eine reine Nachwirkung handelt (Baur). Andererseits: Das Auftreten der gleichen oder mindestens einer sehr ähnlichen Erscheinung bei Blutsverwandten, die zeitlich und räumlich so weit voneinander getrennt sind, daß die Einwirkung der gleichen Umweltseinflüsse nicht wesentlich in Betracht kommen kann, ist unter Umständen ein sichereres Kriterium der echten Erblichkeit als die Übereinstimmung in bezug auf ein bestimmtes Merkmal zwischen Elter und Kind. Umgekehrt ist zu bedenken, daß in seltenen Fällen von sog. recessivem Vererbungsmodus praktisch das Resultat herausspringt, daß, wie z. B. in einem Falle der exquisit erblichen Farbenblindheit, den Lutz veröffentlicht hat, sowohl Eltern wie Großeltern wie sämtliche 8 Geschwister frei von dieser Anomalie waren. Dazu bemerkt nun Lenz: „Manche Ärzte pflegen in Fällen wie diesen selbst heute noch zu schließen, daß Heredität nicht vorliege.“ Aber „es ist eben durchaus nicht nötig, daß ein erblich bedingtes Leiden, das bei einem Menschen angetroffen wird, sich auch bei anderen Mitgliedern der Familie finden müßte.“ Das klingt, als ob es in vollem Gegensatze zu Virchows oben zitierter Äußerung stünde. Und doch: Es kann eben gelegentlich vorkommen, daß nur bei einem einzigen Mitgliede einer solchen Familie die „konstellativen“ Bedingungen gegeben sind, die die latente Anlage manifest machen. So mag wohl innerhalb der Somatopathologie das Beispiel der Epidermolysis dystrophica, auf das Siemens verweist, zu erklären sein, die bald recessiv oder dominant vererbt, bald anscheinend nicht erblich auftritt, d. h. durch äußere Einflüsse wie Jodoformgebrauch hervorgerufen wird. Es scheint, als ob dies nur auf dem Boden erblicher Disposition möglich wäre. Aber wir können bisher doch nur sagen: es scheint, und so bleibt immer noch die Frage offen, ob, wie die Taubstummheit,

---

[1]) zit. nach Bumke.

so die Epilepsie und die Schizophrenie auch ohne jede latente Anlage einzig und allein durch exogene Schädigungen hervorgerufen werden kann. Bedeutsam ist in diesem Zusammenhange z. B. als Beispiel die Feststellung von Pagenstecher, daß die ausgesprochen erblichen Anomalien des Iriskolobom und der Mikrophthalmie durch Naphthalinverfütterung an trächtige Kaninchen bei deren Nachkommen, also „paratypisch" sich erzeugen ließen.

Vor allem ist aber noch ein Punkt in der Geniapathologie ganz problematisch, auf den besonders Siemens hingewiesen hat und der geeignet sein könnte, der Resignation derjenigen Recht zu geben, die die Aufdeckung der Erblichkeitsgesetze in der Pathologie überhaupt für unerreichbar halten. Es ist die Tatsache, daß anscheinend gleiche hereditäre Krankheiten bzw. Syndrome in der einen Familie einem anderen Vererbungsmodus folgen als in einer anderen. Siemens meint, wenn auch nicht selten das klinische Bild des betreffenden Leidens von Familie zu Familie voneinander abweiche. so komme es doch häufig vor, daß solche klinischen Unterschiede vermißt würden Wo das erstere zutrifft, d. h. eine einzelne Anomalie einem bestimmten Modus folgt, z. B. „dominant geht", dieselbe Anomalie aber in enger Verkupplung mit einer anderen den umgekehrten Erbgang, im angeführten Beispiele also den recessiven zeigt[1]), liegt es nahe, irgendwie die Kupplung der Anlagen zu diesem Syndrome dafür verantwortlich zu machen. Als ein zweites Beispiel des zweiten Modus führt Siemens die Epidermolysis bullosa an, die sich in der „Simplex-Form" im allgemeinen dominant, in der „dystrophischen Form" recessiv, gelegentlich aber anscheinend doch dominant, ja recessiv geschlechtsgebunden vererbe. Zunächst wird man geneigt sein, diese scheinbaren Unregelmäßigkeiten des Vererbungsgangs auf eine Verwischung der klinischen Unterschiede oder auf die Mitwirkung paratypischer Faktoren zurückzuführen.

Angesichts all dieser Erfahrungen wird uns heute besonders verständlich, wenn vor Jahrzehnten Wagner von Jauregg sagte: „Es wäre eine allzu naive Auffassung, zu erwarten, daß die Dispositionen zu den Krankheitsformen, die wir in diesem oder jenem System der klinischen Darstellung zu einer Gruppe vereinigt sehen, identisch oder nahe verwandt sein müßten." Ebenso werden wir Bleuler zustimmen müssen, wenn er meint: „Das, was wir als eine Erbkrankheit betrachten, ist nicht etwas „Einheitliches" und auf die großen Einheiten Kraepelins exemplifizierend jüngst sagte: „Ein so weiter Begriff wie Schizophrenie und Syntonie kann sowohl als Ganzes vererbt, als auch bei der Übertragung in einzelne Komponenten zerlegt werden."

Noch wichtiger — angesichts der Stellung des Autors innerhalb dieses Forschungsgebiets ist es, wenn Rüdin die entscheidende Frage der psychiatrischen Erblichkeitslehre dahin formuliert: „Welche Symptome oder Syndrome, die wir bisher zu den psychotischen Krankheiten rechnen zu müssen glaubten, gehen ihren eigenen Erbgang? Wie vererben sich die einzelnen Reaktionsformen?"

Diese Fragestellung enthält eine weise Zurückhaltung, die wir bei anderen Autoren nicht in gleicher Weise finden, insofern sie von vornherein alles psychisch Abnorme unter die dogmatisch festgelegten 3 Erbkreise des Zyklothymen,

---

[1]) Siemens' Beispiele: einfache Hemeralopie streng dominant, Hemeralopie mit Myopie recessiv geschlechtsgebunden; Ectopia lentis et pupillae recessiv, mit Herzfehler kombiniert dominant.

Schizophrenen und Epileptischen, aufteilen. Was würden dieselben Forscher wohl heute dazu sagen, wenn man vor 20 Jahren denselben Versuch bei den damals als Krankheitseinheiten geltenden Syndromen der Amentia, Hysterie, Hypochondrie und Epilepsie gemacht hätte?

Durch die Festlegung derartiger Erbkreise, die einfach den herrschenden Einheiten eines künstlichen Krankheitssystems untergelegt werden, muß m. E. eine Einseitigkeit der Betrachtungsweise resultieren. Die Wahrscheinlichkeit, daß durch diese 3 Erbkreise die natürlichen Einheiten der Psychiatrie umschrieben werden, nimmt in dem Maße ab, als vorurteilslose Betrachtung immer häufiger Überschneidungen derselben, insbesondere des zyklo- und schizothymen Kreises lehrt und die Aufteilung der verschiedensten Krankheitsfälle von den einzelnen Autoren in ganz verschiedener Weise erfolgt, wie in besonders deutlicher Weise das Beispiel von Schröders „Degenerationspsychosen" lehrt. Die Tatsache, auf die z. B. gerade ein Schüler Rüdins, Kahn, hingewiesen hat, daß sich die Bausteine dieser 3 Psychosegruppen in allen denkbaren Verhältnissen im Stamme sowohl als auch beim Einzelindividuum, bei diesem als sog. „Konstitutions-Legierung" nebeneinander finden können, d. h. also keine Exklusivität zwischen diesen besteht, infolge deren etwa Zyklothymes, Schizoides und Epileptisches sich bei ein und derselben Person ausschließen, zeigt uns, daß wir in diesen Komplexen vielmehr nur typische Stämme der Vererbbarkeit vor uns haben, ganz so wie es sich seiner Zeit Alzheimer dachte, indem er auf das Beispiel der Pilzentstehung verwies.

Drängte die klinische Betrachtung Alzheimer zu der Auffassung, daß in den nicht grob organischen Geisteskrankheiten oder, wie wir heute richtiger sagen müssen, den Geisteskrankheiten mit nicht primären Hirnveränderungen Entartungsformen eines einheitlichen Stammes vergleichbar den Fruchtkörpern resp. divergierenden Zweigen eines Pilzmycels vorlägen, so tritt neuerdings Kraepelins Abkehr von den starren Einheiten, die Kahn und Hoffmann ihren 3 Erbkreisen zugrunde legen, deutlich genug darin hervor, daß er die verschiedenen Äußerungsformen des Irreseins ganz im Sinne von Hoches präformierten Symptomverkupplungen resp. Einheiten 2. Ordnung auf vorgebildete, ein für allemal durch die Erbanlage festgelegte Einrichtungen des menschlichen Organismus zurückführte, die, vergleichbar dem Register einer Orgel, durch die verschiedensten Einwirkungen — wenn auch in prädilektiver Weise — in Betrieb gesetzt werden.

Nahe verwandt solcher Auffassung sind die Anschauungen von Kleist und Schröder über die „Degenerationspsychosen", vor allem aber Kleists theoretischer Begriff „psychischer Systemerkrankungen" als verschiedener Typen der „Heredodegeneration", die bedingt seien durch die elektive Läsion bestimmter Gehirnsysteme durch spezifische endotoxische Substanzen — eine Anschauung, die der Auffassung Bechterews verwandt ist, daß die Krankheitseinheiten Krankheiten der Persönlichkeit infolge Störungen der „reflektorischen Koordination der Drüsen und Gewebe der inneren Sekretion" darstellen.

IV. Seelische Wesensart und Veranlagung.

Eine entscheidende Bedeutung innerhalb des Komplexes: Anlage zu den sog. „funktionellen" Seelenstörungen hat man seit langem dem Charakter zuerkannt: Man spricht von „paranoischem Charakter", man läßt eine Krankheit „aus dem Charakter herauswachsen". Seit Tilings und Neißers bekannter Diskussion (1906)[1]) hat die Frage nach den Beziehungen zwischen „Charakter", richtiger zwischen individueller seelischer Artung und Form der Psychose immer mehr an Bedeutung gewonnen (Sommer) und bei Gaupp ihre vorläufig letzte Zuspitzung und ihre begrifflich schärfste Fassung erfahren: „1. Wieweit ist der prämorbide Charakter für die formale Gestaltung des Krankheitsbildes von Bedeutung?" 2. „In welchem Grade tragen bestimmte Charaktere die prognostische Möglichkeit einer Prozeßerkrankung in sich?" Auf Gaupp fußend, hat dann Kretschmer das Aufeinanderwirken spezifischer Charaktere, Erlebnisse und Milieuformen als ätiologisches Prinzip am schärfsten herausgearbeitet. Daß alle diese Fragen und Aufstellungen bislang keine befriedigende Beantwortung resp. keine Anerkennung gefunden haben, weist darauf hin, daß in der Erfassung dessen, was hier als Charakter figuriert, etwas nicht in Ordnung ist. Es ist nicht schwer zu erkennen, daß dies auf prinzipiellen, vor allem methodologischen Mängeln beruht: dem Mangel einer „Charakterologie" oder richtiger einer auch nur einigermaßen fundierten Persönlichkeitskunde, der auf das engste damit zusammenhängt, daß die akademische Psychologie zurzeit die allerersten Versuche unternimmt, Korrelations- oder Strukturpsychologie zu werden; auf dem Mangel an Einigkeit über die Begriffe Charakter und Temperament und auf der Unklarheit über deren Beziehungen zu dem nervösen Apparat und zur sog. Konstitution.

Alles, was bisher in der Psychiatrie darüber gedacht wurde, geht infolge der Rückständigkeit der Seelenkunde in Sachen des Persönlichkeitsaufbaues über bloße Intuitionen oder dogmatische Behauptungen nicht hinaus. In einem nur scheint zwischen den Psychopathologen, die sich zu dieser Frage geäußert haben, Einigkeit zu bestehen: in der Trennung des Charakters von der Konstitution. „Will man seelische[2]) Konstitution getrennt umschreiben, so ist sie zunächst gänzlich[2]) zu unterscheiden von Intelligenz und Charakter der Persönlichkeit; sie hat dagegen nächste Beziehung zu Begriffen wie Quan-

---

[1]) Von unserem heutigen Standpunkte werden wir sagen müssen, daß die Anschauungen beider Autoren, deren Diskussionspunkt in einer späteren Phase der Psychiatrie im Schlagwort von den verständlichen und nicht verständlichen Zusammenhängen wieder erstanden ist, in einem wesentlichen Punkte unhaltbar sind: Hat auch die Entwicklung der neueren Psychiatrie in der Hauptsache Tiling recht gegeben, auf den historisch die präformierten Mechanismen Hoches und neuerdings auch Kraepelins zurückgehen, so hat er doch sichtlich sein Prinzip überspannt, wenn er meinte, „nur bei Hinzutritt stärkerer äußerer Noxen würde dieser Übergang (sc. vom Gesunden ins Krankhafte) sich schroffer und schneller vollziehen, ohne aber die Eigentümlichkeiten des Individuums aufzuheben oder etwas ganz Neues hinzuzufügen". Denn nicht die durch die seelische Eigenart des Individuums bedingte Färbung, z. B. einer symptomatischen Psychose — das „Pathoforme" nach Birnbaum — ist, wenn sie auch natürlich nicht übersehen werden darf, das, was uns an dieser in erster Linie interessiert, sondern das primäre oder „Achsensyndrom" (Hoche), das unindividuell ist, mit nichts anderem vergleichbar, weder mit ontogenetischen noch phylogenetischen Entwicklungsstufen (s. später). Wenn umgekehrt Neißer sich mit seiner Anschauung nicht durchsetzen konnte, so war es wohl deshalb, weil er die Mannigfaltigkeit der seelischen Mechanismen bzw. Reaktionsweisen, die in jeder Persönlichkeit angelegt sind, verkannte und die Übergänge zwischen Gesunden und Kranken auch da ignorierte, wo heute niemand mehr an „verständlichen Zusammenhängen" zweifelt.

[2]) vom Ref. in Sperrdruck gesetzt.

tum der psychischen Kraft, Dissoziierbarkeit, Reizbarkeit, Ermüdbarkeit, Widerstandskraft, Reaktionsweise, ferner zu Begriffen wie Alkoholintoleranz, Idiosynkrasie usf.", so meint z. B. Jaspers. Es kann wohl kein Zweifel bestehen, daß eine solche Trennung sich nicht halten läßt. Mag es auch durchaus zutreffen, daß ein Charakter im psychologischen Sinne — d. h. ganz unabhängig von der dem Laien geläufigen moralischen Wertungstendenz von „gut" und „schlecht"[1]) — sich „in dem Strom der Welt bildet", so muß doch darüber Einigkeit herrschen, daß wir es im „Charakter", dessen Erforschung sich die „Charakterologie" als Persönlichkeitskunde zum Ziele setzt, mit einer im Strom der Zeit und Welt beharrlichen Grundstruktur zu tun haben, d. h. also einer Anlage im tiefsten Sinne des Wortes, einer Anlage, die zu den wichtigsten „Positionen" der seelischen Konstitution gehört, sofern man das Seelische nicht in die Territorien niederer Funktionen des Zentralnervensystems verbannen will. Daß z. B. Spenglers Definition des Charakters als „der Form einer bewegten Existenz, in welcher mit größtmöglicher Variabilität im einzelnen die höchste Konstanz im Grundsätzlichen erreicht wird", ohne weiteres auch als Definition für Konstitution oder Verfassung gelten kann, zeigt, daß jeder Versuch, Charakter und seelische Konstitution zu trennen, mißglücken muß. Vom Standpunkt einer naturwissenschaftlich fundierten Psychopathologie aus ist es selbstverständlich, daß Charakter und Temperament eben dadurch ihre Konstanz besitzen, daß sie auf der in letzter Linie eingeborenen Anlage eines somatischen Apparats beruhen[2]).

---

[1]) deren suggestiver Macht selbst ein Seelenkundiger wie Koch („Abnorme Charaktere" Wiesbaden 1900) verfallen ist.

[2]) Es ist ein charakteristisches Zeichen für die Rückständigkeit der allgemeinen Anschauungen über diese Dinge, wenn vor kurzem Ewald (Zeitschr. f. d. ges. Neurol. u. Psychiatrie 84, 385) es noch für nötig gehalten hat, sich gewissermaßen dafür zu entschuldigen, daß er von „biologischen", d. h. somatologischen Gesichtspunkten aus an das Thema Charakter und Temperament herantritt. Es sollte nämlich doch klar sein, daß Bios Leben schlechthin bedeutet, dessen Gesetzmäßigkeit wir zu erkennen suchen, also Seele so gut wie Körper. Die Seele suchen wir durch psychologische Zeichen einzufangen, an ihre körperlichen Verankerungen aber kommen wir auf dem Wege somatologischer (physikalischer, chemischer, serologischer usw.) Forschung — vorläufig nur sehr schrittweise! — heran. So selbstverständlich dies erscheint, so muß es doch immer wieder gegenüber Autoren betont werden, welche psychologische und somatologische Begriffe fortgesetzt aufeinander beziehen oder der naiven erkenntnistheoretischen Auffassung huldigen, daß psychologische Erkenntnisse und Begriffe von bio- (für sie = somato-)logischen Überlegungen aus zu gewinnen seien. Es ist dringend zu wünschen, daß man in der Psychiatrie als der Lehre von den kranken Persönlichkeiten bald von der Engherzigkeit und Einseitigkeit loskommt, mit der man die wissenschaftlichen Psychiater in die zwei Lager der „Somatiker" und „Psychiker" scheidet oder viel darüber streitet, wie viel die Psychiatrie Naturwissenschaft, wie viel Psychologie (bzw. wie es neuerdings höchst unzweckmäßig genannt wird, Phänomenologie) zu sein habe. Wir verweisen in diesem Zusammenhang auf die u. E. sehr klärenden Darlegungen W. Sterns über die Beziehungen des „Ich" als Träger der psychischen zum „Organismus" als Träger der physischen Zielstrebigkeit. „Wir sehen, daß es dieselbe Form ist, die sich als ‚Ich' ihren eigenen Erlebnissen gegenüber und als ‚Organismus' ihren physischen Bestandteilen gegenüber bekundet"... aber „selbst die begriffliche Scheidung von Ich und Leib kann nicht restlos durchgeführt werden, weil die Zweckzusammenhänge der Person das Gebiet beider Phänomengruppen auf das Mannigfaltigste verquicken oder besser: sich ungeschieden über beide erstrecken", und im Besonderen: „zum Temperament gehört nicht nur eine gewisse Dynamik der Gemütserlebnisse, sondern auch eine solche der körperlichen Bewegungen; zum Charakter nicht nur das Vorhandensein gewisser Strebungserlebnisse, sondern auch die Art ihrer Verwirklichung durch Taten".

Diese Erkenntnis liegt ja gerade der Hippokratischen Temperamentenlehre zugrunde, wie ohne weiteres aus den Bezeichnungen: Melancholiker,
Choleriker, Sanguiniker hervorgeht. Der Fortschritt, der in der Auffassung
der uralten Begriffe: Charakter und Temperament seit Hippokrates gemacht
worden ist, liegt also nur in der Erbringung gesicherter Beweise dafür, daß der
eine Zentralteil dieses Apparats in höheren Hirnabschnitten, der andere in dem
großen System der inneren Drüsen gelegen ist. Jedem Teile der seelischen Verfassung entspricht ein bestimmtes organisches System von ein für allemal feststehender Prägung, und es besteht nur ein Unterschied in der Kompliziertheit
der Anlage des Systems zwischen dem Material einerseits und der Struktur und
der Qualität der Persönlichkeit andererseits. Ist das Organ des „Materials“,
der Mentalität allein die Großhirnrinde, so sind die Funktionen der „Struktur“
und „Qualität“ der Persönlichkeit — Begriffe von Klages, auf die wir weiter
unten zu sprechen kommen — an ein System geknüpft, für das in erster Linie
infracorticale Hirnteile ganglionärer wie sekretorischer Natur neben extrakraniellen nervösen und innersekretorischen Organen in Betracht kommen.
Da es aber keine Persönlichkeit ohne Mentalität gibt, müssen natürlich diese
Systeme mit dem corticalen in innigster Verbindung stehen.

Heute schon irgendwelche Vermutungen über die Zuordnung bestimmter
Teile des großen endokrin-telencephalischen Systems zu diesen seelischen
Seinsweisen zu äußern, etwa mit Kretschmer für den Charakter den Eingeweidedrüsen-Gehirnapparat, für das Temperament den Blutdrüsen-Gehirnapparat
oder mit Ewald eine fördernde und eine hemmende Organdrüsengruppe verantwortlich zu machen, scheint mir doch schon deshalb verfrüht, weil über die
Abgrenzung von Charakter und Temperament so wenig Einheitlichkeit herrscht.

Bleiben wir einmal innerhalb des Seelischen resp. seelisch Erfaßbaren, und
sehen uns auf dem weiten Gebiete der neuerlichen Bestrebungen um, die dem
Ziele einer Erfassung der seelischen Persönlichkeit dienen[1]), so kann für mich
nach immer wieder durchgeführter Prüfung des psychologischen Tatbestands
wie des empirischen Materials kein Zweifel sein, daß wir bereits einen Entwurf des Persönlichkeitsaufbaus besitzen, der, mag er im einzelnen noch
sehr der Vertiefung, Erhellung und Berichtigung bedürfen, doch der Vielseitigkeit der Persönlichkeit, die wir empirisch in der Breite der sog. Gesundheit wie
vor allem in den Bezirken kranken Seelenlebens vorfinden und typenmäßig zu
erfassen suchen, schon gerecht wird, der andererseits aber auch den besten Boden
für eine Verständigung über die Abgrenzung der verschiedenen Arten der Seelentätigkeit im Rahmen der Persönlichkeit abgibt. Es ist der Klagessche Entwurf[2]). Daß Klages allen bisher von der offiziellen Psychologie erfaßten seelischen Funktionen in seinem Aufbau ebenso eine Stelle anweist wie solchen,

---

[1]) Seltz hat sie in seinem diesjährigen Referat für den Psychologenkongreß in Leipzig
in eindrucksvoller Weise in einen großen Zusammenhang gestellt.

[2]) Soviel ich sehe, ist von Psychopathologen bisher nur Jaspers der Bedeutung von
Klages’ „Prinzipien der Charakterologie“ gerecht geworden, während Andere wie Ewald
sie scheinbar anmerkungsweise abtun oder wie Schneider über den mancherlei Unklarheiten
seiner Darstellung übersehen, daß in dem Gerippe desselben der bisher einzige Entwurf
eines vollständigen Systems — nicht sowohl der Charakterologie, wie man nach Klages’
vielleicht nicht glücklicher Terminologie annehmen könnte, als vielmehr der Persönlichkeitskunde vorliegt.

die bislang von ihr ganz stiefmütterlich behandelt wurden, für das Da-Sein und So-Sein der seelischen Persönlichkeit als Einheit in Zeit, Raum und Welt, in ihrer Entwicklung durch die verschiedenen Lebensphasen hindurch aber sicher wichtiger sind als jene, darin liegt m. E. die große Bedeutung, die diesem Entwurfe zukommt. Jede seelische Funktion, jedes „Seelen-Vermögen" zeigt sich von einem großen inneren Zusammenhange mit allen anderen durchwaltet und durchwebt und verliert damit sein Sonderdasein in dem Individuum. Damit ist eine Synthese aller bisherigen Ansätze und Entwürfe einer Persönlichkeitskunde erreicht, deren Fehler es war, aus der Persönlichkeitseinheit bestimmte Teile herauszureißen und zu monopolisieren. Schälen wir das für unsere Zwecke Wesentliche des Klagesschen Persönlichkeitsentwurfs heraus und modifizieren es in diesem oder jenem Punkte, so stellt sich die Persönlichkeit bildlich als Einheit dreier, von Grund aus verschiedener Gesetzlichkeit unterworfener „Zonen", Bezirke oder Wirkungskomplexe dar:

1. des „Materials" als der individuell eigentümlichen Gesamtheit von Anlagen resp. Fähigkeiten zur selektiven Aufnahme, Bewahrung und Assimilierung seelischer Inhalte i. e. der Auffassungsdispositionen und Vorstellungskapazitäten.

2. der „Struktur" oder dem Gefüge der Persönlichkeit als des Ablaufmodus der inneren Tätigkeit (Auswahl, Form, Tempo der inneren Kurven), des Temperaments als der persönlichen Reagibilität, die in der Richtung der Affizierbarkeit, Willensbetonung und Stimmungsherrschaft liegt, und in 2 Fronten: a) nach innen der Gegebenheit der Gefühlslagen: im Affekt und in der vorherrschenden subjektiven Lebensstimmung, der Kolie ($\delta\nu\sigma\varkappa o\lambda o\varsigma$, $\varepsilon\dot{v}\varkappa o\lambda o\varsigma$), b) nach außen dem Naturell als dem Ablaufmodus des Äußerungsdrangs, also der Psychomotilität (Gestik, Mimik) zur Darstellung kommt, und schließlich

3. der „Qualität des Charakters", besser der Persönlichkeit, als dem „System der Triebfedern", d. h. also der Verbundenheit antagonistischer Strebungen, von den niedersten körperlichen Trieben Hunger, Geschlechtstrieb bis zu den höchsten Kulturtrieben; vom einfachen Lebens- oder Selbstbewahrungstrieb bis zu dem differenziertesten Vervollkommnungstrieb, der Grundlage der Lebenseinstellungen, -haltungen u. -anschauungen, der Rangordnung der Motive, der Richtung der Strebungen oder Tendenzen und ihrer Hemmungen.

Indem Klages in seinen Persönlichkeitsentwurf gerade die Qualität als ein Hauptbestandstück aufnimmt, verarbeitet er in ihm unbewußt gewissermaßen Theorien, die gerade von psychiatrischer Seite aufgestellt, aber trotz vielfacher Anregungen, die sie enthielten und enthalten, um ihrer Einseitigkeit oder Übertreibung willen Widerspruch hervorrufen mußten. Niemand kann übersehen, daß in der „Qualität des Charakters", wie ihn Klages faßt, das enthalten ist, was Freud und Jung — in verschiedener Umgrenzung des Begriffs — als „Libido" zum Kern ihrer Neurosentheorien gemacht haben, und ebenso, was vor wenigen Jahren v. Monakow als die „Urgenesis" der „Horme" bezeichnet und für ihn, der von einer rein teleologischen Naturbetrachtung aus an das Problem der menschlichen Psyche herantritt, den Grundplan und das „Lebensprogramm" menschlichen Seelenlebens bedeutet: das System der „Urtriebfedern", „das sich fortgesetzt entzündende und latent glimmende Feuer jeden Lebens", die „Welt" der „Urinstinkte", deren Sinn und Zweck „Sicherung des individuellen und kollektiven Lebens bis in die entfernteste Zukunft" darstellt. Wenn eine Kritik an der geistvollen Auffassung v. Monakows darauf abstellen muß, daß sie das spezifisch Humane des menschlichen Seelenlebens nicht voll erfaßt, so liegt dies in der einseitigen Heraushebung und der Ignorierung aller übrigen Seiten der Persönlichkeit. Auch wenn wir zu seinem System der „Horme" das Prinzip eines anderen Biologen hinzunehmen würden, das v. Monakow heranzieht: Semons Mneme, so blieben selbst dann noch wesentliche Seiten der Persönlichkeit unberücksichtigt, wenn die Mneme nicht, wie es Semon tat, als biologisches Prinzip im Sinne eines Gedächtnisses der Materie gedacht, sondern etwa mit dem Material der Persönlichkeit, wie es Klages gefaßt hat, identisch wäre. Und diese Ergänzung gleichsam bringt m. E. der Klagessche Entwurf.

Wir übersehen nicht, daß über die Berechtigung, neben der „Zone" Material, über deren Abgrenzung wohl kein Zweifel sein kann, Kolie, Temperament und Naturell als „Zone" zusammenzufassen und der Zone „Qualität" gegenüberzustellen, ebenso gestritten werden kann wie über die Zweckmäßigkeit der Bezeichnungen „Struktur" und „Qualität". Indessen, die Entscheidung dieser Fragen ist gerade die Problematik der Persönlichkeitskunde überhaupt. Den heuristischen Wert des Entwurfs für die Psychopathologie erblicke ich demgegenüber darin, daß in ihm alle diese 3 Zonen der Persönlichkeit trotz ihrer von Grund aus verschiedenen Gesetzlichkeit durchaus aufeinander und zugleich auf das Ganze, die Einheit, bezogen erscheinen, so wie es Goethe sah, wenn er in „Wahrheit und Dichtung" von den verschiedenen organischen „Systemen" spricht, „die den Menschen ausmachen" und wie es mit besonderem Nachdruck in W. Sterns „Personalismus" bzw. in seinem Merkwort von der „unitas multiplex" der Persönlichkeit zum Ausdruck kommt.

In dem Material des „Charakters" haben wir die Werkzeuge der Persönlichkeit vor uns, d. h. den receptorisch — mnestisch — assoziativ — praktischen Cortex-Apparat, der z. B. den Unterbau der Wernickeschen Psychiatrie gebildet hat, und der isoliert in den verschiedenen Formen der echten Demenz gestört ist — im Gegensatz zur katatonen Verblödung, bei der das Material an sich intakt, aber gerade die übrigen Zonen schwer geschädigt erscheinen. Im ursprünglichen Wortsinne stellt das „Material" die „Mentalität" der Persönlichkeit dar. So sehr nun individuelle Differenzen der Wahrnehmungsfähigkeit, der Anschauungs-, der Vorstellungs-, der begrifflichen Verarbeitungstypen, der Art der Praxie, also der Intelligenz im weitesten Sinne des Wortes für den Aufbau der Persönlichkeit von Bedeutung sind, so bekommen sie ihren entscheidenden Wert für diese doch erst durch die individuelle Art, wie sie von der Qualität der Persönlichkeit durchwaltet, wenn man will benutzt, in das System der Triebfedern eingestellt werden; z. B. der receptorische Teil in der Kindheit wie auch später in der Schaulust, der Praxieteil des Materials in der Spiellust des Kindes und in dem spezifischen Betätigungsdrang jedes erwachsenen Menschen, der assoziative Teil in der Wachtraumlust mancher Psychopathen usf. „Er hat das Zeug dazu, aber es fehlt ihm am Trieb", in dieser simplen Redensart des Volksmundes z. B. kommt das, was hier gemeint ist, plastisch zur Anschauung.

In der Struktur der Persönlichkeit dagegen haben wir die äußere und innere Spiegelung, die Formen der Persönlichkeit vor uns, die individuelle Eigenart, wie die Persönlichkeit in der Doppelfront von außen und innen gegenüber der Umwelt reagiert: die Zuständlichkeit der Stimmung als Produkt aller gedanklich nicht formulierbaren Gefühle, voran der sog. Lebensgefühle, deren sich erst der zivilisierte reflektierende Mensch als innerer Gegebenheit bewußt wird, die subjektive Reaktionsform auf die aktuellen Lebensreize und die objektive, die sich im „Naturell" entlädt — beides bestimmt durch die Auswahl der durch die verschiedenen Reize in Gang gesetzten psychophysischen Reflexapparate, die Intensität ihrer Erregung, das Tempo des Erregungsablaufs und die Art ihrer äußeren Entladung[1]). Aber auch die Struktur bekommt ihre spezifische Note erst durch ihre innige Beziehung zum System der Triebfedern.

Es ist nicht zu verkennen, daß in letzter Linie durch das System der Triebfedern, nicht durch Mentalität, Kolie, Temperament das bestimmt wird, was wir Wachstum und Entwicklung der Persönlichkeit entlang einer Leitlinie nennen im Gegensatz zu der relativen, d. h. meist nur durch die überindividuellen Einflüsse der Lebensepisoden quantitativ modifizierten Starrheit und Monotonität der Struktur i. e. der Stimmungsbereitschaft und des Naturells eines Menschen. Das heißt also: Struktur und Qualität verhalten sich zueinander ungefähr wie konstitutionelle Reagibilität zu Entwicklungstendenz oder wie Querschnitt zu Längsschnitt. Kommt in der Struktur das Konstitutionelle darin zum Ausdruck, daß gleiche Reize annähernd während des ganzen Lebens dieselben Reaktionsformen auslösen, so in der Qualität trotz der Wandlungsfähigkeit die Stetigkeit der Entwicklung entlang einer ideellen Leitlinie. Bildlich stellt sich dies etwa folgendermaßen dar:

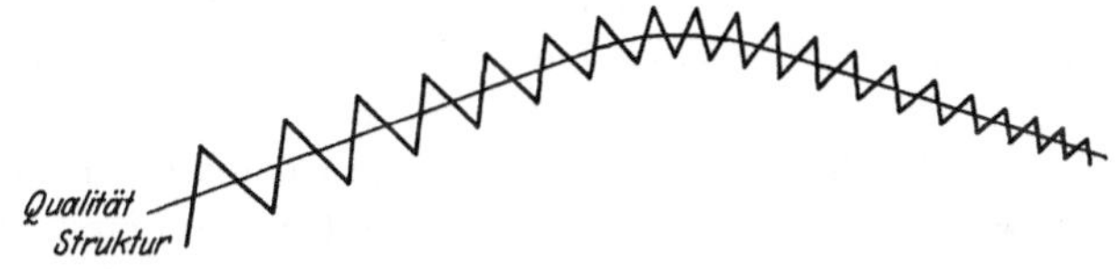

Hieraus folgt, daß in Klages' Persönlichkeitsaufbau — was er selbst nicht durchführt — eine Rangordnung der 3 „Zonen" getroffen werden muß, derart, daß der Qualität der Persönlichkeit biologisch und also auch für den Aufbau der verschiedenen seelischen Konstitutionskrankheiten ein Vorrang vor den anderen eingeräumt werden muß. Um die „Qualität" resp. um die „Horme" v. Monakows lagern sich gleichsam wie um den Kern Material und Struktur herum: Hinter den Werkzeugen, Masken, Schalen steckt die Qualität der Persönlichkeit.

Blicken wir nach dieser Darstellung eines Persönlichkeitsentwurfs auf die Bemühungen zurück, für Charakter und Temperament eine begriffliche Basis zu gewinnen, so wird wohl nicht zu bestreiten sein, daß durch ihn die Schwierigkeiten, die sich dabei ergeben haben[2]), am ehesten überwinden lassen.

---

[1]) Da nach meiner Auffassung alles bestimmbare seelische Geschehen, soweit es in der „Struktur" erfaßt wird, in der Kolie und im Naturell ohne Rest aufgeht, der Begriff Temperament also sozusagen leer geworden ist, so ist zu erwägen, ob man den Terminus Temperament zweckmäßigerweise nicht überhaupt zugunsten desjenigen des Naturells fallen läßt, auch wenn dem vorläufig der Umstand entgegensteht, daß er in den allgemeinen Sprachgebrauch übergegangen ist.

[2]) Siehe bei Ewald (l. c., S. 389), der auf Grund seiner literarischen Auslese der Anschauungen, die verschiedene Vertreter der Elementarpsychologie und ihre Anhänger über diesen Punkt vertreten haben, zu dem Ergebnis kommt, daß in dieser Frage ebensoviel Meinungen wie Köpfe sich finden; siehe ferner meine Ausführungen zu diesem Punkt (Zeitschr. f. d. ges. Neurol. u. Psychiatrie Bd. 85, S. 383ff.).

Die Schwächen der Definitionen des Charakters und des Temperaments, welche von anderen Autoren gegeben wurden[1]), zuletzt diejenigen von Kretschmer, der seinen allerdings nicht scharf formulierten Temperamentsbegriff ganz auf die Affektivität und „daneben noch" (? Ref.) die Triebe zuspitzt, Charakter aber als die „Gesamtheit der affektiv-willensmäßigen Reaktionsmöglichkeiten" definiert und von Ewald, für den Temperament = „Vitalgefühl + (? Ref.) psychisches Tempo, Charakter, Qualität, Art des psychischen Reagierens, und Qualität, Art des Trieblebens" (? Ref.) ist, — beruhen, abgesehen davon, daß sie teilweise gegen die Logik der Elementenpsychologie verstoßen[2]), u. E. auf der Einseitigkeit und Seelenfremdheit der Abstraktionspsychologie, die immer Seelisches nur dann wirklich erfaßt zu haben meinte, und ihr höchstes Heil darin erblickte, wenn sie es als Funktion von Vorstellung, Gefühl und Willen dargestellt hatte. Damit aber läßt sich der Umfang und der Reichtum der Persönlichkeit in ihrer zeitlichen Entwicklung, in der fortgesetzten Rückbeziehung aller Teile und Komplexfunktionen des „Innen" und „Außen", in ihrer Mannigfaltigkeit in der Einheit (W. Stern) nicht einfangen.

Treten wir mit dem Klagesschen Persönlichkeitsentwurf an die Praxis der Psychiatrie heran und untersuchen, inwieweit die einzelnen Formen seelischer Erkrankung als Prädilektionstypen von Persönlichkeitserkrankungen bzw. als unterschiedliche Systemerkrankungen der Persönlichkeit aufgefaßt werden können, so ergeben sich uns überraschende Einblicke.

Aus verschiedenartigen „Triebverschränkungen" (Adler), aus mannigfaltigen Konflikten antagonistischer Teile inerhalb der Qualität der Persönlichkeit, nicht aber aus Temperament, Naturell, Mentalität, trotz deren Bedeutung für jede, also auch die kranke Persönlichkeit, verstehen wir letzten Endes das Schicksal des gesunden wie des kranken Menschen: die Gewohnheitsformen, die uns im mißtrauischen, skrupulösen, zwangsneurotischen „Charakter" ebenso entgegentreten, wie im Gesellschaftsfeind mit seiner Verkrampfung auf seine „Ideale" von Staat und Gesellschaft, oder in den Leidenschaften der Sexualität, dem zyklischen „Stoffwechselhunger" spezifischer Art, der die letzte Ursache der Genußsucht des Alkoholikers, des Morphinisten u. a. darstellt.

Die Verschiedenheit der Formen der Persönlichkeitserkrankungen wäre im Prinzip also darauf zurückzuführen, daß das dynamische Verhältnis zwischen den einzelnen Zonen der Persönlichkeit ein ganz verschiedenes ist. Erscheint das manisch-melancholische Irresein als eine vorwiegende Erkrankung des Temperaments, der Kolie und der von beiden gleichsam mitgerissenen Mentalität, so dürfen wir darüber doch nicht übersehen, daß auch der sog. Manische oder Melancholische seinen spezifischen Charakter im Sinne der Klagesschen Persönlichkeitsqualität hat. Daß dieser indessen nicht etwa „gespalten" ist, sondern „synton" (Bleuler) in sich und „synton" i. e. harmonisch mit Struktur und Material zusammenklingt — das gerade ist m. E. für „den" Manisch-Melancholischen entscheidend. Nur insofern der Schwerpunkt der Erkrankung nicht hier, sondern in der Struktur liegt, ist es berechtigt, das manisch-melancholische Irresein als eine prädilektive Erkrankung der Persönlichkeitsstruktur zu kennzeichnen.

---

[1]) S. ebenfalls bei Ewald.
[2]) So lassen sich z. B. Vitalgefühl und psychisches Tempo überhaupt nicht auf einen Nenner bringen.

,ssen sich daher m. E. die Zusammenhänge nicht so darstellen, wie
ıeuerdings es tut, wenn er sagt, daß „synton“ und „schizoid“ 2 Re-
ʒeisen seien, die in jedem Menschen, nur in individuell sehr wechseln-
ᴋeverhältnis, nebeneinander wohnen, sich ergänzend, aber auch ge-
im Antagonismus gegeneinander wie Gesicht und Gehör, oder wie
ʒs tut, wenn er·— was auf dasselbe hinausläuft, nur unter dem höheren
ınkt des Persönlichkeitsaufbaus (Verhältnis von Charakter zu Tem-
gesehen — meint, daß das Zykloide des Menschen sich nur auf sein
ⱦment, nicht auf· seinen Charakter, umgekehrt das Schizoide nur
harakter, nicht auf das Temperament beziehen könne. Vielmehr be-
E. das „Schizoide“ eine andere Bindung oder Schaltung zwischen
ıent und Charakter als das „Zykloide“, was nicht hindert, daß der
gelegentlich synton erscheint, ohne es zu sein. — Das Umgekehrte,
ʒykloide schizoid erscheint, halten wir für ausgeschlossen. — Es dünkt
ᴋenswert, daß auch Bleuler, indem er seine eben erwähnte neuer-
ᴋhauung über Syntonie und Schizoidie vertritt, das Beispiel einer Frau
ⱦerisch-schizoidem“ Charakter erwähnt, die unter besonderen gesell-
ʒn Situationen „sonnig“ erscheint, ja durch einen bewußten Ruck vom
ⱦ ins Hypomanische umschalten kann, nicht aber das Umgekehrte,
ındlung eines hypomanischen „Charakters“ (richtig: Verfassung) ins
Daß dies so ist, beruht nicht sowohl darauf, daß, wie Ewald m. E.
ig sagt, das Zykloide bzw. Syntone „nimmermehr auf die gleiche Stufe
ʒrden kann mit dem Schizoid“, weil beide „auf ganz verschiedener
ʒomatologischer Grundlage aufgebaut sind“ als vielmehr darauf, daß
ʒsprochen eben die „Qualität“ der Persönlichkeit deren Kern ist, die
“ (nach Klages) aber schon zu ihrer, wenn auch dem Kern am innig-
ınndenen Schale gehört. Natürlich muß auch bei diesem Bilde das
ıe, die Funktionsbeziehung im fließenden Geschehen der Persönlich-
gedacht werden; auf jeden Fall scheint es mir zutreffender, als die von
ıgrunde gelegte Anschauung verschiedener Schichten des Seelenlebens,
ın W. Stern[2]) und Scheler vertreten wird, denn diese leidet m. E.
ʒ sie die Wertigkeit der Schichten für den Aufbau und die Entwicklung
ılichkeit ignoriert. Es ist wohl sicher richtig, wenn Ewald sagt, daß
ᴌosexuelle und der Fetischist ebensogut ein Hypomaniakus wie ein
ıittstemperament sein kann, nur gilt das nicht bloß von dem, was er
ᴌaiensinne als „Triebkrankheiten“ bezeichnet, sondern eben von allen

—

übrigen hat Ewald ganz recht, wenn er geltend macht, daß ein Mensch nicht
ʒramentanlagen, sondern eine Temperament- und eine Charakteranlage in sich

Sterns „psychische Schichten“ (Die Psychologie und der Personalismus. Leipzig
entsprechen demgegenüber einer anderen Betrachtungsweise. Zwar heißt es bei
Verhältnis von Vielheit zu Einheit vollzieht sich… in mehrfach gestaffelter
Unterordnung, wodurch sich die Viel-Einheit des Individuums als ein Schich-
m darstellt“. Aber „in dieser Staffelung bedeutet jede Schicht zugleich eine
ⱦsartige logische Kategorie. Das Individuum stellt sich jedesmal in einem neuen
ısfelde dar. Solcher Stufen haben wir (mit Einschluß des die Spitze bildenden
ⱦs) 4 zu unterscheiden: Phänomene (Erlebnisse), Akte (Taten), Dispositionen
ⱦ, Fähigkeiten), Subjekt (Ich).“

Krankheiten, in denen der pathogenetische Kern im System der Triebfedern
(= der Qualität) liegt, d. h. für die krankhaften Charakterspaltungen der Neurosen, der Hysterie, der Zwangsneurose, den Wahnkrankheiten, wie für die
milden primitiven „Charakterkrankheiten", die sich in den Gewohnheitsformen
der Psychopathien halten. Hier ist die Temperamentsnote manisch oder depressiv
zwar im äußeren Bilde vielleicht recht eindrucksvoll, vom Gesichtspunkt der
Krankheitswertigkeit aber doch zweiten Ranges gegenüber dem, was wir auch
in der diagnostischen Bezeichnung zum Ausdruck bringen, wenn wir eben sagen:
der Homosexuelle, der Zwangsneurotiker, der Paranoiker ist hypomanisch
oder depressiv. An der Krankheit: Zwangsneurose, Paranoia usf. ändert die aktuelle Stimmungslage ebensowenig etwas wie die Cholerik, Sanguinik usw.
seines „Temperaments". Ist der Paranoiker „zufällig" i. e. aus Gründen, die
natürlich in seinem Stoffwechsel und dessen Beziehungen zu seinem Außen-
welterleben liegen, manisch, so hüllt sich seine zentrale Wahnidee in den Mantel
des Größenwahns, ist er depressiv, in einen entsprechenden Kleinheitswahn;
ist er konstitutionell sanguinisch-cholerisch, wird er ein Kampfparanoiker, ist
er es nicht, je nachdem ein Wunsch- oder Sensitiv-Paranoiker; an dem Kern
seiner Erkrankung oder seiner Persönlichkeit — wie man will — ändert die gerade vorherrschende Kolie ebensowenig etwas wie das Naturell, die beide das
Manische oder Melancholische, das Expansive oder „Sensitive" im Gesamtbilde
ausmachen. Umgekehrt aber kann der Manische oder Melancholische nicht
nebenbei neurotisch, schizoid oder schizophren sein, wenn er nicht außerhalb
seiner Manie oder Melancholie „im Hauptamt" ein Neurotiker, Schizoider oder
Schizophrener ist — oder richtiger: wenn er das wäre, wäre er kein Manischer
oder Melancholischer, sondern a u c h (nämlich seinem Temperament nach) manisch
oder melancholisch.

Zusammenfassend würde ich also sagen: In den reinen Zuständen des
manisch-melancholischen Irreseins haben wir eine isolierte Erkrankung der Persönlichkeitsstruktur, in allen übrigen Persönlichkeitserkrankungen: von den
Neuropathien und Psychopathien über die Zwangs- oder Wahnkrankheiten hinüber bis zur Schizophrenie, haben wir vorwiegende Erkrankungen der Persönlichkeitsqualität vor uns. Bei der Wertigkeit der letzteren für das Seelenleben
ist es nicht erstaunlich, wenn die Erkrankung der Qualität auch auf die Struktur
zurückwirkt, so daß zwar Erkrankungen der Struktur und Mentalität ohne
solche der Qualität, nicht aber solche der Qualität bei Unversehrtheit der beiden
ersteren vorkommen. Aus der biologischen Wertigkeit des Charakters im engeren
Sinne — biologisch in der eigentlichen Wortbedeutung von Leben schlechthin,
nicht von „somatologisch", so wie es neuerlich in der Psychiatrie üblich geworden ist — erklärt sich die besondere Neigung dieser Erkrankungen zur Entwicklung sowohl im Sinne der verstehbaren (psychologischen) Entwicklung wie
der nosologischen im Sinne dessen, was man seit Jaspers als psychische Prozeßerkrankung zu bezeichnen sich gewöhnt hat — im Gegensatz zum reinen Anfall-
charakter des manisch-melancholischen Irreseins.

Um meinen Standpunkt gegenüber Ewald und Bleuler zu präzisieren, so stimme
ich im Grunde mit Ewald darin überein, daß das manisch-melancholische Irresein resp. die
manisch-melancholischen Syndrome die Temperamentskrankheit katexochen sind; da mir
aber Ewalds Temperamentsbegriff weniger zweckmäßig erscheint als der Klagessche,
würde ich das man.-melanch. Irresein die reine Krankheit der Persönlichkeitsstruktur nennen.

Alle übrigen funktionellen Psychosen dagegen sind nur vorwiegende Charakterkrankheiten, sekundär aber auch solche der übrigen Persönlichkeitszonen.

Daraus wird klar, wie ich zu Bleulers neuester Auffassung stehe: Mir erscheinen synton und schizoid weder gleichwertig oder überhaupt in jeder Persönlichkeit angelegt, noch beide als Reaktionsweisen, sofern man sich nicht auf den extrem biologischen Standpunkt stellt und in jedem seelischen Geschehen ein Geschehen vom Schema des neurologischen Reflexes erblickt. Zwischen beiden besteht das Verhältnis der Exklusion, daher auch nicht die Beziehung wie zwischen Temperament (Struktur) und Charakter (Qualität), so wie es sich Ewald denkt, sondern beiden liegt eine prinzipiell andere Funktionsbeziehung der Persönlichkeitszonen zueinander zugrunde. Zwar kann der „schizoide Charakter" (richtiger die schizoide Persönlichkeit) gegebenenfalls manisch erscheinen, er ist aber auch dann nicht synton; die syntone Persönlichkeit kann aber nicht einmal schizoid erscheinen, geschweige denn sein.

Spezieller Teil.

Von

Dr. Ferdinand Kehrer-Breslau.

Indem wir an die Darstellung der Veranlagung zu den einzelnen psychischen Krankheitsformen herantreten, sind wir uns nach allem, was im allgemeinen Teil gesagt wurde, von vornherein klar, daß wir allenthalben nur Vorläufiges bringen können. Zunächst einmal müssen wir darauf hinweisen, daß die Erforschung der Veranlagung zu einigen wichtigen Seelenkrankheiten — was vor allem zu voreiliger Resignation neigenden Autoren gegenüber betont werden muß — überhaupt noch nicht systematisch in Angriff genommen ist. Weiter aber muß unsere Darstellung deshalb Provisorisches bieten, weil die heute übliche Einteilung der Krankheitsformen eine ganz vorläufige ist und uns lediglich als Ausgangspunkt und Orientierungsmittel dient, um überhaupt die Fülle der Erfahrungen bewältigen zu können.

Von allgemeinen klinischen Gesichtspunkten aus trennt man heute vorläufig die endogenen von den exogenen Psychosen und rangiert zwischen beiden die symptomatischen, d. h. die Psychosen im Gefolge von inneren Erkrankungen. Wie aber schon Schröder in der Einleitung zu seiner monographischen Bearbeitung der sog. Intoxikationspsychosen geltend gemacht hat, läßt sich die Trennung zwischen diesen beiden letzteren nicht scharf durchführen, weil auch die von außen eingeführten Gifte letztlich erst nach ihrer Transformierung in bisher unbekannte Körpergifte Psychosen erzeugen. Auf der anderen Seite sind ja auch die Infektionspsychosen, die man allgemein zu den symptomatischen rechnet, exogene, die sich von den exotoxischen (alkohologenen u. a.) nur in der Mehrzahl der Fälle dadurch unterscheiden, daß es sich dort um einen einmaligen Einbruch eines schädigenden Agens, hier um die fortgesetzte Zufuhr eines solchen handelt. Das ätiologisch Gemeinsame beider liegt also in einer krankhaften Widerstandsunfähigkeit gegenüber diesen „Eindringlingen". Vergleichende systematische Untersuchungen darüber, ob und welche Beziehungen zwischen der Resistenzschwäche gegenüber von außen eingeführten Giften und der Immunschwäche gegenüber Infektionserregern und ihren Giftstoffen bestehen, sind bisher nicht unternommen worden.

Innerhalb der im weitesten Wortsinne exogenen Psychosen sind ja streng diejenigen, welche durch Schädigungen hervorgerufen werden, die unmittelbar in das körperliche Gefüge eingreifen, von denen zu trennen, welche durch sensorische (psychogene) Reize „verursacht" werden. Im weitesten Sinne rechnen wir zu letzteren alle sog. Psychoneurosen und die sog. psychogenen Psychosen.

Ein Blick über die Einteilung, die z. B. Kraepelin in seinem nosologischen System zugrunde legt, zeigt aber, wie flüssig gerade die Grenzen dieser Formen gegenüber Zuständen sind, die wiederum als autochthone (originäre) angesprochen werden und deren Prototyp die psychopathischen Persönlichkeiten darstellen. Nach unserer bisherigen Darstellung ist es nicht schwer zu erkennen, daß die Relativität dieser Abgrenzungen durch die vorläufige Unsicherheit in der Einschätzung des für alles krankhafte Geschehen grundlegenden Verhältnisses zwischen autochthonen und exogenen Kräften bedingt ist.

I. Die Veranlagung zu symptomatischen Psychosen.

Wenn man von symptomatischen Psychosen im engeren Sinne redet, so meint man bekanntlich in der Hauptsache diejenigen Krankheitsfälle, in denen ausgesprochenere seelische Abweichungen nur die Nebenerscheinung einer vorwiegend in körperlichen Symptomen sich ausdrückenden Erkrankung darstellen. Für den naturwissenschaftlich Denkenden, dem alles seelische Geschehen selbst letzten Endes nur eine Ausdrucksform cerebraler i. e. körperlicher Vorgänge bedeutet, sind natürlich alle Psychosen streng genommen „nur" symptomatisch. Die Relativität der heutigen Abgrenzung symptomatischer Psychosen ergibt sich ohne weiteres, wenn wir von den sozialen Folgezuständen des Krankseins absehen und rein die Symptomatik des einzelnen Falles ins Auge fassen. Nehmen wir eine Psychose im Stadium der Defervescenz einer Infektionskrankheit, so trägt man zwar keinerlei Bedenken, einen exogenen Reaktionstyp (sec. Bonhoeffer) anzunehmen, rein symptomatisch betrachtet aber überwiegen unter Umständen im nosologischen Gesamtbilde die körperlichen Krankheitserscheinungen nach Umfang und Stärke nicht mehr über die seelischen Erscheinungen als in einem akuten Anfall des manisch-melancholischen Irreseins oder einem „Schub" der Schizophrenie, deren körperliche Erscheinungen wir gemeinhin nosologisch zu gering einschätzen, weil die somatische Medizin noch immer mehr auf die gröberen Organerkrankungen eingestellt ist als auf die mikrosymptomatischen Störungen des Organismus. Nehmen wir auf der anderen Seite eine Psychose im Verlaufe eines Basedow oder der Dekompensation eines Herzfehlers, so spricht man unbedenklich von symptomatischen Psychosen, sofern es sich nicht um ein zufälliges Zusammentreffen mit einem Anfall des manisch-melancholischen Irreseins bei einem einwandfrei Zirkulären handelt, hat aber an sich nicht mehr Berechtigung, von exogenen Reaktionstypen zu sprechen, als bei diesem. In dem Augenblicke also, wo man mit dem Begriff der Exogenität der exogenen Reaktionstypen die Vorstellung einer vom Körper her auf ein an sich nicht notwendigerweise abnormes Gehirn einwirkenden Schädigung verbindet, hebt man im Prinzip die Grenzen zwischen den sog. endogenen Krankheiten und den exogenen Reaktionstypen auf. Denn der Begriff der funktionellen Psychosen schließt ja, zumindestens so weit es sich nicht um Endausgänge solcher handelt, den Mangel einer irgendwie anatomisch faßbaren Hirnveränderung ein. Dann erscheinen aber auch die Unterschiede zwischen den sog. endogenen Psychosen des anfallsweise auftretenden manisch-melancholischen Irreseins und der wirklich zur Demenz führenden Schizophrenie tiefgreifender als etwa die zwischen dem manisch-melancholischen Irresein oder den Degenerationspsychosen im Sinne Schröders und Kleists und den rezidivierenden symptomatischen Psychosen.

Auf der anderen Seite steht der Erfassung der spezifischen Veranlagung zu symptomatischen Psychosen die schon von Schröder für die Intoxikationspsychosen hervorgehobene und diagnostisch viel zu wenig gewürdigte Tatsache gegenüber, daß gar nicht selten die eingehende Beschäftigung mit Fällen, in denen im Anschluß an eine nachweisbare äußere Schädigung eine Psychose manifest wird, ergibt, daß anderen ursächlichen Faktoren die Hauptbedeutung zukommt, sofern es sich nicht überhaupt nur um ein zeitliches Zusammentreffen des Beginns einer endogenen Psychose mit dieser äußeren Noxe handelt[1]).

Aus all dem ergibt sich, daß die Veranlagung zu den symptomatischen Psychosen möglicherweise nicht absolut scharf gegen andere psychotische Anlagen abzugrenzen ist, sondern vielleicht engere Verwandtschaftsbeziehungen zu der der endogenen Psychosen aufweist, als man a priori erwartet. Auf der anderen Seite werden wir freilich in ihr etwas Spezifisches erblicken müssen, und zwar in um so höherem Maße, als es sich um exogene Schädigungen handelt, denen mit einer gewissen Regelmäßigkeit eine große Zahl von Menschen ausgesetzt ist. Leider besitzen wir keine umfassenderen Statistiken darüber, in welcher Häufigkeit jede der zahlreichen Krankheiten, die ihrer vorwiegend körperlichen Symptomatik entsprechend zur Beobachtung der Somatopathologen gelangen, als Nebenerscheinung im nosologischen Sinne ausgesprochenere psychotische Bilder bieten. Das wenige, was über vereinzelte interne Krankheiten in dieser Beziehung bekannt ist, ist vorläufig recht widersprechend. So gibt z. B. v. Bergmann an, daß bei $38^0/_0$ der an Typhus Erkrankten im Verlaufe dieses Leidens psychische Störungen aufträten, während Jacobi deren Häufigkeit nur mit $12^0/_0$ beziffert. Ob die auffällig starke Abweichung dieser beiden Angaben voneinander auf einer verschiedenen Umgrenzung des Begriffes des Psychotischen oder der symptomatischen Psychosen beruht, ob von dem einen Autor schon jede kleine Abweichung im seelischen Zustandsbilde, sei es der akuten Krankheitsphase, sei es der Rekonvaleszenz, berücksichtigt wurde und auf der anderen Seite etwa alle durch den Typhus nur ausgelösten „endogenen" Psychosen, vom

<hr>

[1]) Auf die mannigfachen ursächlichen Zusammenhänge, die dabei in praxi vorkommen, braucht hier nicht eingegangen zu werden. Birnbaum (Aufbau der Psychose, S. 26) hat am Beispiel der alkoholistischen Psychosen mit Recht den besonderen Aufbaupolymorphismus der exogenen Reaktionstypen betont und die Wertigkeit der ätiologischen Determinanten schematisch entwickelt. Leider reichen unsere bisherigen Erfahrungen u. E. keineswegs aus, um die Richtigkeit einer solchen Einschätzung dieser Momente zu beweisen. Da wir über die Natur des theoretischen ätiologischen Zwischenglieds vorläufig gar nichts aussagen können, ist es m. E. voreilig, z. B. beim Delirium tremens dieses zum pathogenetischen, Unterernährung, Erschöpfung, Schädeltraumen zu prädisponierenden, Körperverletzungen, Infektionskrankheiten usw. zu provozierenden, Angsthalluzinationen erzeugende Herzschwäche und Atemnot zu pathoplastischen Aufbaufaktoren zu stempeln. Ganz im allgemeinen scheinen uns demgegenüber einzelne ätiologische Punkte zu wenig berücksichtigt zu werden, so die Rolle der Abstinenz mit oder ohne infektiöse Schädigungen auch beim Delirium tremens, welche bisher nur für Veronal, Paraldehyd und andere Schlafmittel anerkannt ist (Kraepelin), die Wirkung von Arzneimitteln bei den Infektionspsychosen, die Bedeutung psychogener Momente bei „symptomatischen Psychosen", die Tatsache, daß nicht selten die Steigerung der Giftzufuhr beim Alkoholismus usw. oder das Haften von Infektionserregern schon Wirkung resp. Ausfluß einer schleichend sich entwickelnden endogenen Psychose darstellen, die durch letztere dann aus der Latenz herausgehoben wird, usf.

anderen aber nicht, steht dahin. „Nimmt man die einfache Benommenheit hinzu, so gibt es wenig Typhuskranke, die nicht psychische Störungen zeigen", meint z. B. Bonhoeffer.

Dies Beispiel zeigt jedenfalls, zu welch verschiedenen Ergebnissen die Erforschung der Veranlagung zu den symptomatischen Psychosen kommen muß, wenn die Gesichtspunkte, unter denen das zu verarbeitende Material ausgesucht wird, — ohne daß die Autoren sich dessen bewußt sind — verschieden sind. Nehmen wir nun einmal die oben für den Typhus angegebenen Zahlen als zutreffend an, so würde ungefähr jeder 3.—8. Typhuskranke eine Disposition zu psychischer Störung bieten. Vergleichen wir damit die Chancen der Grippe-kranken, eine Influenzapsychose zu bekommen, so ergeben sich zwar ebenfalls zwischen den diesbezüglichen Angaben sehr erhebliche Unterschiede zwischen den einzelnen Epidemien, z. B. wurde vor dem Kriege bei 2000 Grippefällen, die während eines Zeitraums von 6 Jahren bei Angehörigen der Marine konstatiert wurden, kein einziges Mal eine Psychose beobachtet, während für eine der Epidemien der Nachkriegszeit Belloni[1]) schätzt, daß auf 2500 und für eine andere Henry angibt, daß auf 150 Infizierte je einer psychotisch wird[2]). Im Ganzen aber zeigt sich doch eine so erhebliche Differenz zwischen Typhus und Influenza, daß wir berechtigt sind, zu sagen, die Disposition zu Typhuspsychosen sei durch das Überwiegen des exogenen Schädigungskomplexes über die cerebrale Irresistenz der Kranken, die Veranlagung zur Grippepsychose durch das Vorwiegen dieser über jene charakterisiert. Oder anders ausgedrückt, die Disposition zu psychischen Störungen überhaupt ist bei Typhus eine ziemlich allgemeine, bei der Grippe eine überwiegend individuelle. Zwischen beiden innerhalb der symptomatischen Psychosen in dieser Beziehung vorläufig als Gegenpole erscheinenden Erkrankungen ordnen sich in bezug auf die Veranlagung offenbar die nach der Art des primären äußeren Schädigungsmoments verschiedenen organischen Reaktionstypen. Ganz allgemein ließe sich daraus folgern, daß die Veranlagung zur Typhuspsychose im großen ganzen mit der individuellen Reaktion auf die Typhuserreger überhaupt zusammenfällt, d. h. in bezug auf die cerebrale Reaktionsart etwas relativ Unspezifisches darstellt, während bei den unter dem Bilde symptomatischer Psychosen Erkrankenden, bei welchen anamnestisch von exogenen Schädigungen nur eine Grippe aufweisbar ist — ähnlich vielleicht wie bei der Paralyse — als Anlagemoment eine nur bei wenigen Menschen vorhandene Hirnbeschaffenheit anzunehmen wäre, sofern sich nicht hinter dem ursächlichen Komplex, den man als „grippöse Infektion" zu bewerten geneigt ist, eine andere Noxe entweder im Sinne eines anderen Infektionserregers oder aber einer Mischinfektion verbirgt, so daß dann die ätiologischen Zusammenhänge doch wieder ähnlich lägen wie beim Typhus. Diese Alternative, vor die uns die klinischen Erfahrungen stellen, würde die andere Alternative nach sich ziehen, daß bei den sog. Influenzapsychosen entweder ein spezifisch encephalotropes „ätiologisches Zwischenglied" (Bonhoeffer) gegeben ist oder aber keine, zum mindesten keine reine Influenzapsychose vorliegt.

---

[1]) Ref. Zentralbl. f. d. ges. Neurol. u. Psychiatrie Bd. 27, S. 404.

[2]) Die Angabe von Hitzenberger, daß bei einer Grippeepidemie, bei der ein Drittel der ganzen Wiener Bevölkerung von dieser Infektion befallen wurde, nur 45 Influenzpsychosen in der Wiener Psychiatrischen Klinik zur Beobachtung kamen, läßt sich schwer verwerten.

Denkt man Bonhoeffers theoretische Vorstellung von dem „ätiologischen Zwischenglied" zwischen dem primären Gift und dem spezifischen psychotischen Symptom oder Syndrom, in dem letzten Endes das zentrale Bestimmungsstück der symptomatischen Psychosen gelegen wäre, zu Ende, so stößt man auf einen spezifischen dispositionellen Faktor. Die tausendfältig gemachte Erfahrung, daß dasselbe Gift nach einmaliger Gabe andere Wirkungen erzeugt als bei chronischer Zufuhr, beide Male aber bei verschiedenen Individuen voneinander abweichende Bilder erzeugt, und daß dieselben Achsensyndrome durch ganz verschiedenartige Noxen hervorgerufen werden, setzt ja eine in der Grundstruktur der psychophysischen Persönlichkeit ein für allemal festgelegten Anlage notwendig voraus. In dem Augenblicke, in dem man anerkennt, daß endogene Stoffwechselstörungen dieselben Bilder erzeugen können wie exogene, ist es klar, daß die Disposition zu den symptomatischen Psychosen in einer spezifischen Stoffwechselkonstitution im allereigentlichsten Sinne des Wortes zu suchen ist. Kurz gesagt: die Disposition zu symptomatischen Psychosen wäre die Disposition der ätiologischen Zwischenglieder. Man brauchte dann nur noch weiter anzunehmen, daß diese Stoffwechselstörung in einem Falle nur durch schwere Erschütterungen des Stoffwechsels, durch von außen her in den Körper eingeführte chemische Schädlichkeiten, in anderen schon durch durchschnittliche chemische Reize, etwa die der „gewöhnlichen" Ernährung hervorgerufen wird. Der ätiologische Unterschied zwischen den exogenen und den autochthonen Bildern wäre darnach nur ein relativer, beidemal aber in der Stoffwechselkonstitution zu suchen. Dadurch wird die Disposition zu den symptomatischen Psychosen in besonderem Maße ein Problem der somatischen Konstitutionspathologie. Es ist wahrscheinlich, daß die eine Reihe von Faktoren der „symptomatischen Disposition" oder Labilität in anderen Schichten der psychophysischen Persönlichkeit zu suchen ist als da, wo man sie bisher allein gesucht hat: in der neuropathischen Anlage, der nervösen Belastung und ähnlichen Konstitutionskomplexen oder Belastungsmomenten, nach denen man gewöhnlich gefahndet hat, wenn man nach der Belastung zu „Geisteskrankheiten" forschte. Von diesem Gesichtspunkte aus ist es daher nicht bloß zeitgemäß, sondern folgerichtig, wenn wir der innersekretorischen Verfassung, der Anlage der hormonalen Korrelationen gerade auch für die symptomatischen Psychosen eine sehr wichtige Rolle zuerkennen. In diesem Sinne spricht neuerdings H. Fischer von „innersekretorischen Zwischengliedern", welche in der Konstitution enthalten und konstitutionsspezifisch sind, und von der „Zugehörigkeit der pathogenetischen Zwischenglieder zu den Faktoren der degenerativen Anlage bei den exogenen Reaktionstypen", wobei er sich vorstellt, daß durch diese Teile der „innersekretorischen Funktionssphäre" die „primären differenten Reizqualitäten gewissermaßen transformiert und dadurch in ihrer Wirkung vereinheitlicht werden". Die Gleichförmigkeit der exogenen Reaktionstypen trotz der Verschiedenartigkeit der primären Reizqualitäten, eine Annahme, welche Bonhoeffer ursprünglich gegenüber Kraepelin, der sich aber neuerdings selbst zur Annahme „metatoxischer Zwischenglieder" bekennt — zur allseitigen Anerkennung gebracht hat, würde durch diese Theorie eine recht plausible Erklärung finden. Trifft es auf der anderen Seite zu, daß manche Infektionserreger oder ihre Produkte eine besondere Affinität zu bestimmten inneren Drüsen haben — Fischer verweist auf die zwischen prä- oder konnatal erworbenen Spirochäten und Hypophyse, zwischen Scharlach- und Diphtherieerregern und Nebenniere —, während bestimmte innersekretorisch bedingte Konstitutionsanomalien wie der Status thymicolymphaticus eine generelle Resistenzschwäche gegenüber Infektionskrankheiten abgeben, so ließen sich damit vielleicht die Variationen der exogenen Reaktionstypen, d. h. die spezifische Färbung erklären, die das exogene Kernsyndrom nach bestimmten vorläufig freilich nur bei einer beschränkten Zahl bekannten Vergiftungen, z. B. chronischer Cocainvergiftung annehmen. Diese Auffassung würde harmonisch die frühere Kraepelinsche Anschauung, wonach jedes Gift und jede Infektion spezifisch gefärbte Psychosen erzeugt, und die Annahme Bonhoeffers, welch letzterer selbst der Erwartung Ausdruck gegeben hat, daß sich bei größeren Reihenuntersuchungen neben dem Überwiegen bestimmter Typen „einzelne Sonderzüge" herausstellen würden, zusammenfügen. Wenn, wie Kraepelin jüngst betont hat, die Veronaldelirien mit den Trinkerdelirien eine große Ähnlichkeit haben, andererseits das Cocaindelir sich trotz der Übereinstimmung in bezug auf den Kern der deliranten Bewußtseinsstörung mit einer gewissen Gesetzmäßigkeit bei fast allen chronisch mit Cocain Vergifteten durch die visuell-haptischen Illusionen gegenüber allen Delirien auszeichnet, das für Cocain Spezifische also in einem Randsymptom des Kernsyndroms liegt, so ist damit m. E. erwiesen, daß innerhalb der bei jedem Menschen angelegten Apparate, die auf Gifte — teleologisch betrachtet zu deren biochemischem Abbau — ansprechen, 2 Kategorien anzunehmen sind: eine, die in jedem Falle, also konstant angeschlagen wird, und eine andere Reihe von Nebenapparaten, die daneben wahlweise durch je eine bestimmte Giftverbindung in Gang kommen. Demgegenüber würde die individuelle psychische Konstitution, die „individuellen endogenen Faktoren", die nach Bonhoeffer allenthalben die Symptomengruppierung und das Krankheitsbild dieser Psychosen beeinflussen, erst in 3. Linie in Betracht kommen. Eine große Schwierigkeit bereiten einem Erklärungsversuche die Endausgänge jener sekundären Vergiftungszustände, die sich erfahrungsgemäß bei bestimmten Fällen derart nach wochenlanger Fernhaltung des betreffenden Gifts aus jenen zu entwickeln pflegen: das amnestische, halluzinatorische oder dementive Syndrom. Wo haben wir die Ursache zu suchen, daß bei nach Lebensalter und Lebensschicksal gleichen Individuen nach anscheinend gleich langer Vergiftung bei der Mehrzahl eine nahezu völlige Wiederherstellung, zum mindesten eine restitutio auf den status quo ante eintritt, bei einer kleinen Gruppe aber das amnestische Syndrom und bei einer noch kleineren wiederum eine Halluzinose oder Paranoia, d. h. also Symptomenkomplexe sich entwickeln,, die in dem sekundären Vergiftungsstadium der akuten Psychose nur als spezifische Randsyndrome auftreten bzw. aufgetreten sind? Daß diese verschiedenen Zustandsbilder wahlweise auftreten, legt ja ohne weiteres den Gedanken nahe, daß ihnen ein ganz individueller, d. h. also ausgesprochen konstitutiver Faktor zugrunde liegt. Birnbaum hält dies für ziemlich ausgemacht. „Daß man ... ohne endogen-konstitutive Faktoren bei den Spielarten dieser exogenen Störungen nicht gut auskommt, beweist am besten die Alkoholhalluzinose, für deren spezifischen Krankheitscharakter man neben dem (in Birnbaums Fassung, Ref.) pathogenetischen Alkoholmoment noch eine besondere sensorische Veranlagung, einen auditiven Sinnestyp heranzuziehen pflegt (dessen Existenz übrigens die besondere sprachliche Gewandtheit dieser Kranken zu bestätigen scheint (Bonhoeffer)". Was berechtigt aber, für die Halluzinose der Trinker ätiologisch ein besonderes Anlagemoment heranzuziehen, für den amnestischen Symptomenkomplex derselben aber nicht, obwohl der s. v. v. ätiologische Abstand zwischen dem Gift als solchem und dem psychotischen Zustand kein prinzipiell verschiedener ist? Insofern sich dieser bei der Mehrzahl der Fälle im Gegensatz zum (akuten) Delirium in der giftfreien Phase entwickelt und selbst Monate nach der letzten Giftzufuhr noch bestehen kann, wird man doch wohl ein komplizierteres „ätiologisches Zwischenglied" anzunehmen haben, als bei dem sich unmittelbar aus der chronischen Vergiftung herausbildenden Delirium.

Wenn wir uns die Möglichkeiten vor Augen führen, auf welche letzten Endes die Veranlagung zu den symptomatischen Psychosen zurückzuführen wäre und sie schematisch ordnen, so ergibt sich etwa folgende Übersicht:

1. Entweder liegt das Schwergewicht des ätiologischen Komplexes, der die symptomatischen Psychosen hervorruft, extracerebral: d. h. es handelt sich um ganz spezifische, „hirnfremde", (Kleist), aber doch encephalotrope Giftstoffe, die außerhalb des Gehirns gebildet werden und bei jedem Gesunden — primitiv gedacht etwa einem solchen Kranken entnommen und einem normalen und gesunden Gehirn durch Transfusion zugeführt — die Kernerscheinungen der Bonhoefferschen Prädilektionstypen erzeugen würden. Das Maßgebende wäre also hier darin zu suchen, daß, soweit es sich um von außen eingeführte Gifte handelt, diese infolge einer konstitutionellen Stoffumsatzschwäche nicht bis zu der dem Durchschnitt entsprechenden Ungiftigkeit für das Gehirn abgebaut werden, soweit es sich um Infektionen oder primäre interne Organerkrankungen handelt, infolge einer konstitutionellen Immunschwäche resp. infolge einer ebenfalls konstitutionellen Stoffwechselanomalie Gifte (evtl. auch mikroembolische Gebilde?) erzeugt werden, die bei tausend anderen Menschen mit gleicher Grundkrankheit nicht entstehen.

2. Die andere Möglichkeit wäre die, daß die Disposition zu den symptomatischen Psychosen identisch ist mit einer konstitutionell abnormen Reaktionsbereitschaft gegenüber toxischen Reizen, mögen diese nun durch Störungen des Verhältnisses zwischen Schädelraum und Hirnvolumen (Reichardt) — nach Rudolph[1]) soll z. B. bei Kindern der Zwischenraum zwischen Schädel und Hirnflächen kleiner sein als bei Erwachsenen — oder zwischen den verschiedenwertigen Hirngebieten, der Beziehungen der Sinnessphären zu den übrigen Rindenflächen, der Rindenflächen zu den Stammganglien (Küppers) oder durch die individuelle Anlage der Ernährungsorgane (Blut- und Lymphsystem) des Hirnparenchyms oder schließlich durch eine besondere Affinität gewisser exogener oder innersekretorischer Gifte zu bestimmten Hirnzentren[2]) (Ewald), wie sie

---

[1]) zit. nach Krisch.

[2]) Über Intuitionen ist man nach dieser Richtung bisher nicht hinausgekommen. Daß der Alkohol, die Tuberkulose eine besondere Affinität zu den das Affektleben vermittelnden Zentren habe, läßt sich doch nur sehr mit Vorbehalt behaupten. Wieviel an der bekannten u. a. stark erotisch gefärbten Euphorie der Tuberkulösen in Lungenheilstätten auf direkte Giftwirkung, wieviel auf situative und andere Faktoren zurückzuführen ist, scheint mir noch eine ganz offene Frage zu sein. Daß eine engere ätiologische Beziehung zwischen Typhusnoxe und Manie resp. Größenwahn oder zwischen Choreanoxe und Angst besteht, trifft doch nur für einen Teil der Fälle von Typhus- resp. Choreapsychose zu. Bei Typhus sind nach

durch Erfahrungen der Neurologie (Alkohol, Tetaniegift usw.) nahegelegt werden, bedingt sein.

Während dem ersteren Falle also eine reine Hirnvergiftung zugrunde gelegt werden müßte, kämen für den zweiten Fall ebensowohl Hirnschwellung wie Hirnvergiftung in Frage. Sowenig die Erforschung dieser chemischen und mechanischen Bedingungen vernachlässigt werden darf, so kann doch nicht verkannt werden, daß die eindeutigen Ergebnisse, die auf biochemischem und hirnanatomischem Wege bisher erzielt worden sind, recht spärlich sind. Zum wenigsten dürfen wir hoffen, durch die — bisher noch nicht in Angriff genommene — systematische Erforschung der Vor- und Familiengeschichte von Kranken mit symptomatischen Psychosen den ätiologisch wirklich maßgebenden Punkten — wie unerheblich erscheint dabei z. B. die Feststellung einer Imbecillität! — näher zu kommen. Bisher ist ein entsprechender Versuch erst einmal, nämlich von Kahn bei einem Falle von Urämie gemacht worden, in dem offenbar ein schizophrener, ein hysterisch-degenerativer und ein manisch-melancholischer Erbfaktor nosoplastisch zusammenwirkten.

Eine systematische Darstellung der Veranlagung zu den exo- und endogenen Intoxikationspsychosen ist heute deshalb unmöglich, weil eine entsprechende Bearbeitung des Materials noch aussteht. Wir können daher nur eine kritische Übersicht über die wesentlichen Ergebnisse der bisherigen Untersuchungen bringen. Solche liegen vor über die Seelenstörungen, die man als Influenzapsychosen, als Generationspsychosen und als Operationspsychosen bezeichnet.

Über die wichtige Frage nach der Veranlagung zu den exogenen Intoxikationspsychosen liegen seit der monographischen Darstellung dieser Krankheitsformen keine Untersuchungen vor, so daß über diesen Punkt auf Schröders Angaben verwiesen werden muß.

Die umfangreichsten Untersuchungen über die erbliche Belastung und die Konstitution der an symptomatischen Psychosen Erkrankenden beziehen sich auf die ätiologischen Sondergruppen der sog. Influenzapsychosen und der sog. Generationspsychosen.

Von den zahlreichen literarischen Mitteilungen über die ersteren sind nach Größe des Materials und Gründlichkeit der Untersuchung in der Hauptsache nur diejenigen von Kleist, Runge und Hitzenberger für eine vergleichende Betrachtung geeignet. Wenn auch diese Autoren selbst keinen Bezug auf die Diem-Kollerschen Erhebungen genommen haben, so läßt sich dies nachträglich doch noch mit einer annähernden Genauigkeit durchführen.

Ich gebe im nachfolgenden eine tabellarische Übersicht ihrer Ergebnisse unter gleichzeitiger Beifügung der zahlenmäßigen Häufigkeit, in welcher die von Kleist und Runge herausgehobenen hereditären und konstitutiven Momente in Diems und Kollers Statistik einerseits bei geistig Gesunden, andererseits bei „Geisteskranken" überhaupt[1]) figurieren.

Stertz die Manie oder megalomanische Syndrome keineswegs häufiger als andere psychische Zustände, bei schweren Choreapsychosen läßt sich öfters keine Spur von Angst nachweisen. Auf Grund eigner Beobachtung halte ich es für wahrscheinlicher, daß es sich bei dem vor allem bei Kriegsteilnehmern beobachteten Größenwahn der Typhuskranken um wahnhafte Einbildungen resp. Wunschträume spezifisch dazu Disponierter handelt, die nur durch die leichte Bewußtseinstrübung „enthemmt" wurden.

[1]) Vgl. dazu die allgemeinen Bemerkungen S. 22.

	Kleist 19 Fälle		Runge 24 Fälle		Hitzenberger 45 Fälle	Moravsik 19 Fälle
Heredität, d. h. Psychosen und Nervosität bei Eltern (Runge) oder bei Eltern und Geschwistern (Kleist, Hitzenberger). Konstitutionell abnorme Wesenszüge 31—42%	5 = 26% nämlich: bei Fieberpsychosen 1, bei Psychosen im Nachfieberstadium 4 (!).	Höhe dieser Belastung nach Diem: bei Gesunden 10%, bei Geisteskranken 39%	1. Psychosen im akuten Fieberstadium: 43%. 2. Psychosen des protrahierten Fieberstadiums: 53% 3. Psychos. nach leichter Grippe: 64—100%	Höhe dieser Belastung nach Diem: bei Gesunden 2%, bei Geisteskranken 18%	Durch Influenza ausgelöste symptomatische und endogene Psychosen: Brauchbare Auskünfte bei den Fieberpsychosen . . 8mal unter diesen positive Belastung . . . . . . 1mal bei den postfebrilen . . . . 23 „ davon positiv . . . . . 2 Brauchbare Auskünfte bei Fieberpsychosen . . . 8 „ davon positiv . . . . . 1 „ bei postfebrilen Psychosen 24 „ davon positiv 11	Heredität: 4 mal

Betrachten wir nun im speziellen die familiäre Anlage zu symptomatischen Psychosen bei den im Verlaufe der Influenza psychotisch werdenden Personen, so lassen sich überhaupt nur die Angaben von Kleist und Runge verwerten, obwohl wir auch bei diesen den Eindruck haben, daß sich bei systematischer Nachforschung über die Familiengeschichte noch weitere wichtige Ermittlungen machen lassen.

Das Wichtigste, das sich aus der statistischen Darstellung dieser Autoren ergibt, ist die sehr viel höhere hereditäre Belastung der im Spät- oder Nachstadium der Grippe psychisch Erkrankenden gegenüber denjenigen, welche während der Fieberphase psychotisch wurden. Besonders deutlich tritt dies an dem Material Runges dadurch zutage, daß hier eine Dreiteilung der Influenzapsychosen je nach der Beziehung der verschiedenen Phasen zum Eintritt der Psychose vorgenommen ist. Die Ergebnisse Runges lassen sich kurz dahin zusammenfassen, daß die erbliche Disposition zu psychischen oder nervösen Störungen stetig wächst von der Gruppe der Fieberpsychosen über diejenigen Psychosen, die sich erst bei verlängertem Fieberzustand entwickeln, bis zu der Gruppe derer, die im Nachstadium der Grippe und zugleich nach leichter Infektion an ausgesprochener Psychose erkranken. Wenn ich diesem Ergebnis die Erfahrungen, die wir während einer der Hauptepidemien der letzten Jahre bei den an der Breslauer Klinik beobachteten und auf meine Veranlassung von Thiel veröffentlichten Fälle gemacht haben, gegenüberhalte, so läßt sich diese Skala am eindeutigsten durch eine Verschiebung in dem gegenseitigen Verhältnis der ätiologischen Faktoren erklären. Während offenbar bei den Fieberpsychosen der körperliche Störungskomplex: Fieber eine im Sinne Birnbaums pathogenetische Rolle spielt, kommt bei den im Nachstadium der Grippe psychisch Erkrankenden der Infektion nur die Bedeutung einer auslösenden Ursache zu, sofern es sich hier nicht überhaupt um schizophrene Anfälle oder Schübe bei Personen handelt, die in einem Vorstadium dieser Seelenstörung gleichzeitig mit Hunderttausenden anderen, die psychisch gesund bleiben, eine leichte Grippe durchgemacht haben.

Betrachten wir die Ergebnisse dieser beiden Autoren weiter, so fand sich bei Runges Material eine homologe („symptomatische") Disposition, die entweder in entsprechenden Psychosen Blutsverwandter oder früheren gleichartigen Psychosen des Probanden zum Ausdruck kommt, unter seinen 24 Fällen nur bei 4 Kranken, d. h. bei $^1/_6$ der Krankheitsfälle: 1 mal machte eine Schwester der Probandin eine postpartale Erkrankung durch, 1 mal war bei einem Bruder nach Scharlach eine Psychose aufgetreten, während der Proband selbst ein Jahr vor der postfebrilen Influenzapsychose einen wie diese mit stark hysterischen und heboiden Zügen durchsetzten Verwirrtheitszustand nach Windpocken durchgemacht hatte, 1 mal hatte ein Kranker, der nach Influenza an einer Depression litt, früher einen Verwirrtheitszustand bei fieberhaftem Durchfall, der 4. Fall betraf eine schwer labile, häufig bei der Menstruation in Erregungen verfallende Person, bei der der erste Verwirrtheitszustand im fieberlosen Puerperium, der zweite nach Streit mit ihrem Gatten, der dritte im unmittelbaren Anschluß an den Fieberabfall nach Grippe auftrat.

Noch seltener als Runge konnte Kleist an seinem Material von Influenzapsychosen eine symptomatische Disposition nachweisen; eine solche wird von ihm nur in 2 von 19 Fällen angegeben, und diese beiden Fälle betrafen zudem noch 2 Schwestern, die beide in der Zahl seiner als Probanden figurierenden Fälle einbegriffen sind und von denen die eine 2 mal im Leben eine symptomatische Psychose durchmachte. Würde also, wie es in Runges Material geschieht, die eine dieser Schwestern nicht als Beobachtungsfall mitgerechnet, so würde das Ergebnis sein, daß unter 18 Fällen nur 1 mal, d. h. in 5,5$^0/_0$, eine familiäre Disposition zu Influenzapsychosen vorhanden wäre. Diese Ermittlung entspricht nun ziemlich genau der Häufigkeit familiärer Disposition zu Infektionspsychosen, die Kleist an dem von ihm innerhalb $3^1/_2$ Jahre in Rostock gesammelten Material an solchen symptomatischen Seelenstörungen überhaupt (also nicht bloß bei Influenzakranken) gefunden hat. Bei 3 unter 46 Fällen derart, d. h. also in 6$^0/_0$ fand sich diese Disposition, und zwar insofern in gleichsinniger Weise, daß sowohl bei Rezidiven ein und derselben Person als auch bei Infektionskrankheiten der Geschwister dasselbe Zustandsbild auftrat, „falls", wie Kleist es ausdrückt, „das Alter der Kranken die Vorbedingung der betreffenden Reaktionsform schon enthielt".

Was nun den Nachweis einer spezifischen Disposition zu Influenzapsychosen auf Grund der Lebensgeschichte der betreffenden Persönlichkeit selbst betrifft, so kommen Kleist und Runge unabhängig voneinander zu demselben Ergebnis. Wie wir sahen, konnte Runge unter 24 Fällen 3 mal, also in 12,5$^0/_0$ eine individuelle Disposition in Form wiederholter seelischer Erkrankung nach Grippeinfektion nachweisen; denselben Prozentsatz, nämlich bei 6 unter 46 Fällen, fand Kleist bei den von ihm in dieser Zeit beobachteten symptomatischen Psychosen. So bemerkenswert die Übereinstimmung zwischen diesen beiden Autoren auch ist, so wird man sich doch mit der Formulierung der Schlußfolgerung, die Kleist aus seinen Ermittlungen zieht, nämlich daß es eine persönliche und fa-

miliäre Veranlagung zu Infektionspsychosen gebe, noch nicht zufrieden geben
können. Angesichts seiner Feststellung erhebt sich erst die sehr viel wichtigere
Frage, warum der Prozentsatz, in denen beiden Autoren ein solcher Nachweis
gelungen ist, so außerordentlich niedrig ist.

Zur Erklärung dessen werden wir methodologische und ätiologische Momente heranzuziehen haben. Einmal müssen wir bedenken, daß die bisher übliche Art der heredologischen Ermittlungen im klinischen Betriebe an sich schon
durchweg unzureichend ist. Diesbezügliche Untersuchungen finden darüber hinaus eine Grenze vorläufig in der unzureichenden psychiatrischen Untersuchung
der wegen Infektionskrankheiten in internistischen Kliniken untergebrachten
Kranken; dieser Umstand hat naturgemäß zur Folge, daß im großen und ganzen
nur die sinnfälligen Psychosen, nicht aber die nosologisch fast ebenso wichtigen
leichteren Seelenstörungen im Verlaufe von Infektionsprozessen vom Arzt und
später von Kranken registriert werden. In ätiologischer Hinsicht dagegen ist
zu erwägen, daß bisher unter dem Einflusse der eindimensionalen Betrachtungsweise offenbar die Hilfsursachen oder vielleicht richtiger gesagt die übrigen Ursachen dieser Psychosen doch nicht immer richtig eingeschätzt worden sind, sei
es, daß die mit dem „Infektionskomplex" konkurrierenden exogenen Faktoren
mehr von der körperlichen oder mehr von der seelischen Seite her eingewirkt
haben. Eine Reihe von ätiologischen Angaben jener beiden Autoren sind für
diesen Zusammenhang recht bemerkenswert. Unter den 24 Fällen Runges
fanden sich 2, bei denen die als Grippe gekennzeichnete Infektion 1—3 Tage
vor einer Niederkunft, 2, bei denen sie im Verlaufe der Laktation in die Erscheinung trat; 1 mal fand sich die gleichzeitige Einwirkung einer frischen Lues
und 2 mal die einer starken Schreckwirkung. Auf der anderen Seite erscheint es
bemerkenswert, daß in nicht weniger als 4, und zwar gerade in den anamnestisch
besterforschten Fällen von den 6, in denen Kleist eine individuelle Disposition
zu Infektionspsychosen — wie Kleist es bezeichnet: eine „symptomatische
Labilität" — in der Form gefunden hatte, daß die betreffende Person mehrmals
im Leben und immer nur unter dem Einflusse einer Infektion psychisch erkrankte, diese Infektionspsychosen in zeitlich und darnach wohl sicher auch
ätiologischem Zusammenhang mit dem Generationsgeschäft standen: 1 mal
traten die beiden Psychosen, die die Kranke in ihrem Leben durchmachte, im
Wochenbett auf, bei 2 Kranken war von den 2 Anfällen symptomatischer Psychose, von denen die eine durch Influenza hervorgerufen wurde, die andere durch
puerperale Infektion bedingt, 1 mal standen von den 4 psychotischen Rezidiven
der Kranken 3 im Zusammenhang mit Eklampsie oder puerperaler Infektion.

Wenn Kleist merkwürdigerweise bei diesen Fällen nur an einen inneren
Zusammenhang ihrer Krankheitsbilder mit dem manisch-depressiven Irresein,
den er — mit Recht — ablehnt, nicht aber an den mit der Schizophrenie denkt,
obwohl es sich bei fast all diesen Kranken um Zustandsbilder handelte, die nach
ihm dem manisch-melancholischen Irresein „fremd" waren („verworrene Manie,
Stupor, hysterische Erregung", akinetische Bilder), so ist dies wohl von seinem
prinzipiellen nosologischen Standpunkte aus verständlich. Es ist in diesem Zusammenhange darauf hinzuweisen, daß z. B. unter E. Meyers 43 Fällen, bei
denen seelische Störungen durch eine Grippe ausgelöst wurden, 13 Fällen von
„Dementia praecox" nur 4 mit manisch-melancholischem Irresein gegenüber-

standen[1]), und daß bei keinem der 7 während einer Epidemie 1919 in der Breslauer Klinik zur Beobachtung gekommenen Fälle, die ich durch Thiel veröffentlichen ließ, Züge des manisch-depressiven Irreseins bestanden, dagegen
5 Fälle einwandfrei der Schizophrenie angehörten, welche durch die ärztlich als
solche behandelte und meist auch bei Angehörigen der Kranken aufgetretene
Grippe zur Auslösung gekommen war.

Dem steht nun gegenüber, daß umgekehrt Runge in $25^0/_0$ der febrilen und
postfebrilen Grippepsychosen „Depressionszustände", dagegen nur in $8,4^0/_0$ Katatonien fand; darnach würden jene an Häufigkeit fast an die „Amentia"-Gruppe
(mit $29^0/_0$) heranreichen und doppelt so oft vorkommen wie die deliranten Zustandsbilder (auch bei dem von ihm aus der Literatur zusammengestellten
Material kommt Runge zu einem ähnlichen statistischen Ergebnis). Bei näherem Zusehen zeigt sich indessen, daß dieser hohe Prozentsatz auf die Hälfte zu-
sammenschrumpft, sobald man nur reine Depressionszustände berücksichtigt
bzw. von denjenigen Fällen absieht, in denen die Depression mit mnestisch-
assoziativen Störungen im Sinne einer Gedächtnis- und Denkschwäche verkuppelt war. Außerdem handelte es sich hier durchweg um Kranke, bei denen
die Grippe als solche „leicht", d. h. vor allem mit niederem Fieber verlief, mit
starker Abgeschlagenheit und ausgesprochen neurasthenischer Schwäche ein-
herging. Daneben ließ sich bei einzelnen noch eine homologe erbliche Disposition nachweisen. Runge gibt überhaupt an, bei allen Fällen mit deutlicherer
depressiver Färbung besonders häufig, nämlich bei $83^0/_0$, also erheblich häufiger
als bei den anderen infektiösen Erkrankungsformen, schwere Belastung oder ausgesprochen psychopathische Anlage gefunden zu haben. Gerade bei den reinen
Depressionszuständen würde der Zusammenhang danach wohl der sein, daß ein
Prozeß, der nach seiner körperlichen Seite, nach der epidemologischen Situation
und den herrschenden somatopathologischen Anschauungen als Grippe-Infektion
imponiert, einen vorwiegend nervös-asthenischen Zustand nach sich zieht, der
im großen und ganzen nur eine transitorische Verstärkung einer im engeren
Sinne neurasthenischen Konstitution darstellt, ganz entsprechend der primitiven
Laienauffassung von dem Zusammenhang zwischen körperlicher Schwächung
und seelischer Depression. Soviel ich sehe, haben wir gegen diese primitive Auffassung keine wesentlichen Einwendungen zu machen. Dagegen erscheint die
Spechtsche Lehre, wonach die exogenen Noxen, wenn sie in abgeschwächter
Form wirken, manisch-melancholische, aber auch sonst endogene Syndrome
bei nicht nachweisbarer Anlage erzeugen, stark angreifbar. Jedenfalls sind die
Fälle, mit denen diese Lehre bisher begründet wurde, nicht nur viel zu spärlich,
sondern vor allem hinsichtlich Anlage und ätiologischer Bilanz keineswegs gründlich genug untersucht, um als einigermaßen einwandfreie Beweisstücke angesprochen werden zu dürfen. Es ist hier nicht der Ort, auf die lebhafte und bis zum
heutigen Tage vor allem zwischen Bonhoeffer und Specht geführte Diskussion über die Frage einzugehen, ob derselbe exogene Schädigungskomplex, der
bei sozusagen reichlicher Dosierung die heteronomen Bilder [2]) der exogenen Re-

---

[1]) Von den übrigen 26 wurden je zur Hälfte hyperästhetisch-emotive Schwächezustände
u. dgl. und auf Grund des Symptombilds und der angeblich negativen Belastung richtige
exogene Reaktionstypen angenommen.

[2]) nach Kleists Terminologie.

aktionstypen auslöst, bei geringer Dosierung homonome im Sinne des manisch-melancholischen Irreseins erzeugt, was natürlich zur Voraussetzung haben würde, daß dieselbe Noxe — also in der Hauptsache dasselbe Gift — je nach seiner Menge an ganz verschiedenen cerebralen Apparaten angreift[1]). Es genügt, an dieser Stelle auf die Einseitigkeit hinzuweisen, die m. E. darin liegt, daß man zwar fast mit Leidenschaft die Beziehungen der exogenen Prädilektionstypen zum manisch-melancholischen Syndrom resp. Irresein erörtert, die viel brennendere Frage nach dem Verhältnis jener zu schizophrenen Mechanismen resp. zur schizoiden Anlage oder schizophrenen Disposition aber nicht einmal gestellt hat. Indessen, was der manisch-depressiven Anlage recht ist, muß dieser billig sein. Ergibt sich doch die Wichtigkeit dieser Frage allein schon aus der Tatsache, daß die Differentialdiagnose zwischen autochthoner und symptomatischer Manie oder Melancholie mindestens in gewissen Gegenden fast ebenso selten, wie die zwischen nur ausgelöster Schizophrenie und Schizophrenie ähnlicher symptomatischer Psychose häufig ist. Bei wie vielen der Fälle mit „heteronomen" Bildern, die ohne gröbere Bewußtseinsstörung verlaufen, würde heutzutage oft selbst nach längerer Beobachtung niemand Bedenken tragen, Schizophrenie zu diagnostizieren, wenn er von der exogenen Ursache nichts wüßte. Die Schwierigkeiten der Differenzierung mancher Infektionspsychosen von Prozessen, welche der Dementia praecox zugehören[2]), die selbst Bonhoeffer s. Zt. anerkannt hat, scheinen uns, wenn man sich nur an das symptomatologische Bild hält, sogar in einer verhältnismäßig großen Zahl der Fälle unüberwindlich, in denen trotz einer exogenen Ursache nicht die mnestisch-assoziativen Dysfunktionen der exogenen Reaktionstypen in Reinkultur („Korsakow", Delirium usw.) vorliegen, sondern katatoniforme Symptome im weitesten Sinne des Wortes vorherrschen.

Es ist übrigens nicht ohne Reiz, zu sehen, daß dieselben — vorwiegend hirnpathologisch orientierten — Autoren, die mit großem Nachdruck die Beziehungsetzung von katatonischen Störungen, die im Bilde symptomatischer Psychosen auftreten, zur Schizophrenie ablehnen, eine besondere Neigung zeigen, die katatonen Symptome der Schizophrenie und die „Dystonien" der Hirnherderkrankungen zu identifizieren.

Ähnlich liegen die ätiologischen Zusammenhänge bei dem von Ewald zusammengestellten Material von symptomatischen Psychosen, das sich auf 13 zum Teil ätiologisch kompliziert gelagerte Fälle erstreckt. Scheidet man innerhalb dieses Materials diejenigen Kranken aus, bei denen die als symptomatische

---

[1]) Für diese Frage scheinen mir folgende tatsächliche Feststellungen aus jüngerer Zeit von Bedeutung zu sein:

1. Unter annähernd 100 eignen Fällen von symptomatischen Psychosen, die Boenhoeffer zuletzt zusammengestellt hat, findet sich keiner mit manischem Zustandsbild.

2. Unter Runges Material von Psychosen bei Grippe finden sich 25% Depressionszustände, kein einziger Fall mit manischem Syndrom, und unter 85% von Runge aus der Literatur zusammengestellten Fällen gleicher Art beträgt der Prozentsatz maniaartiger Erregungszustände 4,2.

3. In Langes großem Material von vorwiegend unter dem Bilde der Manie verlaufenden Vertretern echten manisch-depressiven Irreseins findet sich kein Fall, in dem irgendein symptomatiscehs Bild in eine zirkuläre Phase übergegangen wäre; waren diese Kranken von schwereren Infektionskrankheiten heimgesucht worden, so entwickelten sich regelmäßig einfache Benommenheitszustände, nicht aber delirienförmige Erregungen oder Amentiabilder.

[2]) Ob daraus folgt, daß sie deshalb der Schizophrenie zugehören oder nicht, wie Bonhoeffer meint, hängt wohl ganz vom Begriff der Schizophrenie ab.

Psychose angesprochene Störung auf dem Boden einer autochthonen Labilität, des manisch-melancholischen Irreseins, der cyclothymen Konstitution, der schizophrenen Disposition, der Epilepsie oder gar organischer Hirnerkrankungen (Paralyse, Chorea, Myxödem) durch exogene Schädigungen wie Infektionen, Operationen, Strangulationen, Schädeleinwirkungen hervorgerufen wurde, so bleibt der (sehr geringe!) Rest von 5 Kranken mit im strengeren Sinne symptomatischen Psychosen, d. h. von transitorischen Psychosen, bei denen außer der exogenen Schädlichkeit resp. ausgesprochener symptomatischer Reagibilität keine sichere prädisponierende Ursache nachzuweisen war. Bei 2 dieser 5 Kranken äußerte sich die „symptomatische Disposition" in gleichsinniger Erkrankung Blutsverwandter (1 mal bei einer Schwester, 1 mal bei einer Base derselben), bei einer dieser Kranken in Rezidiven symptomatischer Psychosen. Und wiederum — wenigstens soweit die Kleinheit dieses Materials überhaupt eine quantitative Schätzung gestattet — in derselben Häufigkeit wie in Kleists Material ergibt sich, daß bei einer Mehrheit, nämlich bei 3 von diesen 5 Kranken, die symptomatische Psychose resp. eine der rezidivierenden symptomatischen Psychosen im Verlaufe eines postabortiven oder nach regelrechter Schwangerschaft eingetretenen Wochenbetts auftrat. Darüber hinaus war bei einem Falle aus der Gruppe der „unreinen" symptomatischen Psychosen, die Ewald zusammenstellt, nämlich einer zu Beginn der Pubertät offenbar hebephren erkrankten Patientin, die manisch gefärbte symptomatische Psychose durch das Zusammenwirken von Nephritis und Laktation ausgelöst.

Wenn wir das Material von Krisch, der 16 Fälle mit symptomatischen Bildern zusammenstellt, unter dem gleichen Gesichtspunkte sichten, so ergibt sich ein Grundstock von 5 Fällen: Je einem Falle von rezidivierender Psychose bei rezidivierender Nephrose, von halluzinatorisch-paranoischem Zustandsbild bei Typhus und von delirant-katatoner Psychose im Verlaufe einer Dekompensation bei Myodegeneratio, die bei einer späteren Dekompensation nicht rezidivierte, stehen 2 Fälle gegenüber, in denen die symptomatische Psychose im Puerperium ausbrach, das eine Mal nach Grippe im Anschluß an eine Incision bei Mastitis, das andere Mal bei gleichzeitiger Mastitis, Parametritis und Perimetritis; hier trat derselbe delirante Zustand 9 Jahre später im Verlaufe einer Bronchopneumonie auf.

Ähnlich lautete das Ergebnis von Riese, der allerdings nur 5 Fälle mitteilt: In einem Falle bestand starke familiäre Reagibilität auf Infektionskrankheiten, allerdings zugleich nach reaktiver und autochthoner Labilität, in einem anderen trat die Psychose nach dem Wochenbett auf.

Die Veranlagung zu den sog. Generationspsychosen.

Die Veranlagung zu Graviditätspsychosen ist offenbar im wesentlichen identisch mit den Formen von Labilität, die auch sonst gelegentlich durch biologische Ausnahmezustände oder ungewöhnliche psychische Reizkomplexe in spezifischen Syndromen zur Entäußerung gebracht werden. In Betracht kommt vor allem das Manifestwerden einer bis dahin latenten zyklothymen Anlage, die dann im späteren Leben bei gleichem Anlaß oder in typischer Weise endogen in klassischen Anfällen des manisch-melancholischen Irreseins zum Ausdruck kommt, weiter — nach Kraepelin entschieden häufiger — die Auslösung von schizophrenen Reaktionen oder Schüben durch den generativen Ausnahmezustand, ferner das Auftreten psychogener Psychosen bei entsprechender Wesensanlage, und zwar einmal solcher von ausgesprochen hysterischer Färbung (Runge) — nach Kraepelin selten —, zum andern von somatopsychischen Depressionen mit Furcht-Wahnbildung, deren Inhalt sich auf die Gravidität und die Zukunft des Kindes beziehen und die demgemäß sofort nach der Geburt verschwinden (Bleuler). Nach Runge[1]) kommt es bei etwa $1/5$ all dieser Fälle (4 von 22), insbesondere bei den hysterisch disponierten Individuen, bei späteren Graviditäten zu gleichartigen Psychosen.

In einer engeren Beziehung zur Schwangerschaft als diese Psychosen scheinen die nicht so seltenen choreatischen Psychosen zu stehen. Unter 22 im Zusammenhang mit der Gravidität psychotisch gewordenen Kranken fand Runge 4 derartige Fälle, und bei diesen ließ sich dreimal außer der Gravidität kein ätiologisches Moment nachweisen. Wie viele der überhaupt zur Beobachtung kommenden Fälle von Choreapsychosen — nach amerikanischen Autoren lassen sich bei 20% der Fälle von Chorea minor psychische Störungen nachweisen und andererseits bestehen solche nach Runge bei den meisten Frauen mit Chorea gravidarum — während der Schwangerschaft zum Ausbruch kommen, ist, soviel ich sehe, bisher nicht ermittelt. Aus der Tatsache, daß nur in etwa der Hälfte der Fälle, bei denen die Chorea in der Gravidität ausbricht, diese mit der Geburt verschwindet (Runge), und daß die Choreapsychosen der Gravidität sich psychologisch nicht von den übrigen unterscheiden, folgt, daß die Schwangerschaft eine Vorzugsbedingung für das Auftreten der Chorea darstellt. Zahlreiche Fälle von Chorea gravidarum haben schon in der Jugend eine Chorea minor durchgemacht In einem von den 4 Fällen aus Runges Material hatte die Mutter und eine Schwester an Chorea gelitten.

In sehr viel engerem Zusammenhang als die Chorea zur Gravidität steht die Eklampsie und damit die eklamptischen Psychosen zu den Generationsvorgängen. Bei der überwiegenden Mehrzahl dieser Kranken kommt die Eklampsie bekanntlich kurz vor oder während der Geburt zum Ausbruch. Wenn auch die Angaben verschiedener Gynäkologen über die Häufigkeit des Auftretens von Psychosen „bei und nach Eklampsie" sehr mit Vorbehalt hinzunehmen sind, so ist doch so viel sicher, daß sich nur in wenigen Fällen an den eklamptischen Zustand als solchen eine ausgesprochene Psychose anschließt. Ob dies einfach auf die Schwere des ersteren oder auf qualitative Besonderheiten desselben zurückzuführen ist, darüber ist Sicheres nicht bekannt[2]). Auch der Frage, ob die eklamptische Disposition an sich in näherer Verwandtschaft zu der Anlage zu anderen Krampfzuständen — weniger der Epilepsie als vor allem etwa infantiler Krampfleiden — oder zu endotoxischen Vergiftungen (Urämie usw.) steht, scheint man bisher nicht näher getreten zu sein. Bemerkenswert ist die Angabe Runges, daß in keinem der von ihm beobachteten Fälle von posteklamptischer Psychose, in denen diesbezügliche Nachforschungen angestellt wurden, Heredität oder sonstige endogene oder exogene ätiologische Momente d. h. wohl homonome nervöse bzw. psychische Dispositionen nachgewiesen werden konnten. Träfe dies generell zu, so müßte angenommen werden, daß das

---

[1]) nach briefl. Mitteilung.
[2]) Anm. b. d. Korr.: Näheres s. in der inzwischen erschienenen Darstellung von Sioli in „Die Eklampsie", herausg. von Hinselmann, Bonn 1924.

Auftreten ausgesprochener Psychosen nach Eklampsie auf keine qualitativ andere Disposition zurückzuführen ist als die zur Eklampsie überhaupt.

Für die ganz überwiegende Mehrzahl der während der Schwangerschaft zum Ausbruch kommenden Psychosen gilt also, daß die Veranlagung zu ihnen mit der Veranlagung zu autochthonen oder reaktiven Psychosen identisch ist. Nur das Ineinanderwirken von körperlichen und seelischen Faktoren, welches physiologischerweise mit der Schwangerschaft verknüpft ist, bedingt es, daß letztere häufiger diese Formen der psychischen Labilität manifest macht, als andere bzw. die durchschnittlichen Lebensreize.

Bis zu einem gewissen Grade gilt dies auch für die während der Geburt und im Wochenbett auftretenden Geisteskrankheiten. An praktischer Bedeutung haben diese im Laufe der letzten 2 Jahrzehnte außerordentlich verloren, nachdem die Gesamtzahl solcher Kranken, deren Zustand die Aufnahme in eine psychiatrische Anstalt resp. Klinik nötig macht, nach E. Meyer und Runge von 13,8 auf 2,98—2,08 Prozent aller Aufnahmen in solchen zurückgegangen ist. Mehr als $^2/_3$ (nach Meyer $79^0/_0$, nach Runge $65^0/_0$) aller dieser Fälle stellen ausgelöste Anfälle von manisch-melancholischem Irresein, Schizophrenie oder hysterischen Psychosen dar. Von dem übrigen Drittel entfällt der weitaus überwiegende Teil (bei Runge $25^0/_0$ der Gesamtzahl) auf symptomatische Psychosen vom Charakter des Delirium und vor allem der sog. Amentia. Zweifellos ist der außerordentliche Rückgang der bei Geburt und Wochenbett zum Ausbruch kommenden Psychosen ausschließlich auf die Abnahme derartiger Fälle zurückzuführen. Damit ist die oder wenigstens eine der Hauptursachen dieser Erkrankungsform aufgewiesen: die Summe jener mit der Geburt verknüpften pathologischen Schädigungen, deren Bekämpfung durch die moderne geburtshilfliche Technik gewährleistet ist: die Komplikationen des Geburtsvorgangs, welche durch Verzögerung desselben oder starke Blutverluste zu einer nervösen Schwächung führen, und vor allem das Wochenbettfieber. Welcher Art nun aber die Disposition zu diesen Psychosen ist, darüber läßt sich zurzeit nichts aussagen.

Bekanntlich ist die Amentia eines der umstrittensten Krankheitsbilder der Psychiatrie. Um nur aus den mancherlei Begriffsbestimmungen die eine und andere herauszugreifen, so erscheint es Bonhoeffer für die Amentia gegenüber dem Delirium charakteristisch, daß die Benommenheit weniger ausgesprochen ist und die motorischen Äußerungen über den reaktiven deliranten Beschäftigungsdrang oder die jaktationsartige Bewegungsunruhe hinausgehen. Demgegenüber nimmt Kleist für die Amentia jene Fälle in Anspruch, die neben einer besonderen Labilität der Affektlage von dem Symptom der Inkohärenz des Gedankenablaufs beherrscht werden und will dieses Zustandsbild von den halluzinoseartigen und den psychomotorischen Erregungszuständen abgegrenzt wissen; Siemerling wiederum umschreibt die Amentia als akute halluzinatorische Verwirrtheit. Ganz im Gegensatz dazu meint Bleuler, daß es sich z. B. bei der sog. Wochenbettsamentia fast immer um manifest werdende oder exacerbierende Schizophrenien handle, deren Auslösung meist auf psychischem Wege zu erklären sei. Dieser letzteren Auffassung steht vorweg Bumkes Behauptung entgegen, daß „die Wochenbettsamentia stets mit Temperaturanstiegen verbunden sei, so daß dann jetzt alle überhaupt spezifischen Wochenbettspsychosen als

Folgen einer Infektion aufgefaßt werden müßten". Wer versucht, aus diesem
Widerstreit der Meinungen das Einigende herauszuschälen, wird auf die Tatsache stoßen, daß in denjenigen Fällen, in denen neben Symtomen, die für die
Schizophrenie bis zu einem gewissen Grade charakteristisch sind, wie die Inkohärenz, die psychomotorischen Erregungen und Hemmungen oder Sperrungen u. a.,
solche, welche dieser relativ fremd sind, wie die allopsychische Desorientiertheit,
die ängstliche Erregung, die szenenhaften Trugwahrnehmungen auf dem Boden
einer Bewußtseinstrübung, eine wichtige Rolle spielen, regelmäßig exogene
Schädlichkeiten faßbar sind, denen gegenüber endogene psychopathologische
Momente im Sinne der Kleistschen Labilitäten bei Blutsverwandten wie beim
Kranken selbst mehr oder minder stark zurücktreten. So fand Runge, dessen
Material nach dieser Richtung am besten überschaubar ist und der den wichtigen Faktor der völligen Heilung für die nicht an dem körperlichen Leiden zugrunde gehenden Fälle in die Begriffsbestimmung der Amentia hereingenommen
hat, daß bei 88$^0/_0$ der während des Generationsgeschäfts zum Ausbruch gekommenen 17 Fälle von „Amentia" außer dieser „biologischen Schädigung", welche
übrigens bei 82$^0/_0$ derselben in dem Geburtsakt bestand, noch abnorme Einwirkungen Platz gegriffen hatten. An 1. Stelle (11 mal) handelte es sich dabei
um infektiöse Vorgänge, nächstdem (5 mal) um schwere Inanition, ferner (3 mal)
um starke Blutverluste und bei 70$^0/_0$ wirkten mehrere der letztbenannten Schädigungen zusammen ein. Demgegenüber ließen sich daneben nur in nicht ganz
$^1/_4$ der Fälle abnorme psychische Dispositionen seitens des Kranken selbst oder
seiner Blutsverwandtschaft nachweisen.

Nehmen wir auf der anderen Seite diejenigen unter der Diagnose der Amentia
geführten Krankheitsfälle der Literatur, bei denen kein Zusammenhang mit
dem Generationsgeschäft vorhanden war, so fällt zunächst auf, daß es sich ebenfalls fast ausnahmslos um weibliche Individuen handelte; ferner aber, daß neben
dem letztlich auslösenden Faktor einer wie immer gearteten Infektion und der
durchweg bestehenden Inanition oder Blutarmut fast stets eine konstitutionelle
körperliche Kränklichkeit, Schwächlichkeit oder Entwicklungshemmung (Infantilismen [Bonhoeffers]) und gelegentlich daneben noch erbliche Belastung
mit Geisteskrankheiten bestanden hatte (Kleist, Runge). Also auch hier eine
Polyvalenz ätiologischer Faktoren, unter denen die hereditäre Quote am selten-
sten vertreten erscheint. Immerhin muß gesagt werden, daß nach dieser Richtung die Nachforschungen der Autoren keineswegs gründlich genug gewesen
sind. Es ist durchaus mit der Möglichkeit zu rechnen, daß bei Vertiefung der
Erblichkeitsermittlungen sich häufiger Anhaltspunkte für das Vorliegen der
ja vorwiegend recessiv vererbenden Schizophrenie nachweisen lassen. Mag
auch die erwähnte Bleulersche Auffassung der Wochenbetts-Amentia[1])
zu weit gehen, so könnte doch die Tatsache der heutzutage bestehenden Unmöglichkeit einer reinlichen symptomatologischen Abgrenzung zwischen der
sog. Amentia und der Schizophrenie vielleicht eines Tages darin ihre Erklärung
finden und damit, aus der Welt geschafft werden, daß bei den Fällen von Amentia
eine der Schizophrenie eng verwandte körperliche Konstitution vorweg im Sinne

---

[1]) Bezüglich der Amentia im allgemeinen bemüht sich Bleuler, in vorsichtigerer
Weise sich an Kraepelin und Bonhoeffer anzulehnen, wobei es natürlich nicht ohne
Widersprüche abgeht.

des Status asthenicus oder thymolymphaticus, des Infantilismus, der Neuropathie oder dgl. zugrunde liegt, die aber erst dann, eben in der Amentia, mit dem exogenen Kernsyndrom der Bewußtseinstrübung eng verkuppelt manifest wird, wenn eine spezifische Häufung exogener Schädigungen erfolgt. Dann würde es auch, wie Bleuler sich ausdrückt, kein Wunder mehr sein, wenn von den Wöchnerinnen mit halluzinatorischer Verwirrtheit (Fürstner) nach Siemerlings Angabe nur $1/_3$ in Heilung ausgeht, vom Rest der kleinere stirbt, der größere in „sekundäre" — also doch wohl schizophrene — Demenz ausgeht.

Einen Überblick über das Verhältnis von Anlage zu Noxe bei den im Verlaufe des Generationsgeschäfts zum Ausbruch kommenden Psychosen gewinnen wir, wenn wir Runges Feststellungen in tabellarischer Darstellung bringen und dabei die entsprechenden Werte, die sich für die Gesunden aus den Diemschen Ermittlungen ergeben[1]), berücksichtigen.

| Belastung | Psychosen | | in der Laktation |
	in der Schwangerschaft	im Wochenbett	
Schwere Belastung (nach Runge = Belastung mit Geisteskrankheit oder Trunksucht der direkten und kollateralen Verwandtschaft) . Diese beträgt nach Diem berechnet 16%.	bei 45%	bei 35%	insgesamt 36%
Leichte Belastung (nach Runge = Belastung mit Nervosität, Charakteranomalien der nächst Verwandten oder Geistesstörung entfernter Verwandten) . . . . Diese beträgt nach Diem berechnet 17.8%.	bei 14%	bei 36%	
Frühere Krankheiten	23%	12%	17%

Aus dieser Übersicht geht also deutlich hervor, daß Belastung und Krankheitsfälligkeit umgekehrt proportional der Stärke der „exogenen" Komplexe: Schwangerschaft, Geburt und Puerperium, Laktation ist. Bemerkenswert ist auf der anderen Seite, wie viel seltener bei den einzelnen dieser biologischen Schädigungskomplexe die leichte Belastung ist als die schwere.

Besonders in die Augen springt diese Gesetzmäßigkeit, wenn wir die Beziehungen beleuchten, die zwischen dem echten, d. h. verlaufsmäßig sichergestellten manisch-melancholischen Irresein und den Phasen des Generationsgeschäfts bestehen. Besonders geeignet zu diesem Zwecke ist das neuerdings von Lange gesammelte Material, insofern hier eine Auswahl solcher reinen Fälle von manisch-melancholischem Irresein getroffen ist, welche katamnestisch oder klinisch bis ins Klimakterium hinein verfolgt werden konnten. Das Ergebnis dieses Autors war folgendes: unter 27 von 56 Frauen mit manisch-melancholischem Irresein, welche Wochenbetten durchgemacht hatten, zeigten 6 Personen Anfälle dieser Erkrankung im zeitlichen Zusammenhang mit der Schwangerschaft, davon 2 ihren ersten Anfall in letzterer; 3 Frauen erkrankten im Wochenbett, von diesen eine ein weiteres Mal gegen Ende einer späteren Schwangerschaft, deren Abschluß durch die normale Geburt keinen Einfluß auf diesen Anfall ausübte. Alle diese Frauen hatten vorher zahlreiche Anfälle durchgemacht, die

---

[1]) s. die Vorbehalte S. 22.

nichts mit dem Generationsgeschäft zu tun hatten. Bei 4 Fällen puerperaler Manie war die Geburt ohne jede Komplikation verlaufen. Kranke, die im frühen Wochenbett atypische Anfälle des manisch-melancholischen Irreseins boten, hatten solche auch ohne Zusammenhang mit dem Fortpflanzungsgeschäft. Aus diesen Ermittlungen geht also hervor, daß Generationsvorgänge und manisch-melancholische Anlage in keinem pathotropen Verhältnis zueinander stehen; die innersekretorisch-nervösen und seelischen Umstellungen der Persönlichkeit, die die Generationsvorgänge des Weibes mit sich bringen, haben keinen stärkeren provokatorischen Einfluß auf diese Disposition als beliebige andere körperlich-seelische Ausnahmezustände.

Die relative Häufigkeit der Fälle, in denen die „symptomatische Disposition“ im Wochenbett manifest wurde, steht vielleicht in einem vorläufig nicht schärfer faßbaren Zusammenhange mit der allseitigen Erfahrung, daß unter den nach Influenza psychisch erkrankenden Personen das weibliche Geschlecht einen erheblich über das männliche Geschlecht überwiegenden Anteil stellt. So errechnete z. B. Meyer ein Verhältnis von 28 : 15, Kleist und Thiel sogar von 14 : 1 resp. 7 : 0, und auch unter dem Material Runges, welcher darauf hinweist, daß unter den vor dem 18. Lebensjahre im Verlaufe einer Grippe psychotisch werdenden Personen das weibliche Geschlecht weitaus (d. h. im Verhältnis 5 : 1) überwiegt, verhält sich die Zahl der weiblichen zu der der männlichen Personen, wenn man die Gesamtheit der Fälle berücksichtigt, wie 16 : 8, also ganz ähnlich wie bei Meyers Material.

Die Veranlagung zu den sog. Operationspsychosen.

Zu den exogenen Reaktionstypen im weitesten Sinne gehören weiter die postoperativen Psychosen, deren erste zusammenfassende Bearbeitung wir Kleist verdanken. Wir rechnen sie nach der Art des auslösenden Ursachenkomplexes zu den gemischt exogenen, insofern ihnen naturgemäß immer eine Konkurrenz psychogener und somatogener Schädigungsreize zugrunde liegt. In dieser Beziehung stellen sie ein Gegenstück zu den sog. Generationspsychosen des Weibes dar. Nach der ganzen Konstellation seelischer und körperlicher Momente werden wir sie in engste Analogie zu den Puerperalpsychosen stellen. Dementsprechend wäre wohl zu erwarten, daß die Veranlagungen zu beiden Arten von Reaktionspsychose sehr eng miteinander verwandt sind. Eine Entscheidung über das Vorliegen einer ganz spezifischen Disposition läßt sich bei den postoperativen Psychosen naturgemäß vorläufig noch schwerer treffen wie bei den Puerperalpsychosen, als es sehr viel seltener vorkommt, daß ein Mensch mehrmals im Leben den mehr minder gleichgearteten Schädigungskomplex einer Operation übersteht.

Wie bei allen anderen Syndromen, die bei bestimmten ausschließlich somatischen Ausnahmezuständen zutage treten, ist zunächst zwischen den „nur ausgelösten“ Anfällen oder Phasen der endogenen Psychosen und den durch engsten Zusammenhang mit dem exogenen Komplex ausgezeichneten Geisteskrankheiten zu unterscheiden, die allein die Bezeichnung „postoperative Psychosen“ verdienen. Daß das erstere vorkommt, darauf hat schon Kraepelin hingewiesen. Unter 5 im Laufe der letzten 2 Jahre beobachteten eigenen Fällen, bei denen ein ursächlicher Zusammenhang zwischen einer Psychose und einer

Operation nachgewiesen werden konnte, fanden sich nicht weniger als 2, in denen es sich um die erste Auslösung eines einwandfrei schizophrenen Schubs handelte; bei dem einen Falle, der genealogisch nichts Pathologisches sonst ergab, war beim Vater ebenfalls durch eine nach Unfall notwendig gewordene Operation der erste Anfall eines dann periodisch verlaufenden Paranoids von ausgesprochen schizoider Färbung, das aber nach Jahrzehnten noch keine Progression gemacht hat, ausgelöst worden. In gleiche Richtung weisen neuerliche Beobachtungen von Tamer.

Betrachten wir die operativen Reaktionspsychosen im eigentlichen Sinne, so ist von vornherein klar, daß die ätiologische Deutung nicht um die Annahme entweder einer ganz spezifischen Disposition (Kraepelin) oder einer ganz ungewöhnlichen Häufung exogener Faktoren herumkommt. Darauf weist allein schon die Seltenheit derartiger „Reaktionen": so kommt nach Kleists Angaben auf 59 Personen, welche dieselbe Operation durchmachen, nur ein Fall, in dem im Anschluß an eine solche eine Psychose ausbricht. Eine auffällige, vorläufig nicht eindeutig zu erklärende Tatsache liegt darin, daß es sich bei den Operationen, welche derartige Psychosen nach sich ziehen, fast immer um Eingriffe an den Eingeweiden handelt (so bei Kleist je 3mal um Gastroenterostomien, Exstirpation von Rectumcarcinom, 2 mal um gynäkologische Operationen, 1 mal um Prostataoperationen, bei meinen Fällen neben den 2mal durch gynäkologische Operationen ausgelösten Schizophrenien, 2mal um Mastdarmoperationen, 1mal um eine Bruchoperation; Kraepelins Angabe, daß unter den postoperativen Psychosen diejenigen nach gynäkologischen Operationen bei weitem die häufigsten sind, entspricht weder Kleists noch meiner eigenen Erfahrung). Mit Pilcz' Annahme, daß Kotstauungen mit Aufsaugung von Giften durch den Darm hierfür verantwortlich zu machen sind, wird man sich wohl schwer befreunden können. Eine richtige ätiologische Bilanz, eine einwandfreie Abschätzung des Verhältnisses zwischen konstitutionellen und konstellativen Faktoren, von denen die letzteren allein schon in jedem Falle postoperativer Psychose polyvalent sind, ist heute deshalb noch nicht möglich, weil wir bislang nicht wissen, bei wieviel Fällen die gleiche Faktorenanordnung keine postoperative Psychose nach sich zieht.

Gehen wir die einzelnen Faktoren durch, so dürfen wir der Schmerzwirkung wohl nur selten eine besondere Rolle zuerkennen. Den schlagendsten Beweis dafür liefert die Tatsache, daß derselbe Kranke, den ich 3 Tage nach einer schmerzlosen Bruchoperation in einer manieähnlichen Erregung von mehrwöchiger Dauer zu beobachten hatte, 1 Jahr vorher nach einer äußerst schmerzhaften und ohne Narkose durchgeführten Mittelohroperation keine Spur von Psychose bot, im Gegenteil seiner Umgebung damals als besonders mannhaft und geduldig erschien und zu Beginn des Krieges sich höchstwahrscheinlich das Endglied des Zeigefingers abgeschossen hatte. Eine ähnliche Beobachtung hat Ewald gemacht; er berichtet von einer Frau, die 10 Jahre vor der eine postoperative Psychose nach sich ziehenden abdominellen Totalexstirpation des inneren Genitale eine Prolapsoperation ohne psychische Störung überstand.

Größere Bedeutung scheint uns den übrigen psychischen Momenten, die durch die Operation gegeben sind, zuzukommen, so vor allem der nachwirkenden Angst vor dem Eingriff, der Furcht vor einem tödlichen Ausgang der-

selben, der hypochondrischen Beobachtung der toxogenen und traumatogenen
Sensationen, des Ablaufs der Wundvorgänge usf. Keinen dieser Faktoren werden
wir allein beschuldigen dürfen; käme z. B. der Aufregung und Angst vor der
Operation (Kraepelin) allein als solcher die Hauptrolle unter den psychogenen
Momenten zu, so wäre damit wohl schwer das Auftreten der Psychosen frühestens
am 2. Tage nach der Operation und vor allem die Tatsache des Überwiegens
der postoperativen „Intervall-" gegenüber den „Frühpsychosen" (Kleist) —
in Kleists Material kamen auf 8 Intervall- 2 Frühpsychosen — zu erklären,
es sei denn, daß man einen analogen Mechanismus, wie bei den auch oft erst
nach einem gewissen Intervall sich entwickelnden Schreckpsychosen annehmen
wollte. Es kommt also von dieser Seite nur die Auslösung eines zunächst psychischen und dann psychosomatischen Ausnahmezustandes in Betracht, so wie etwa
bei Basedowscher Disposition gelegentlich durch seelische Erregung ein Anfall
dieser Erkrankung hervorgerufen wird. Wichtiger als die Angst vor der Operation, d. h. meist dem Tode, dürfte unter den psychogenen Ursachenfaktoren
der spezifische Seelenzustand nach der Operation sein, der freilich nur dem zu
psychologischer Selbstbeobachtung Fähigen, der selbst Operationen durchgemacht hat, letztlich verständlich ist und sich nur ganz ungefähr als Konkurrenz
eigenartiger Vitalgefühle: eines expansiven Errettungsgefühls mit dem depri-
mierenden Hilflosigkeitsgefühl, das vor allem durch körperliche Unlustsensationen gespeist wird, kennzeichnen läßt. Damit mag wohl auch die vorherrschend
religiöse Färbung der Erregung, die in zweien meiner Fälle sehr ausgesprochen
war, zusammenhängen. Daß bei entsprechender seelischer Konstitution diese
innere Situation pathogen wirken kann, ist wohl sicher. Zur Erklärung des
Überwiegens der postoperativen Intervall- gegenüber den Frühpsychosen ist
vielleicht auch ein körperliches Moment heranzuziehen, das sich heute zwar noch
nicht näher bestimmen läßt, aber doch demjenigen verwandt sein mag, das wir
für die Tatsache verantwortlich machen müssen, daß die gelegentlich zu beobachtenden Abstinenzdelirien sich regelmäßig erst nach einer mehrtägigen Dauer
der Giftabstinenz entwickeln. Welcher Faktor unter den körperlichen Noxen,
die bei einem frisch Operierten vorhanden sind, überhaupt die Hauptsache spielt,
ist bisher nicht sichergestellt. Negativ läßt sich zunächst so viel sagen, daß,
wie Kleist feststellte, die Ansicht Picqués, ohne Infektion komme keine
postoperative Psychose zustande, unhaltbar ist. Aus Kleists Beobachtung, daß 9 Fälle fieberfrei blieben, ergibt sich also, daß für die postoperativen
Psychosen gerade jener Faktor nosogenetisch fast bedeutungslos ist, der z. B.
für die Puerperalpsychosen eine conditio sine qua non ist. Ob unter den übrigen
Ursachenkoeffizienten, die von der körperlichen Seite her einwirken, mehr die toxi-
sche Wirkung der Narkose und Antiseptica, insbesondere des Jodoform (Ewald)
oder der Blutverlust durch den Eingriff oder die postoperativen Arzneiwirkungen,
unter denen wir dem Morphium, dem Scopolamin und den Opiaten besonders
bei den sympathicoton Veranlagten eine große Bedeutung zuschreiben möchten,
oder die Momente, welche zu der die Operation erforderlich machenden Erkrankung gehören, läßt sich nur von Fall zu Fall entscheiden. Wenn Kleist die
postoperativen Psychosen generell als „Erschöpfungspsychosen" kennzeichnet,
so ist dies doch wohl nur in dem allgemeinen Sinne zutreffend, daß die erschöpfende Wirkung des chirurgischen Eingriffs, voran die Giftwirkung der

Narkose, mit einer evtl. erschöpfenden Wirkung des Grundleidens zusammentrifft. Gegen die überragende Bedeutung einer Erschöpfung im Sinne der Inanition sprechen jedenfalls gewichtige Tatsachen: einmal sind inanitionelle Psychosen, d. h. solche, die in Zuständen echter Erschöpfung infolge körperlicher Überanstrengung, unzureichender Ernährung, seelischer Schädigung u. dgl. auftreten, selbst dann eine sehr große Seltenheit, wenn es sich um hohe Grade solcher Inanition handelt, wie sie z. B. bei 10000 während des Weltkriegs gefangenen Serben vorlag, von denen Bonhoeffer nur 5 (also $0,5^0/_{00}$) psychotisch erkranken sah. Zweitens bekommt von kachektischen Operierten doch offenbar nur ein vorläufig noch gar nicht ermittelter Prozentsatz postoperative Psychosen, während umgekehrt solche bei Personen beobachtet werden, bei denen, wie z. B. in unserem Falle von unkompliziertem Leistenbruch oder in einigen der Kleistschen Fälle, z. B. bei Prostatahypertrophie, ein guter Ernährungszustand bestand oder jedenfalls nichts auf eine Erschöpfung hinwies. Drittens müßte, wenn die Erschöpfung unter den pathogenetischen Faktoren im Sinne Birnbaums die Hauptrolle spielte, erwartet werden, daß die Psychosen auf dem Höhepunkte derselben, d. h. im unmittelbaren Anschluß an die Aufhebung der narkotischen Bewußtseinsveränderung auftreten. Dies ist aber, wie aus Kleists Feststellung bezüglich des Häufigkeitsverhältnisses zwischen Früh- und Intervallpsychosen hervorgeht, gerade nicht der Fall. Dagegen sprechen auch Beobachtungen wie die, daß ein Delirium nach Sarkomoperation im Stadium erheblichen Gewichtsanstiegs beginnt (Kleist). Schließlich zwingt die Tatsache, daß die operativen Reaktivpsychosen unter recht verschiedenartigen, von den reinen Typen der endogenen wie der exogenen ungefähr in gleichem Maße abweichenden Bildern (Angstzustände, Stuporen, Hyperkinesen, manieähnliche Syndrome) verlaufen, doch wohl zu der Alternative, daß entweder der Erschöpfungskomplex aus individuell recht verschiedenen ätiologischen Bestandteilen besteht, oder daß ein und dieselbe pathogenetische Größe, aber verschiedene konstitutionelle Bereitschaften vorliegen. Alles scheint uns dafür zu sprechen, daß diese bedeutungsvoller sind als der Komplex der exogenen Faktoren. Freilich ist a priori klar, daß diese Disposition nicht mit der Veranlagung zu endogenen Psychosen verwandt oder gar identisch ist, sondern etwas Spezifisches darstellt, sofern man eben nur die echt reaktiven Operationspsychosen ins Auge faßt und nicht auch die wie gesagt nach unserer Erfahrung keineswegs seltenen schizophrenen Schübe oder andere der sonst rein endogen entstehenden Psychosen, die durch Operationen ausgelöst werden[1]). Dieses Spezifische dürfte in körperlicher Beziehung in einer vorläufig noch nicht scharf zu bestimmenden vegetativen Anfälligkeit, nach unserem Eindruck vor allem in der Richtung der sympathicotonen Konstitution, was das Seelische anlangt, in einer reaktiven Labilität zu suchen sein. Bei den postoperativen Psychosen, die sich symptomatisch nicht von den rein somato-exogenen Reaktionstypen unterscheiden, voran den postoperativen Delirien, liegt nach vorläufig freilich ganz vereinzelten Erfahrungen an gründlich analysierten Fällen offenbar dieselbe Disposition vor, wie bei den gewöhnlichen toxogenen

---

[1]) Das von Kleist gegen die Annahme einer Anlage zu den postoperativen Psychosen angeführte Argument, daß unter diesen endogene Defektpsychosen, manisch-melancholische Psychosen usw. vermißt würden, ist daher nicht haltbar.

Bewußtseinsveränderungen resp. Delirien. In einem Falle von Krisch lag chronischer Morphinismus und hysterische Charakterdepravation, bei einem Falle meiner Beobachtung jahrzehntelange Trunkfälligkeit zugrunde. Bei den übrigen scheint uns außerdem eine Bereitschaft einerseits zu hypochondrischer Einstellung und andererseits zu katathymer Einstellung gegen den Operateur und das Krankenpflegepersonal vorhanden zu sein, die sich in meinen Fällen auch nach Ablauf der eigentlichen Reaktivpsychose in der nicht ganz korrigierten Überwertigkeitsidee einer Schädigung durch diese Personen bemerkbar machte.

Was die erblich belastenden Momente bei den postoperativen Psychosen anlangt, so wissen wir darüber bisher fast nichts. Kleists Krankenblätter geben nach dieser Richtung keinerlei Hinweis. Nur bei Tramer findet sich die kaum verwertbare Angabe, daß die Erblichkeit eine wichtige Rolle spiele. Eine familiäre Disposition ergab sich bei den eingehenden Ermittlungen in meinem Material bemerkenswerterweise nur in einem Falle von operativ ausgelöster Schizophrenie, insofern derselbe ursächliche Zusammenhang bei dem Vater der Patientin nachgewiesen werden konnte. Gerade aber bei meinen Fällen von operativen Reaktivpsychosen ließ sich bei eingehender Ermittlung nichts Gleichartiges oder Ähnliches in der Verwandtschaft nachweisen; doch bedarf es in dieser Richtung noch gründlicher Nachforschungen. Vorläufig erscheint dies negative Ergebnis nach zwei Richtungen bemerkenswert: einmal insofern, als wir bei den rein psychogenen Reaktivpsychosen ebenfalls stets das Auftreten von Psychosen, insbesondere solchen endogener Natur bei den Blutsverwandten vermißt haben, zum anderen, weil diese Feststellung im Gegensatz zu den Ermittlungen bei den Puerperalpsychosen steht. Ergibt sich doch bei diesen nach Runges Zusammenstellung der diesbezüglichen Statistiken eine durchschnittliche Belastung von 33—50$^0/_0$!

Alles in allem werden wir bei der ätiologischen Betrachtung der postoperativen Reaktivpsychosen die psychogene Komponente, die vermöge einer spezifischen seelischen Konstitution pathogen wirkt, neben der somatogenen nicht vernachlässigen dürfen. Außerdem spielt die seelische Konstitution aber auch sicher in pathoplastischer Richtung (sc. Birnbaum) eine wichtige Rolle. Die Disposition zu den echten Operationspsychosen setzt sich entsprechend dem Ineinandergreifen der seelischen und körperlichen Schädigungen, das sie zu dem kompliziertesten „exogenen Reaktionstypus" stempelt, aus sehr verschiedenartigen Größen zusammen.

II. Die Veranlagung zur progressiven Paralyse.

Während die Erforschung der Veranlagung zu den exogenen Reaktionspsychosen sich noch in den ersten Anfängen befindet und bisher, wie wir sahen, überhaupt noch nicht systematisch in Angriff genommen ist, existiert über die Belastung bei der wichtigsten exogenen Geisteskrankheit, der progressiven Paralyse, eine Überfülle von Untersuchungen. Und doch läßt sich nicht verschweigen, daß diese außerordentliche Forschungsarbeit durchweg am falschen Punkt angesetzt hat. Daß sich bis in die neueste Zeit entgegengesetzte, wenn auch auf Statistiken gegründete Urteile über die Veranlagung zur Paralyse gegenüberstehen, wie Kalb 1916 aus dem Ergebnis einer erschöpfenden Zusammenstellung der diesbezüglichen Literatur schließt, wird uns in dem Augenblicke selbstverständlich erscheinen, in dem wir uns klarmachen, daß fast alle diese Untersuchungen aus der Zeit stammen, da die Zurückführung der Paralyse auf eine Spirochätose unbekannt oder wenigstens hypothetisch war und demgemäß bei allen einschlägigen statistischen Ermittlungen die Paralyse hinsichtlich der Veranlagung nicht anders bewertet wurde wie jede andere Geisteskrankheit. Greift die Ursache der Paralyse an einem ganz anderen Punkte der psychophysischen Person an als diese, so muß naturgemäß auch die Veranlagung zu ihr in einer anderen Schicht derselben gesucht werden. Da indessen die Paralyse sich sowohl biogenetisch als in ihrem „Aufbau" nicht als eine gewöhnliche Geisteskrankheit infolge Hirnlues auffassen läßt, sondern, wie uns gerade neuerdings immer eindringlicher zum Bewußtsein kommt, symptomatisch und nosodromisch mannigfache Beziehungen zu allen möglichen anderen Geisteskrankheiten exogener wie endogener Natur aufweist, wird eine systematische Erforschung der Veranlagung zur Paralyse in jedem Falle auch all jene Sonderanlagen zu psychischen und nervösen Erkrankungen zu berücksichtigen haben, die nicht mit einer Spirochätenschädigung in Zusammenhang gebracht werden können.

Leider ermangelt es sowohl nach dieser wie nach jener Richtung trotz der Fülle statistischer Untersuchungen, die angestellt worden sind, bisher noch an brauchbaren Untersuchungen. Die Gründe hierfür sind nicht schwer zu erkennen. Die Möglichkeit einer einigermaßen sicheren Unterscheidung zwischen paralytischen und anderen psychischen Prozeßerkrankungen ist erst seit einer relativ so kurzen Zeit gegeben, daß wir heute über durchgehende Familientafeln, die sich über mehr als 2 Generationen erstrecken, nur in Ausnahmefällen verfügen können. Alle bisher vorliegenden Untersuchungen, deren Ergebnisse für die Frage nach der Veranlagung zur Paralyse sich verwerten lassen, leiden daher an der Einseitigkeit, daß sie sich entweder auf die unmittelbaren Vorfahren und die Nebenfahren der Paralytiker oder aber auf deren Nachkommenschaft und Geschwisternschaft beschränken, und da diese Untersuchungen jeweils an einem verschiedenen Material gewonnen sind, lassen sich ihre Ergebnisse nur mit Vorbehalt aufeinander beziehen.

Betrachten wir diese getrennt für sich unter dem Gesichtspunkte, welcher bleibende Wert ihnen für die Frage nach der Veranlagung zu Paralyse zuzuerkennen ist, so müssen wir von vornherein alle jene ausscheiden, die sich eindeutig auf die „Gesamtbelastung" der Paralytiker beziehen. Daß Dogmen wie die von französischer Seite aufgestellten, die Paralyse entstehe aus der Degeneration und erzeuge Degeneration, nichts mehr als Wortspiele sind, versteht sich für uns von selbst. Aber auch andere durch scharfe Formulierung bestechende Behauptungen wie Naeckes Schlagwort vom „Paralitico nato", das für uns heute den Sinn einer angeborenen Disposition zur Paralyse hätte, die der Träger dieser Anlage bekommen müßte, sofern er im Leben nur eine Syphilis erwirbt, ist heute problematischer denn je. Vor allem sind die seinerzeit für diese Lehre beigebrachten Gründe völlig hinfällig. Wenn Naecke als ein Hauptargument dafür die aus seinem Material gemachte Feststellung heranzieht, daß beim Paralytiker eine allgemeine Belastung mit Geisteskrankheiten in der Höhe von $45^0/_0$ vorliege, so bedeutete das schon zu einer Zeit, in der die Diemschen und Kollerschen

Statistiken herausgekommen waren, gar nichts. Naeckes Argumentation war also schon widerlegt, ehe Nachuntersucher zu ganz anderen Prozentsätzen kamen. Wenn Pilcz eine Gesamtbelastung bei Paralyse von $19^0/_0$, ja zuletzt Scharncke eine direkte Belastung der Paralytiker mit Psychosen allein oder in Kombination mit Nervenleiden und Potus von nur $9^0/_0$ (bei Männern) bis $13^0/_0$ (bei Frauen) fand, so läßt sich wohl eine endgültigere und gewichtigere Widerlegung der Argumente, mit denen Naecke eine angeborene Disposition zur Paralyse beweisen wollte, nicht denken. Es ist klar, daß damit an sich die Lehre von der angeborenen Paralyse noch keineswegs widerlegt ist. Davon wird später zu sprechen sein. Was die Zahlenangaben von Pilcz und Scharncke anbetrifft, so darf ihr absoluter Wert deswegen nicht überschätzt werden, weil sie von diesen Autoren nicht in Beziehung gesetzt wurden zu den Belastungsquoten, welche sich bei andersartigen Geisteskranken, bei Syphilitikern überhaupt und bei Geistes- und Nervengesunden finden.

Leider fehlen bisher solche Vergleichsuntersuchungen, die alle diese Bedingungen erfüllen. Über die nervös-psychische „Belastung" Syphilitischer, insbesondere solcher, die an tertiärer Lues und an Lues cerebrospinalis erkranken, sind, soviel ich sehe, bislang überhaupt noch keine Ermittlungen angestellt worden.

Dagegen besitzen wir aus den letzten Jahren von Pernet und Kalb zwei größere Reihenuntersuchungen über die „Belastung" von Paralytikern, welche von vornherein unter dem Gesichtspunkte einer Vergleichsmöglichkeit mit der Belastung einerseits bei anderweitigen Erkrankungen des Zentralnervensystems, insbesondere Seelenstörungen und andererseits bei Gesunden unternommen wurden. Obwohl dieselben unabhängig voneinander und jeweils an einem nach Herkunft, Berufsschicht und Bildungsstufe ganz verschiedenen Material von Paralytikern angestellt wurden, führten sie zu einem im Wesentlichen gleichen Ergebnis: Zunächst erwies sich die Belastung mit geistigen Abweichungen jeglicher Art als etwas größer — nach Kalb 2mal so groß — wie bei Geistesgesunden, aber doch als erheblich geringer wie bei psychischen Anomalien resp. Erkrankungen überhaupt, bei welchen sie nach Diem-Koller 9mal so groß ist als bei Geistesgesunden[1]). Pernet will auf Grund dieser statistischen Feststellungen die Belastung mit Geisteskrankheiten als eine Hilfsursache der Paralyse ansprechen, während Kalb — was im Widerspruch zu seiner Statistik steht, die sich angeblich nur auf Geisteskranke bezieht — die geringe Erhöhung dieses Prozentsatzes darauf zurückführt, daß Psychopathen leichter die Bedingungen zum Erwerb einer Lues erfüllten als Normale.

Aus der Kritik, die an diesen verdienstvollen Untersuchungen im einzelnen geübt werden muß, wollen wir hier nur die wichtigsten Punkte herausheben:

1. Bei Pernet umfaßt der Begriff der psychischen Abnormität Geisteskrankheiten, Epilepsie, Hysterie, organische Psychosen, Charakteranomalien und Selbstmord.

---

[1]) Auf Grund von Untersuchungen an einem kleineren, nämlich auf 20 Fälle sich erstreckenden Material kam später Medow zu dem nicht weiter erläuterten Ergebnis, daß „die direkte und Gesamtbelastung der Paralytiker mit Geisteskrankheiten" sich in der Mitte zwischen den von Diem für Gesunde und Geisteskranke gefundenen Zahlen bewege.

2. Das Ergebnis ihrer Vergleichung mit der Belastung Gesunder wird durch die im allgemeinen Teil erhobenen Einwände gegen die Diemsche Statistik Gesunder erschüttert. Diese richten sich, wie wir sahen, vor allem gegen die Überschätzung der Belastung von der väterlichen Seite, die darin liegt, daß z. B. bei konkurrierender Belastung mit Trunksucht des Vaters und Geisteskrankheit der Mutter letztere ganz ignoriert wird zugunsten ersterer und daß ferner unter der Rubrik „Geisteskrankheit" Idiotie und Paralyse der Blutsverwandtschaft wahllos neben manisch-depressivem Irresein, Schizophrenie, symptomatischen Psychosen, Hysterie und anscheinend auch schwerer Psychopathie geführt wird.

In den von mir gesammelten Stammbäumen machen Paralyse und Idiotie in den Seitenlinien und in der aufsteigenden Linie genau die Hälfte der Geisteskrankheiten aus. Danach würden also Momente, die selbst mit den exogenen Grundursachen der Paralyse in sicherer oder häufiger Verbindung stehen, ohne weiteres das Mehr an Belastung mit Geisteskrankheit erklären, das aus den Statistiken Pernets und Kalbs hervorzugehen scheint[1]). Bemerkenswert ist, daß in allen von Pernet und Kalb mitgeteilten Familien die das Nebeneinander von Paralyse und Schizophrenie aufweisen, aber auch schon in den großen Serien der von Hoffmann und Kahn durchuntersuchten Familien in der direkten Aszendenz von Paralytikern nur je ein einziges Mal Schizophrenie und Paranoid vorkommt. Ob das gleiche für das manisch-depressive Irresein gilt, was aus Kalbs Mitteilungen über von Rüdin gesammelte Tafeln solcher Familien mit manisch-depressivem Irresein, in denen neben diesem Paralyse vorkam, hervorzugehen scheint, steht dahin. Pernet führt unter 103 Fällen von Paralyse nur einen Fall mit periodischer Melancholie eines Elter ausdrücklich an. Es ist fraglich, ob dies den tatsächlichen Verhältnissen entspricht.

Betrachten wir die Nachkommenschaft[2]) der Paralytiker auf Grund der diagnostisch zuverlässigeren neueren Ermittlungen, so findet sich zunächst das Auftreten von Paralyse bei Elter und Kind recht selten angegeben. Unter Pernets allerdings für diese Frage nicht besonders geeignetem Material beträgt der Prozentsatz derselben in der Elternschaft seiner Probanden nur 2,9. Unter Kalbs 205 Stammbäumen mit Paralytikern kommt Paralyse bei Elter und Kind unter insgesamt 8 Familien mit familiärer Paralyse, welch letztere sich 3mal in der Form gleicher Erkrankung von 2 Geschwistern, davon einmal bei 3 Geschwistern zeigt, 2mal vor; in einer 3. Familie findet sich Paralyse bei Großmutter und Enkel und in einer weiteren Familie die Aufeinanderfolge: Paralyse der Großeltern väterlicherseits, Paralyse des Enkels unter „Überspringung" des entsprechenden Elters. Das spricht nicht gerade dafür, daß Familien, in denen die Paralyse „zu Hause" ist, (Spielmeyer) häufig resp. so häufig wären, daß daraus eine scharf umschriebene gewissermaßen exklusive Disposition zu Paralyse abgeleitet werden könnte. Hervorzuheben ist, daß von einer Aufeinanderfolge

---

[1]) Pernets Statistik ist in dieser Beziehung wie gesagt nicht eindeutig. Er fand bei 8,7% seiner Fälle Gesamtbelastung mit Paralyse, bei 56,3% Belastung mit psychischen Abnormitäten.

[2]) Es ist bedauerlich, daß unsere Darstellung sich auf eine getrennte Betrachtung der Nachkommenschaft und der übrigen Verwandtschaft von Paralytikern, d. h. auf die Ergebnisse von Ermittlungen stützen muß, die einseitig nach dem Gesichtspunkt: echte Erblichkeit gegenüber Keimschädigung orientiert sind. Es ist zu hoffen, daß eine künftige Bearbeitung unseres Themas erschöpfende Familientafeln wird zugrunde legen können.

Paralyse — juvenile Paralyse bei Elter und Kind von Kalb und Pernet nichts angegeben wird, und auch T. Schmidt-Kraepelin fand eine solche nur bei einem recht geringen Prozentsatz von juveniler Paralyse; wichtig von den Ermittlungen dieser Autorin ist für unsere Frage vor allem die Tatsache, daß von den $25^0/_0$ der Fälle von juveniler Paralyse, in denen sichere Anhaltspunkte für eine syphilitische Erkrankung des Zentralnervensystems bei einem oder beiden Elternteilen bestanden, nur $7,5^0/_0$ auf Paralyse, der Rest, also ein recht hoher Anteil, auf ausgebildete oder abortive Tabes entfiel. Kraepelin hatte seinerzeit bei 316 Paralytikern 9mal Paralyse oder Tabes eines Elters, Meggendorfer, dessen Statistik aus dem Jahre 1920 für diese Frage von besonderem Wert ist, weil von ihm überhaupt nur solche Fälle herangezogen sind, in denen das jüngste Kind des betreffenden Paralytikers mindestens 30 Jahre alt war, unter den Nachkommen von 60 Paralytikern 2 Fälle mit erworbener und 2 Fälle mit fraglicher juveniler Paralyse gefunden. Nur ein einziges Mal findet sich in der älteren Literatur die Angabe (Rieger), daß Paralyse in 3 aufeinander folgenden Generationen aufgetreten sei.

Zieht man für die Frage nach der Anlage zur Paralyse die übrige geisteskranke Nachkommenschaft heran, so stößt man auch bei den neueren Untersuchungen auf ganz verschiedene Angaben. Berze hat vor längerer Zeit angegeben, daß in der Aszendenz Dementia praecox-Kranker auffallend häufig Paralyse und Tabes anzutreffen sei — eine Angabe, aus der Kraepelin und Nonne ohne weiteres auf Keimschädigung geschlossen haben. Diese Behauptung Berzes kann durch das neuerliche Ergebnis von umfangreichen Untersuchungen Meggendorfers als widerlegt angesehen werden, der unter 6 psychotischen Nachkommen aus der Gesamtzahl von 208 durch Paralytiker gezeugten Kindern kein einziges fand, das an Schizophrenie erkrankte, daß dagegen regelmäßig die schizoid-psychopathischen Charaktereigenschaften von Paralytikerkindern auf eine Belastung mit Schizophrenie zurückzuführen waren.

Ein interessantes Gegenstück zu den Ermittlungen Meggendorfers bildet die Tatsache, daß der einzige Fall von Schizophrenie (und von Psychose überhaupt), der sich unter meinem eigenen Material fand, das sich auf die Nachkommen von 24 Kranken erstreckte, welche vorwiegend an sicherer Paralyse, zum kleineren Teil auf dem Boden einer Metalues an mannigfachen Psychosen erkrankten[1]), eine doppelseitige Belastung aufwies.

Der Vater, ein alter Schizoider, erkrankte Ende der 40er Jahre gleichzeitig an Tabes mit Opticusatrophie und „Paraphrenie", endete durch Suicid (anatomisch: klassische Tabes, keine Paralyse); die Mutter, die gleichzeitig mit dem Vater 1907 einen Primäraffekt hatte, hatte bald nach der Infektion einen Abort, $1/_4$ Jahr später den 1., 2 Jahre danach den 2. Schlaganfall mit anderweitigen Zeichen der Hirnlues. Von den zwei 3 und 2 Jahre vor der Infektion gezeugten Kindern erkrankte das ältere ($\mathcal{Q}$) gleichzeitig mit dem Ausbruch der Tabes und Paraphrenie beim Vater an schwerer Katatonie und ist deshalb seit Jahren in einer Irrenanstalt, während das jüngere ($\mathcal{O}$) ausgesprochen heboid ist. Mütterlicherseits war der Großvater derselben ein Querulant, die Großmutter litt an klimakterischer Melancholie, die Großtante war heboid, der Großonkel wahrscheinlich hebephren, sicher imbecill, die Tanten waren egoistisch und mannstoll; väterlicherseits war ein Großonkel merkwürdig, in einer Anstalt, die Brüder sind Sonderlinge.

[1]) Der Wert dieses Materials wird allerdings durch denselben, vorläufig kaum zu beseitigenden Mangel beeinträchtigt, wie die früheren Untersuchungen von Plaut und Göhring, Nonne u. a., nämlich daß die fraglichen Nachkommen sich zur Zeit der Ermittlung noch im Kindesalter befanden.

Die Beweiskraft von Meggendorfers Feststellungen ist um so größer, als dieser Autor selbst ursprünglich auf dem Standpunkte seines Lehrers Nonne stand, nachdem er aus dessen Privatpraxis 6 Fälle ausfindig gemacht hatte, in denen eine Dementia praecox Kinder von Paralytikern oder Tabikern betraf. Auch wenn wir demgegenüber berücksichtigen, daß Schacherl unter 52 Nachkömmlingen von 31 Paralytikern 2 Fälle von Dementia praecox bzw. paranoides und Kalb in einem gerade unter dem Gesichtspunkt der Schizophrenie-Belastung von Rüdin gesammelten Material von 28 Familien 4 solcher Fälle gefunden hat, so läßt sich daraus doch keineswegs eine ursächliche Beziehung zwischen Paralyse eines der Eltern und der Schizophrenie der Kinder ableiten. Daß aber auch dann, wenn Kinder eines Paralytikers Schizophrene sind, eine — und zwar doch wohl nur als syphilitisch aufzufassende — Keimschädigung im Sinne Kraepelins nicht als eigentlicher pathogenetischer Faktor innerhalb des Ursachenkomplexes der Dementia praecox von Paralytikerkindern in Betracht kommt, wird vor allem durch die andere Feststellung Meggendorfers bewiesen, daß von 6 Geisteskranken unter den 183 Kindern, welche nach der Infektion des Elters gezeugt waren, je 2 an manisch-depressivem Irresein, nicht-juveniler Paralyse und Idiotie bzw. möglicherweise juveniler Paralyse litten. Wenn umgekehrt unter den 25 vor der Infektion dieser Eltern gezeugten Kinder keines psychotisch wurde, so ließe sich, sofern man angesichts der auffälligen Niedrigkeit dieser Zahl aus dieser Tatsache überhaupt Schlüsse ziehen will, die syphilitische Durchseuchung des Elters höchstens als ein prädisponierendes Moment ansprechen. Gegen die Annahme einer ätiologisch maßgebenden (in Birnbaums Sinne pathogenetischen) Bedeutung der Keimschädigung für das Auftreten von Schizophrenie bei der Nachkommenschaft Paralytiker spricht aber vor allem, daß in solchen Familien, in denen Schizophrenie und Paralyse angetroffen werden, die erstere bei der übrigen Verwandtschaft viel häufiger als in der direkten Linie auftrat. So fand Kalb in der Verwandtschaft von 28 mit Dementia praecox belasteten Paralytikern die Schizophrenie in der Aszendenz 1 mal, in der Nachkommenschaft 4 mal, in der übrigen Verwandtschaft 23 mal, und zwar etwas häufiger bei Geschwistern als bei indirekten Verwandten. Wenn man auf den ersten Blick geneigt sein könnte, die Tatsache, daß Schizophrenie in der Nachkommenschaft 4 mal so häufig auftrat als bei der Aszendenz dieser Paralytiker, ebenfalls auf die prädisponierende Wirkung einer Fruchtschädigung zu beziehen, so muß demgegenüber geltend gemacht werden, daß in diesen Familien Kalbs fast dieselben Hereditätsbeziehungen vorlagen, welche auf Grund der Ermittlungen in den zahlreichen Stammbäumen von paralysefreien Schizophrenien für diese Erkrankung als typisch angesehen werden dürfen, nämlich der recessive Vererbungsmodus. Noch eindeutiger sprechen in diesem Sinne die weitläufigsten und daher beweisendsten Stammtafeln von Familien, in denen Paralyse und Schizophrenie nebeneinander vorkamen, die von Jolly, Pernet und Economo. Gerade aus diesen geht hervor, daß die Paralyse in Familien mit Anlage zu Schizophrenie wahllos Mitglieder derselben befällt, die nach den Erblichkeitsregeln die Chance hätten, schizoid zu sein, schizophren zu werden oder gesund zu bleiben. Das würde also besagen, daß die Paralyse sich in bezug auf die Auswahl des betreffenden Familienmitgliedes gewissermaßen nicht anders verhält als jede beliebige andere exogene Krankheit. Wenn man außerdem berücksichtigt, daß in den Schizophrenie-belasteten Fällen Kalbs die Paralyse ganz unter dem Bilde der apathisch-dementen Form verlief, so ist es sehr wohl gerechtfertigt, von schizophrenen Paralysen zu sprechen.

Ganz dieselben Beziehungen zwischen endogener Geisteskrankheit und Paralyse lassen sich in denjenigen Familien nachweisen, in denen manisch-depressives Irresein zu Hause ist. Im Gegensatz zu dem schizoiden-schizophrenen Bild und Verlauf jener Fälle geht aus den Stammbäumen Kalbs hervor, daß hier das zyklothyme Gen sich in der Weise bemerkbar macht, daß vorwiegend die affektiven Bilder der Depression und Exaltation evtl. der Angst in die Erscheinung treten. Noch deutlicher tritt dies in den Krankheitsfällen Pernets hervor, die insofern eine wertvolle Ergänzung der Kalbschen Ermittlungen liefern, als Pernet bei seinen Untersuchungen den Nachdruck auf die Beziehungen zwischen dem Krankheitsbild der Paralyse und der prämorbiden Persönlichkeit gelegt hat. Wenn es auch auffällig erscheint, daß zwischen dem von Kalb und dem von Pernet beigebrachten Material das Häufigkeitsverhältnis zwischen Paralyse und manisch-depressivem Irresein einerseits, Schizophrenie andererseits ein entgegengesetztes ist, insofern in den Hereditätsangaben Pernets die Diagnose Schizophrenie bzw. Dementia praecox kaum einmal anzutreffen und nur in wenigen Fällen aus anamnestischen Hinweisen zu erschließen ist[1]), während in Kalbs Statistik 10 Familientafeln mit zirkulärem Irresein 28 mit Dementia praecox und gleichzeitiger Paralyse gegenüberstehen, so muß doch aus den in den wesentlichen Punkten übereinstimmenden Ergebnissen dieser Autoren — einer Übereinstimmung, die um so bedeutsamer ist, als Pernet und Kalb wie gesagt unabhängig voneinander und gleichzeitig dazu gekommen sind — geschlossen werden, daß weder die Anlage zu manisch-depressivem Irresein noch die zu Schizophrenie an sich mit der Disposition zur Paralyse etwas zu tun hat[2]). „Manisch-melancholisches Irresein und Schizophrenie, wenn wir überhaupt an diesen beiden Psychosen festhalten sollen, gehen ihren Erbgang für sich unabhängig von der Paralyse. Die Paralyse schiebt sich gewissermaßen als exogenes Moment zwischen den Störungen der Aszendenz und Deszendenz ein" (Meggendorfer).

Eingehende Nachprüfungen der Beziehungen zwischen Heredität, Charakterologie der Blutsverwandtschaft und prämorbider Wesensanlage der Kranken zu dem klinischen Bild und auch dem Verlauf der Paralyse, die ich selbst bei einem Volksschlag, dem schlesischen, vorgenommen habe, bei dem die affektiven Ausschläge wesentlich geringer und die Besonderheiten der Temperamente ganz andere sind als bei den Volksstämmen, aus denen sich Pernets Material rekrutiert, haben in den wesentlichen Punkten eine Bestätigung der Grundsätze von Pernet

---

[1]) Es mag sein, daß Pernet, indem er seiner Klassifizierung der Bilder die „klassischen" Formen Mendels zugrunde legte, in der Heraushebung der für die Untersuchung wichtigen Punkte aus seinen Krankenblättern die affektiven Züge etwas zu stark unterstrichen hat. Andererseits dürfte das Überwiegen der Schizophrenie gegenüber dem manisch-melancholischen Irresein in der Statistik Kalbs vorwiegend durch die Art der Auswahl des Materials bedingt sein.

[2]) Nicht recht durchsichtig sind die Gründe, warum man (worauf Meggendorfer verweist) seit der Aufstellung dieses Begriffes mit einer gewissen Vorliebe die Dementia praecox, nicht aber das manisch-depressive Irresein auf die Lues des paralytischen Aszendenten zurückgeführt hat.

gebracht, daß der „organische Prozeß der Paralyse die konstitutionelle Affektivität“ oder sagen wir richtiger Affektivität, Temperament
und Naturell — von vorübergehenden exogenen Reaktionserscheinungen abgesehen nur in quantitativer, nicht in qualitativer Hinsicht verändert.

Anscheinend dasselbe gilt für die Beziehungen zwischen Psychopathie
und Paralyse. Soweit Familientafeln vorliegen, geht in Familien, in denen ein
Angehöriger derselben Paralytiker ist, die psychopathische Anlage genau so ihren
Erbgang wie sonst in entsprechenden Familien. So kommt es, daß es offenbar
von regionären Bedingungen abhängig ist, welche Formen der Psychopathie
unter den Nachkommen von Paralytikern bei entsprechenden Nachforschungen
gefunden werden. Meggendorfer fand in München eine relativ große Gruppe
von reizbaren, zornmütigen Psychopathen (Altbayern!), während ich ganz im
Gegensatz dazu in Breslau vor allem einen weichlichen, sozial haltlosen Psychopathentypus überwiegen finde. Auf Grund eigner Erfahrungen bei den naturgemäß seltenen Fällen, in denen man Nachkommen von Paralytikern zu beobachten bekam, die jenseits der Pubertätsjahre stehen, war ich bisher geneigt,
anzunehmen, daß die Söhne von Paralytikern häufig haltlose, sozial schwierige
Psychopathen seien. Die Feststellungen von Meggendorfer scheinen diese
Annahme nicht zu rechtfertigen, insofern dieser Autor unter den direkten Nachkommen nur 16—18$^0/_0$ psychopathische oder neurotische Individuen fand. Da
aber Meggendorfer überhaupt nur die Paralytiker-Nachkommen berücksichtigt, die mindestens 30 Jahre alt waren, meine Beobachtung sich aber gerade auf
solche zwischen dem 20. und 30. Lebensjahre erstreckt, wäre es wohl möglich,
daß es sich bei letzteren um Psychopathien der Übergangsjahre handelt, die
zum Teil erblich, zum Teil konstellativ, nämlich durch nachteilige Erziehungsfaktoren, welche sich aus der beginnenden Paralyse des Vaters ergeben, bedingt
sind. Gegen die Annahme, daß eine luetische „Keimschädigung“ die Schuld an
der evtl. Psychopathie der Nachkommen trägt, spricht vor allem die Feststellung
Meggendorfers, daß der Prozentsatz von Psychopathie und Neurose bei den
vor der luetischen Infektion des Elter gezeugten Kindern ungefähr derselbe
(16) war wie bei den nach dieser gezeugten (18), während umgekehrt zwischen
diesen beiden Gruppen in bezug auf Gesundheit sonst ein erheblicher Unterschied
zuungunsten der letzteren bestand.

Alle bisherigen Feststellungen über diesen Punkt kranken an der Ignorierung
der Charakterologie des Stammes des anderen Elters. Savage hat zuerst darauf
hingewiesen und Bleuler bestätigt es, daß sich Paralytiker meist Frauen von
„sexuellem üppigem Typus genommen haben“. „Nehmen“ die auffällig psychopathischen Nachkommen von Paralytikern ihre Psychopathie vorwiegend vom
nicht-paralytischen Elter[1]?

Die Entwicklung unserer Auffassungen vom „Aufbau“ der Paralyse hat danach den Anschauungen recht gegeben, die vor fast 20 Jahren Fauser in dem

---

[1] Von 4 zwischen 20 und 30 Jahr stehenden Söhnen eines Paralytikers meiner Beobachtung sind 3 pseudologische Typen, von einer ebensolchen Reihe eines anderen (4 Söhne,
Offiziere zwischen 30 und 40) sind 3 Psychopathen mit abnormer Sexualkonstitution: einer
Exhibitionist, einer Nacktkulturfanatiker („Lehmkultus“), einer abnorm hörig. Die gesunde
Mutter ist offenbar latent homosexuell.

Satz formuliert hat: „Die exogene Krankheitsform (sc. der Paralyse R.) bezieht in zahlreichen Fällen einen Teil ihrer Symptome aus dem Symptomenkomplex endogener Krankheitszustände", besteht also auch heute noch durchaus zu Recht. Wenn wir den anderen Satz, den Fauser damals aufstellte: „Die Einteilung in expansive, agitierte, depressive, zirkuläre Formen entspricht ganz denen des manisch-depressiven Irreseins" resp. dem Entartungsirresein, dahin erweitern: „und die übrigen Formen entsprechen den übrigen endogenen Anlagen, so vor allem die ‚stumpf-demente' dem schizophrenen Formenkreise", so entspricht auch er unseren heutigen Anschauungen. Auf Grund neuerer Erfahrungen dürfen wir uns also über den Aufbau der Krankheitsbilder der Paralyse folgende Vorstellung machen: der paralytische Krankheitsprozeß erzeugt außer dem „Achsensymptom" (Hoche) des fortschreitenden Zerfalls des Charakter-„Materials" und sekundär der Charakter-„Qualität" im Sinne von Klages „Randsyndrome", die in der Hauptsache auf Enthemmung oder Verstärkung bald mehr latenter, bald mehr manifester, im wesentlichen durch die Erblichkeitsgesetze bestimmter Züge der Persönlichkeitsanlage hinauslaufen.

Insofern bei bestimmten Paralysekandidaten die Konstitution sich in der Richtung des zirkulären Irreseins oder der Schizophrenie bewegt, treten daher die Eigentümlichkeiten dieser Anlage in der Paralyse besonders deutlich in Erscheinung. Generell läßt sich also sagen, daß die Anlage der seelischen Persönlichkeit für den Aufbau der Paralyse im wesentlichen nur als „pathoplastisches" Moment im Birnbaumschen Sinne in Frage kommt. Die Veranlagung zu jenen Geisteskrankheiten hat aber mit der Disposition zur Paralyse an sich ebensowenig etwas zu tun, wie etwa mit der Disposition zu symptomatischen oder psychogenen Psychosen. Und nur so viel läßt sich über einen Zusammenhang zwischen der zyklothymen oder schizophrenen Anlage und der Paralyse sagen, daß zwischen beiden sozusagen kein exklusives Verhältnis vorhanden ist, wie es anscheinend nach den Erfahrungen der Wuhlgartener Anstalt (s. S. 71) zwischen der Anlage zur Epilepsie und der Disposition zur Paralyse besteht; d. h. während die epileptische Anlage oder die Epilepsie als solche auch bei erworbener Syphilis eine gewisse Resistenz gegen Paralyse schafft, gilt das gleiche offenbar nicht für die zyklothyme und die schizoide Anlage. Vielleicht können wir uns so die diagnostisch ebenso unerfreuliche wie ätiologisch interessante Erscheinung erklären, daß bei der Mehrzahl der Personen, deren Anlage entweder nach der schizoiden, paranoiden, schizophrenen oder der zyklothymen Form oder evtl. nach beiden Formen neigt, die ersten als ausgesprochene Geisteskrankheiten imponierenden Anfälle bzw. Schübe dieser Erkrankungen in eine Zeit fallen, die wir als Inkubationszeit der Paralyse anzusprechen haben, „derart, daß der beginnende paralytische Prozeß zunächst eine Episode jener Erkrankungen auslöst und daß erst diese akuten Psychosen das Bestehen der Paralyse manifest machen"[1] (Schröder).

---

[1] Auf das klinisch außerordentlich wichtige Thema der Beziehungen der Paralyse zu anderen Erkrankungen syphilitisch Infizierter, das uns diagnostisch in der Frage entgegentritt: endogene Psychose im Spätstadium latenter bzw. narbig ausgeheilter Lues oder Prae-Paralyse unter dem Bilde endogener Psychosen? kann hier nicht eingegangen werden. Die ganze Frage bedarf einer neuen Bearbeitung auf Grund erschöpfender Erblichkeits- und Prämorbiditätsuntersuchungen.

Im einzelnen ist freilich auch heute noch die Frage ganz offen, ob gewisse Symptome als homonome oder heteronome Störungen, d. h. als heredodegenerativ angelegte, aber eventuell latent gebliebene und nur unter besonderen pathologischen Bedingungen einmal im prämorbiden Leben zutage getretene (in Kleists Terminologie also etwa symptomatisch, reaktiv oder autochthon labile) Erscheinungen aufzufassen sind, oder aber im Sinne der „Herd-Paralysen" als neu erzeugte Symptome, die allein auf spezifische Lokalisationen des „paralytischen Prozesses" in bestimmten, vorwiegend extracorticalen Hirnteilen zurückzuführen sind, so etwa wie man das Auftreten katatoniformer Psychosen nach nicht luetischen Infektionen auf gliöse, nicht infiltrative Veränderungen im Gehirn bezogen hat (Alzheimer, Schröder, Binswanger und Berger). So ist es z. B. noch ganz unklar, wenn auch dogmatisch gelegentlich das Gegenteil behauptet wird, ob die hypochondrischen Wahnideen, die Angstzustände und vor allem die katatonen Symptome mancher Paralysen, wie sie vor allem Schröder, Reichardt und Häfner beschrieben haben, hereditär bzw. konstitutionell angelegt sind derart, daß, wie es sich etwa Bleuler denkt, der Hirnprozeß eine latente schizophrene Anlage frei macht oder ob sie gewissermaßen nur ein Stück symptomatische Psychose — etwa im Sinne von Hauptmanns Eiweißzerfalltoxikosen — im Aufbau der Paralyse darstellen können, wie Kahn meint, die Zerstörungen im Gehirn und die dauernde Einwirkung der Vergiftung durch Ausfall von Verbindungen oder Abbau höherer Zentren in die Psychomotorik hineinwirken und als katatonisch imponierende Zeichen produzieren, die genetisch mit dem Schizoid nichts zu tun haben? Was besagt in diesem Zusammenhange die neuerliche Angabe Reichardts, daß sich bei den katatonen Paralysen eine Kombination der nach diesem Autor auch sonst bei der Paralyse häufig anzutreffenden relativen Mikrocephalie mit einem auffallend hohen spezifischen Gewicht des Schädeldaches finde, das bei Schizoiden verhältnismäßig häufig sein soll? Über alle diese Fragen dürfte die Erblichkeitsforschung entscheidende Aufschlüsse geben. Ermittlungen nach dieser Richtung, die ich bei den von Häfner veröffentlichten Fällen ausgesprochen „katatoner Paralysen" angestellt habe, sind leider nicht erfolgreich gewesen. Wir sehen, wie die Frage nach der Anlage zu symptomatischen Psychosen auch für das Problem des Aufbaus der Paralysesyndrome von Bedeutung ist. Machen wir uns die Verhältnisse in einer Analogie klar, so würden wir fragen: Entspricht in der Syndromatik der Paralyse das Achsensyndrom des Zerfalls der geistigen Persönlichkeit dem, was bei den symptomatischen Psychosen die Bewußtseinsveränderung bedeutet und entsprechen den „buntschillernden Randsyndromen" (Hoche) die mannigfachen Erscheinungen im Einzelfall einer symptomatischen Psychose, die die Differentialdiagnose mit der Schizophrenie oder dem zirkulären Irresein so schwierig gestalten und den Streit um die Nosologie der symptomatischen Psychosen wach erhalten? Gerade auf die Frage der hereditären Belastung oder der individuellen Disposition einerseits zu symptomatischen Psychosen, andererseits zu Infektionskrankheiten überhaupt, ist bisher systematisch noch nicht geachtet worden, obwohl sie für die Anlage zur Paralyse, d. h. pathogenetisch a priori viel wichtiger erscheint als etwa die Belastung mit Schizophrenie oder zirkulärem Irresein. Nach den bisherigen Ermittlungen und Eindrücken sieht es so aus, als ob sich die Anlage zu beiden Erkrankungen geradezu ausschließt.

Dem entspricht auch die offenbar große Seltenheit der Disposition der Paralysekandidaten zu alkoholischer Degeneration und zu Alkoholpsychosen.
Diese Feststellung ist wichtig gegenüber der gelegentlich geäußerten Vermutung,
daß der Alkohol ein prädisponierendes Moment für den Erwerb der Syphilis-
Paralyse darstelle. Dazu würde wiederum die Angabe Scharnkes passen, daß
die eigentlich schweren Gewohnheitstrinker trotz der besonderen Gelegenheit
zum Erwerb der Syphilis gegen Paralyse gefeit zu sein schienen, während 39%
der Paralytiker früher zwar selbst Potatoren waren, über der Trunkfälligkeit
aber doch nicht ihren Beruf vernachlässigten. Die weiteren Angaben Scharnkes,
daß die Mehrzahl der Paralytiker in gesunden Tagen Menschen seien, die das
Leben ernst oder schwer nehmen, würden mit dem Satze Pilcz' übereinstimmen,
daß „Degeneration im psychiatrischen Sinne geradezu Immunität gegen
Paralyse schaffe". Demgegenüber haben, allerdings wohl vorwiegend aus theoretischen Erwägungen heraus, Kalb und Meggendorfer einen ursächlichen
Zusammenhang zwischen Psychopathie und Paralyse in der Weise angenommen,
daß gewisse, eben psychopathische Verfassungen, z. B. die hypomanische oder
schizoide, eine besondere Disposition zum Erwerb einer Syphilis schaffen würden.
Auf Grund eines Vergleiches meines Materials von sicheren Paralytikern männlichen Geschlechts mit dem von luetischen oder metaluetischen Psychosen oder
von Psychopathen mit latenter Spätlues halte ich beide Anschauungen für einseitig; zum mindesten müßte erst einmal eine vergleichende charakterologische
Untersuchung derjenigen erfolgen, die eine s. v. v. neurophobe und derjenigen,
die eine neurotrope Lues erwerben. Vorläufig, glaube ich, werden wir sagen
müssen, daß „Lebemänner" ebensogut wie Autisten, Skrupulöse wie Hypomaniaci und Leichtsinnige die Disposition nicht bloß zum Erwerb einer Syphilis,
sondern auch zu jenen Momenten in sich tragen können, die die Paralyse erzeugen.
Wenn man andererseits berücksichtigt, daß bei näherer Nachforschung die Fälle
immer häufiger werden, in denen es zur Paralyse kam, trotzdem eine u. U.
häufigere antiluetische Behandlung im Verlaufe der Inkubationszeit derselben
Platz gegriffen hatte, als bei geheilten Luetikern, wird man nicht einmal annehmen können, daß Psychopathie etwa dadurch prädisponierend gewirkt hat,
daß eine etwa daraus entspringende Indolenz gegenüber dem Angestecktsein eine
sachgemäße Behandlung der Lues verhindert hätte. Die allerschwerste allseitige
Belastung mit allen möglichen psychischen Abnormitäten fand ich an meinem
Material nicht bei Paralyse, sondern bei Tabes mit Psychopathie und bei Hirnlues-Psychose, nämlich:

Fall A. Seit vielen Jahren ganz stationäre Tabes mit schizoider Psychopathie ohne
Psychose; 4 von 5 Brüdern schwer schizoide Alkoholisten mit Erregungszuständen, davon
einer an Apoplexie, einer an elementarem Suicid †, ein Neffe Schizophrenie und durch Suicid †. Vater schwer schizoider Alkoholiker, eine Base Paraphrenie, ihre Tochter Schizophrenie mit paranoiden Zügen.

Fall B. Hebephren hypochondrischer Verwirrtheitszustand bei Lues cerebri. Tod an
Pneumonie. Großvater gewalttätig, Vater Alkoholiker; Vater und 4 Geschwister desselben
durch Suicid geendet, ein Vatersbruder sehr jähzornig. Mutter jähzornig, Apoplexien, ein
Bruder derselben an Paralyse †, von 5 Geschwistern 5 klein †. Autopsie: keine Paralyse.

Zu einem ähnlichen Ergebnis scheint auch Meggendorfer gekommen zu
sein, wenn er, allerdings ohne nähere Angaben machen zu können, schreibt,
daß er bei seinen Untersuchungen über die Aszendenz und Deszendenz der Ta-

biker und der geistesgesunden Luetiker in deren Familien recht häufig psychische Störungen gefunden habe. Gegen die Pilczsche Behauptung dürften die fast allseits bestätigten Beobachtungen über das außerordentliche Überwiegen der Prostituierten oder früheren Prostituierten unter den weiblichen Paralytikern sprechen. So gibt neuerdings Hollos an, daß Paralyse bei Prostituierten 5mal so häufig sei wie bei anderen Frauen; Hübner fand, daß unter einem Material von 43 geisteskranken Frauen, die ehemals Prostituierte waren, $21^0/_0$ an Paralyse (im übrigen 3 an Tabes, 2 an Lues cerebrospinalis) litten, während die Gesamtzahl der Paralytiker $13,5^0/_0$ der weiblichen Gesamtaufnahmen in einer Irrenanstalt ausmachte, und nach Scharnke erlagen unter den in der psychiatrischen Klinik der Charité verstorbenen Prostituierten $59^0/_0$, von den übrigen weiblichen Personen dagegen nur $17^0/_0$ der Paralyse[1]). Demgegenüber ist aber die Tatsache im Auge zu behalten, daß in Pernets Paralytiker-Material, das sich ganz ausschließlich aus Angehörigen der höchsten Zivilisationsstufen, die in Städten wohnten, rekrutierte, 116 Männern nur ein einziges Weib gegenüberstand, während das Verhältnis von männlichen zu weiblichen Paralytikern auf Grund der Berechnung an Kliniken und Anstalten, die ihre Aufnahmen gerade aus den sozial niederen und mittleren Stufen beziehen, zwischen 2, 3 und 8 : 1 beträgt. Da es ein Widersinn wäre, anzunehmen, daß in den höchsten Zivilisationsstufen die „Degeneration" nur die Männer, nicht aber die Frauen, beträfe, werden wir diese Gegensätze wohl allein auf die sexualethisch bedingte Verschiedenheit bezüglich der Chance, eine Syphilis zu erwerben, beziehen müssen.

Als negatives Anlagemoment wäre dann weiter die echte Epilepsie zu nennen. Paralyse scheint bei echten Epileptikern überhaupt noch nicht beobachtet zu sein, obwohl nach Angaben von Ärzten der Anstalt Wuhlgarten (zit. nach Scharnke) $6{-}10^0/_0$ der Epileptiker dieser Anstalt Lues durchgemacht hatten.

Sind nach den bisherigen Erörterungen die Anlage zu endogenen Psychosen und psychischen Labilitäten für die Dispositionen zur Paralyse bedeutungslos, so entsteht die weitere Frage, welche sonstigen Dispositionen als Anlagemoment in Betracht kommen. Mustern wir die anderen in der Ätiologie der Geisteskrankheiten gewöhnlich herangezogenen Hilfsursachen, so ergibt sich aus einem Vergleich der statistischen Ermittlungen Kalbs und Pernets mit Diems Statistik über die Belastung Geistesgesunder — ein Vergleich, dem keine kritischen Bedenken entgegenstehen, — ein deutliches Zurückbleiben in bezug auf die Belastung mit Trunksucht, was der oben erwähnten relativen „Immunität" ausgesprochen Trunksüchtiger gegen Paralyse entspräche, auf der anderen Seite entsprechend wiederholten früheren Angaben französischer Autoren eine fast doppelt so starke Belastung mit Apoplexie in der Aszendenz. In welcher Richtung diese Anlage wirken sollte, ist vorläufig noch nicht klar[2]). Bevor darüber Vermutungen angestellt werden, wäre wie für alle Anlagemomente ein Vergleich mit einer gleich großen Zahl nach allen Hilfsursachen eingehend durchforschter Fälle von Hirnsyphilis mit und ohne Psychose, von Tabes mit und ohne

---

[1]) Die Angabe Krafft-Ebings, wonach im Frieden $90^0/_0$ der geisteskranken Offiziere Paralytiker waren, läßt sich für die Dispositionsfrage wohl kaum verwerten.

[2]) Kalb hat gemeint, daß die Erhöhung der Apoplexiequote auf dem wesentlich höheren Durchschnittsalter der Paralytiker beruhe. Wie denkt er sich das?

Seelenstörung und von nicht paralytischen Psychosen bei früheren Luetikern erforderlich. Bei einem solchen Vergleich, den ich an einem allerdings zum Teil aus äußeren Gründen recht kleinen Material durchführte, ergibt sich für die Apoplexie ein sehr hoher Prozentsatz bei den Psychosen von Luetischen und von Nicht-Paralytikern, die spezifische Abweichungen in Blut und Liquor resp. in neurologischer Beziehung (reflektorische Starre usw.) aufweisen, dagegen ein Fehlen der Apoplexie bei den Fällen sicherer Paralyse. Es erscheint daher recht fraglich, ob einer latenten Anlage zur Apoplexie für die Entstehung der gewöhnlichen Paralyse und nicht vielmehr anderer luetischer Prozesse im Gehirn, die evtl. ausgesprochene Psychosen machen, eine Bedeutung zukommt.

	Sichere Paralyse (11 Fälle)	Psychosen od. Psychopathie mit Lues cerebri oder Tabes oder fragliche Paralyse (13 Fälle)[1]
Belastung mit allen in den bisherigen Statistiken aufgeführten Abweichungen	54 (d. h. 5 Fälle ohne jede abnorme Heredität)	85 (d. h. 2 Fälle ohne jede abnorme Heredität)
Geisteskrankheit insgesamt nämlich:	36 (und zwar bei Eltern od. Geschwistern)	23 (und zwar bei indirekter Verwandtschaft od. Nachkommenschaft)
Paralyse	9	7,7
Paranoid	9	15,3
Melancholie	9	
Idiotie	9	
Tabes	18 (b. Eltern od. Geschwist.)	
Trunksucht	9	7,7
Apoplexie	0	23
Selbstmord	9	46

Naturgemäß hat man bis in die letzte Zeit in Abweichungen des Hirnbaues selbst ein Anlagemoment zu Paralyse gesucht. Scharnke hat aus diesbezüglichen Angaben den Schluß gezogen, daß die Paralyse sich in einem Hirn ansiedle, das „anatomisch etwas anders gebaut" sei als das der Mehrzahl der gesunden Menschen. Als Beweis hierfür zieht er einmal das Auftreten von Purkinjeschen Zellen heran, die nie bei Geistes- oder Nervengesunden gefunden würden, und ferner

---

[1] Diese 13 Fälle sind folgende: 2 Fälle mit länger dauernden Verwirrtheitszuständen bei stark positiven 4 Reaktionen, ohne neurologische Symptome von Hirnlues. Autopsie: keine Paralyse, keine typische Hirnlues, Leptomeningitis haemorrhagica, Blutungen im Kleinhirn, Infektion vor wenigen Jahren; 1 Fall ausgeheilter Hirnlues (reflektorische Pupillenstarre) und früher 4 Jahre dauerndes „manisch-depressives Irresein", seit 4 Jahren völlig gesund bis auf die Pupillenstarre; 3 Fälle von depressiv-hypochondrischer Verwirrtheit und Ratlosigkeit bei ausgeheilter Hirnlues (4 Reaktionen +, reflektorische Pupillenstarre). Amentia? Schizophrenie?; 1 Fall schwerster chron. Hirnlues mit unklarer chron. Psychose (seit Infektion bis heute 4 Jahre antiluetischer Behandlung, Besserung); 2 Fälle von Tabes mit hypoparanoischer Psychopathie; 2 Fälle von Tabes mit „Paraphrenia systematica"; 1 Fall von Tabes mit Spätkatatonie (Anmerkung bei der Korrektur: Dieser Fall hat sich inzwischen als Paralyse enthüllt: Tod in paralytischen Anfällen, typischer Hirnbefund der Paralyse) und melancholischen Symptomen; 1 Fall von Tabes mit schwerer reaktiver Melancholie.

die Feststellung von Dibelius über Heterotopien der grauen Substanz und der Stränge des Rückenmarks. Dazu ist zu bemerken, daß die Purkinjeschen Zellen nach Spielmeyer „einen äußerst empfindlichen Apparat" darstellen, der auf die allerverschiedensten Schädlichkeiten mit schweren Veränderungen reagiert und daher ganz regelmäßig bei Hirntumor und anderen Hirnprozessen angetroffen werden, und daß sich die Untersuchungen von Dibelius ausschließlich auf Fälle von Tabo-Paralyse erstrecken, ihre Bedeutung für die Paralyse also erst durch Kontrolluntersuchungen bei reiner Tabes nachgewiesen werden müßte. Gegen die ursächliche resp. prädisponierende Bedeutung von Heterotopien im Zentralnervensystem, an die Scharnke denkt, spricht ferner der Umstand, daß gerade diejenigen Menschen, bei denen von Haus aus bestehende Heterotopien im Gehirn angetroffen werden, nämlich die echten Epileptiker (Volland), nach Scharnkes obenerwähnter Angabe trotz ihrer häufigen syphilitischen Durchseuchung anscheinend nie paralytisch werden. Ein ähnlicher Einwand muß gegenüber Scharnkes Angabe, daß „bei Paralytikern mehr äußere Degenerationszeichen als bei Gesunden" vorhanden sind, geltend gemacht werden, nachdem s. Zt. Bittorf eine Häufung (mehr als 2—3) solcher gerade für die Tabes als charakteristisch bezeichnet hatte. Aber auch abgesehen davon ist Pilcz zu dem entgegengesetzten Ergebnis gekommen wie Scharnke, ja er gibt sogar an, daß bei Paralytikern die sog. Degenerationszeichen viel seltener seien als bei Degenerierten. Inwieweit die von Reichardt neuerdings wieder hervorgehobene relative Mikrocephalie, d. h. ein Mißverhältnis zwischen Schädelinnenraum und Gehirnvolumen gerade für die Entstehung der Paralyse (also wohl prädisponierend) in Betracht kommt, steht dahin.

Eindeutigere Hinweise darauf, daß ein ab ovo abnormer Hirnbau eine lokale Prädisposition für die Ansiedlung des „paralytischen Prozesses" abgibt, glaubt man bei den Fällen von juveniler Paralyse gefunden zu haben, bei der von jeher das starke Befallenwerden des Kleinhirns aufgefallen ist. Auf Grund einer kritischen Würdigung der bisher hierüber vorliegenden histopathologischen Befunde (Sträußler u. a.) ist neuerdings M. Bielschowsky zu dem Urteil gekommen, daß in diesen Fällen eine schwere „degenerative Anlage" angenommen werden müsse, welche „der Entwicklung des späteren paralytischen Prozesses die Wege weise". Es könne, so meint dieser Forscher, nicht als bloßer Zufall gedeutet werden, daß bei der juvenilen Paralyse die an zweikernigen Zellen und an anderweitigen Entwicklungsanomalien reiche Kleinhirnrinde so häufig der Sitz der schwersten paralytischen Veränderungen sei.

Ein kritischer Rückblick über die Hilfsursachen der Paralyse oder anders ausgedrückt über die Bedingungen, unter denen sich bei einem Menschen, der eine Syphilis erworben hat, nach Jahren bis Jahrzehnten ein paralytischer Prozeß entwickelt, zeigt uns, daß bis in die neueste Zeit hinein Momenten eine Bedeutung zugesprochen wurde, die vermutlich gar keine Rolle als Hilfsursache spielen können, oder wenigstens nicht als alter conditio sine qua non in Betracht kommen. Es erscheint uns heute fast unverständlich, wenn sogar noch die gründlichsten Bearbeitungen der Heredität der Paralytiker. die von Pernet und Kalb aus jüngerer Zeit (1916 und 1917), an der ersten conditio sine qua non der Paralyse: der Spirochäteninfektion, achtlos vorübergehen. Unverkennbar liegt dies daran, daß bis dahin die Paralyse einseitig als Geisteskrankheit statt als vorwiegende Hirnkrankheit betrachtet und bei der Untersuchung der Belastung von Paralytikern in einen Topf mit so heterogenen Geistesstörungen wie manisch-melancholischem Irresein, Schizophrenie, Idiotie geworfen wurde. Und doch, wie konnte man sich nach der Sicherstellung der Spirochätosennatur der Paralyse vorstellen, daß eine dieser Erkrankungen für die Anlage zur Paralyse mehr bedeuten könne als ein Hirntumor oder eine Hysterie, oder daß der Zusammenhang mit manisch-melancholischem Irresein resp. Schizophrenie, abgesehen von einer evtl. Erleichterung des Erwerbs einer Syphilis oder der Verschleppung der Infektion, anders liegen könne, als daß die endokrine Anlage zu jenen Geisteskrankheiten jenen Momenten, welche die Syphilis in eine Parasyphilis überführen, Vorschub leistet, d. h. eine Prädisposition im engeren Sinne schafft, entgegengesetzt der endokrinen Konstitutionsanomalie der echten Epilepsie, die eine gewisse Resistenz oder Immunität zu schaffen scheint. Wenn es noch eines Beweises bedürfte, wie die Chancen für eine Paralyse zunächst selbstverständlich von den Chancen zum Erwerb einer Syphilis abhängig sind, so ergibt er sich aus dem Ergebnis einer Gegenüberstellung der oben erwähnten Häufigkeit der Paralyse bei Prostituierten gegenüber dem Verhältnis der Zahl männlicher zu weiblicher Paralytiker in höchstzivilisierten Bevölkerungsschichten, wie es Pernet bei dem Material einer Privatanstalt mit internationalem Aufnahmekreis festgestellt hat (unter 116 Fällen, die sich ausschließlich aus den intellektuellen Berufen und aus Städten rekrutieren, eine einzige weibliche Person!).

Es ist nach dem — wie wir auf Grund unserer kritischen Durchsicht der vorliegenden Erfahrungen wohl sagen dürfen — durchaus negativen Ergebnis der bisherigen Nachforschungen über die Hilfsursachen der Paralyse begreiflich, daß die jüngste Generation von Forschern, die sich mit der Ätiologie der Paralyse beschäftigt haben, das Problem der Paralyse sozusagen aus der Psychiatrie heraus und mehr minder ganz in die Biologie der Spirochätose und die Immunitätslehre verschoben haben. So ignorieren die bekannten Referate von Jahnel und Hauptmann aus dem Jahre 1921 gänzlich alle früheren Untersuchungen über Heredität und Anlage des Paralytikers. Aber auch bei solcher Auffassung bleibt die Frage offen, warum es bei einem Falle zur Lokalisation des spezifischen Prozesses vorwiegend im Gehirn — bei der Paralyse —, bei anderen im Rückenmark — bei der Tabes — kommt. Hierfür könnten in der Tat räumliche Besonderheiten in der Anlage des Zentralnervensystems ausschlaggebend sein. Ebenso denkbar und ernstlich diskutiert ist ein Zusammenhang derart, daß die Bevorzugung des Zentralnervensystems durch den parasyphilitischen Prozeß auf einer gewissermaßen lokalisierten Immunschwäche desselben beruht. Klarfeld hat darauf hingewiesen, daß die Frage, ob der mildere Verlauf der Syphilis bei den Paralysekandidaten auf einer zu schwachen oder aber einer reichlichen Immunkörperbildung der Haut beruht, noch kontrovers ist[1]). Aber auch derjenige, welcher wie z. B. Plaut und Hauptmann, die letzten Ursachen der

---

[1]) Es wäre daher dringend erwünscht, durch entsprechende Versuche festzustellen, ob bei Paralytikern, bei denen durch die bekannten, s. Zt. von Krafft-Ebing veröffentlichten Versuche Hirschls die Unmöglichkeit einer syphilitischen Reinfektion von der Haut aus sichergestellt ist, eine Reinfektion auch von anderen Eintrittspforten in den Organismus etwa durch die Blutbahn oder den Cerebrospinalkanal nicht gelingt.

Paralyse weniger in einer Qualitätsdifferenz der zur Paralyse führenden Spirochäten von anderen Spirochäten, als in einem bereits in der Anlage begründeten abnormen Abwehrmechanismus gegenüber dem Syphiliserreger, d. h. in einer „Umstimmung" der Immunität erblickt, wird sich genötigt sehen, auf die Ursachen für diese Immunschwäche zurückzukommen. Und dann taucht schließlich doch die Frage auf, ob diese Immunschwäche, wie Plaut meint, auf einer erblichen „familiären" Disposition oder aber auf einer erworbenen Anlage beruht. Auch zur Beantwortung dieser Frage können vergleichende Familienforschungen wertvolles Material liefern; so wenn sich z. B. infolge eines glücklichen Zufalls öfters einmal der Verlauf der erworbenen Lues von Kindern, deren Disposition zur Paralyse durch die Paralyse eines Elters erwiesen ist, mit dem Verlauf der Syphilis in einer Familie, in der die Spirochätose eines Elter nicht zur Paralyse geführt hat und Kinder aus der Zeit vor der Ansteckung vorhanden sind, die sich im späteren Leben eine Syphilis erwarben, genau vergleichen ließe. Wenn wir uns vor Augen halten, daß diese Immunschwäche sogar direkt („dominant") vererbt werden könnte, ohne zur Paralyse zu führen, eben weil ein glücklicher Zufall oder charakterliche Momente den Träger einer solchen Immunschwäche vor Ansteckung bewahren, so werden wir von vornherein erwarten müssen, daß die Paralysedisposition sich nicht etwa einfach in der Weise äußert, daß Lues, Tabes, Paralyse nun besonders häufig in der direkten, kollateralen oder indirekten Blutsverwandtschaft eines zur Untersuchung stehenden Paralytikers angetroffen wird. So mag es sich wohl erklären, daß selbst Kalb, der doch offenbar das reichhaltige diesbezügliche Material Rüdins mit verwertet hat, unter 205 genealogisch untersuchten Fällen von Paralyse nur in 8 Familien familiäre (nicht juvenile) Paralysen gefunden hat, und zwar 2 mal bei Elter und Kind, 2 mal bei Großelter und Enkel, davon der eine Enkel mütterlicherseits 2 paralytische Großeltern hatte, von denen der eine seinerseits einen paralytischen Bruder besaß, 3 mal bei Geschwistern, je 1 mal bei Onkel und Vetter. Selbstverständlich braucht diese Immunschwäche nicht, wie Meggendorfer meint, eine generelle Schwäche der körperlichen Abwehrvorrichtungen gegen Infektion darzustellen. Sie könnte ganz spezifisch sein, d. h. nur gegenüber den Spirochäten bestehen. Es wird eine wichtige Aufgabe sein, dieser Frage, die derzeit besonders leicht gegenüber der Malaria geprüft werden kann, systematisch nachzugehen. Von diesem Gesichtspunkt aus werden wir gut tun, die Frage nach der Irresistenz der Paralysekandidaten gegenüber den Spirochäten nicht einseitig unter dem psychiatrischen Standpunkte zu betrachten. Vielleicht wird uns die vergleichende Untersuchung der „Disposition" zu den tertiären Luesformen wertvolle Fingerzeige liefern.

III. Die Veranlagung zu den Seelenstörungen der Rückbildungsjahre.

Von einer Veranlagung zu den Seelenstörungen der späteren Lebensphasen zu sprechen, setzt voraus, daß es überhaupt Krankheitsformen gibt, deren zentraler ätiologischer Faktor in einer krankhaften Steigerung oder einer spezifischen Veränderung derjenigen biologischen Vorgänge zu suchen ist, die wir im weitesten Sinne als charakteristisch für die absteigende Lebenskurve des Einzelindividuums ansehen. Diese stellen sich für unsere heutige Einsicht bekanntlich unter 3 Typen dar, welche auf Abbauprozesse ausschließlich eines der Organsysteme zurückzuführen sind, die für die Funktion des nervösen Gewebes des Gehirns von wesentlicher Bedeutung sind:

1. Die nach jeder Richtung am schärfsten faßbare Involution des Generationsapparates (zum mindesten des Keimgewebes, der Keimdrüsen und der sekundären Geschlechtsorgane) als Grundlage der Umbildung (Bleuler) der „Wechseljahre";

2. die zeitlich wie auch pathogenetisch wenig bestimmbaren Aufbrauchvorgänge, welche sich mit Vorliebe nach der Lebensmitte am Gefäßapparat vorwiegend des Gehirns abspielen und

3. die reinen Altersvorgänge des Gehirngewebes selbst („Involution" im gebräuchlichen Sinne).

Da jedem dieser 3 Prozesse ein von den anderen nicht bloß biologisch, sondern auch anatomisch scharf abgrenzbarer Befund zugrunde liegt, ist es verständlich, wenn man bei der Einteilung der Seelenstörungen der späteren Lebensjahre von diesen 3 Grundtypen ausgegangen ist. Die klinische Erfahrung hat indessen gezeigt, daß damit eine restlose Aufteilung der Fälle, die in diesen Phasen vorwiegend seelische Erkrankungen aufweisen, sich nicht gewinnen läßt. Die überwiegende Mehrzahl derselben läßt sich nicht durch einfache Steigerung der normalen Rückbildungsvorgänge jener 3 Organsysteme erklären. Während man vorläufig geneigt ist, diesen Tatbestand auf das Zusammenwirken je zweier dieser Systemerkrankungen oder je einer derselben mit andersartigen Krankheitsursachen zurückzuführen, besteht naturgemäß auch die Möglichkeit, daß bestimmte Seelenstörungen der späteren Lebensjahre, welche sich klinisch heute noch nicht scharf bestimmen lassen, auf bislang noch unbekannten Altersprozessen anderer Organsysteme als des Gehirnparenchyms, der Gehirngefäße oder der Generationsorgane, d. h. irgendwelcher Stoffwechselorgane resp. innersekretorischer Drüsen beruhen. Zweifellos gehören ihrem Aufbau nach die Psychosen dieser Lebensalter infolge der Verschiedenwertigkeit der maßgebenden ätiologischen Faktoren zu den kompliziertesten, die wir kennen. Dementsprechend ist zu erwarten, daß auch die Veranlagung zu diesen Psychosen eine polyvalente ist und daß bei gewissen Fällen Teilanlagen zugrunde liegen, die unter Umständen in ganz anderen Gebieten der psychophysischen Organisation zu suchen sind, als da, wo man sie bisher gesucht hat — in erster Linie wohl in dem weitverzweigten System der inneren Drüsen überhaupt.

Wenn wir auch bisher noch gar keinen klaren Einblick in das komplizierte Gefüge der ätiologischen Faktoren dieser Alterserkrankungen besitzen, so lassen sich doch schon heute einige typische Zusammenhänge resp. Möglichkeiten erkennen.

Zunächst einmal kann die normale Rückbildung eines jeden der 3 bisher von der Pathologie herausgehobenen Organsysteme eine Erschütterung des psychophysischen Gleichgewichts bilden, auf die der betreffende Mensch entsprechend seiner individuellen Reaktionsbereitschaft reagiert. Die teilweise oder allgemeine Rückbildung des Organismus stellt hier einen Gefährdungsreiz dar: im wahrsten Sinne des Worts erzeugt das Altern eines dieser Systeme ein „gefährliches Alter". Da diese Prozesse artmäßig, d. h. biologisch besonders fest fundiert sind, und zu einer nicht restituierbaren Veränderung der somatischen Verfassung führen, ist ohne weiteres verständlich, daß sie als „agent provocateur" viel bedeutsamer sind wie irgendwelche andere Lebensreize mit Ausnahme der biologisch in qualitativer Beziehung ähnlich zu bewertenden evolutiven Prozesse, vor allem der Pubertät. Wenn wir auch infolge Mangel systematischer Untersuchungen darüber nicht wissen, welche gesetzmäßigen Beziehungen zwischen der Evolution im ganzen und der Evolution der einzelnen Körpersysteme hinsichtlich ihrer provokativen Wertigkeit bestehen, so zeigt uns doch die vorläufige klinische Erfahrung verschiedene Typen.

1. Klimakterium.

Die Gefährlichkeit der beiden wichtigsten Umbildungsperioden im Leben, die durch den Eintritt der Geschlechtsreife und das Erlöschen der Geschlechtskraft bestimmt sind, ist, wie uns die Erfahrung zeigt, vor allem bei den zyklothymen und in noch höherem Maße bei den schizoid Konstituierten resp. bei schizophren Disponierten gegeben. Wir kennen weibliche Individuen, bei denen „schizophrene Reaktionstypen" (Popper) nur 2mal im Leben auftreten, eben nur in den beiden generativen Umbildungsjahren der Pubertät und des Klimakteriums; welche Rolle bei derartigen Fällen anderweitige Reize, d. h. Hilfsursachen exogener insbesondere psychogener Natur spielen, braucht hier nicht erörtert zu werden; genug, daß es bei im übrigen mehr minder latent schizoiden Konstitutionen in den beiden gefährlichen Altersstufen zu anfalls- evtl. schubweisen Psychosen kommt.

In gegensätzlicher Richtung wirkt sich nosotropisch das Klimakterium bei den verschiedenen Formen der zyklothymen resp. manisch-depressiven Konstitution aus. Scheint die Evolution der Pubertät als agent provocateur für die zirkulären, die periodisch manischen und die periodisch melancholischen Unterformen des manisch-melancholischen Irreseins annähernd gleichwertig zu sein, so beeinflußt unverkennbar das Klimakterium die beiden letzteren in gegensätzlicher Weise. Auf der einen Seite zeigt sich, daß die Wechseljahre für die vorwiegend manischen Vertreterinnen des manisch-melancholischen Irreseins nosotropisch fast ohne Bedeutung sind: unter 46 Kranken derart, die neuerdings Lange[1]) klinisch oder katamnestisch bis über die Menopause verfolgen konnte, fanden sich nur 3, die in den klimakterischen Umbildungsjahren erstmals deutlich psychotische Erscheinungen aufwiesen, während bei einem Teil der Fälle das Klimakterium ebensooft scheinbar krankheitsverschlimmernd wie krankheitsbessernd wirkte. Auf der anderen Seite zeigt sich die außerordentliche provozierende Bedeutung des Klimakteriums für die melancholische und die paranoische Disposition in der ungewöhnlichen Häufung depressiver und paranoischer Zustandsbilder in den Wechseljahren — nach Hübner entfallen auf 21 einmalige Melancholien nach dem 50. Jahre nur 2 einmalige Manien —; diese war es ja, die s. Z. Kraepelin den Anlaß zur Aufstellung einer Rückbildungs- (besser Umbildungs-) Melancholie und Kleist den Anlaß zur Aufstellung einer „Involutionsparanoia" (besser klimakterische Paranoia) gegeben hatte.

---

[1]) nach briefl. Mitteilung.

Was die Frage nach der Veranlagung zu einer solchen „Involutionsparanoia"[1]), auf die wir an anderer Stelle zurückkommen werden, anlangt, so liegen bisher über diesen Punkt nur die spärlichen Ermittlungen bei den Kranken vor, die Kleist selbst zu diesem Krankheitsbild Modell gestanden haben. Diese erwecken den Eindruck, daß in der Disposition zu diesem Krankheitstypus neben der zentralen paranoischen Konstitution eine prädisponierende zyklothyme Komponente besteht. Die Angaben über die Erblichkeit beschränken sich in 10 Fällen, die Kleist mitgeteilt hat, darauf, daß bei 4 dieser 10 Kranken in ihrer engeren Verwandtschaft neben unbestimmter Geistesstörung, Involutionsparanoia oder Querulantenwahn, familiäre Melancholie und Suicid vorkamen. Einer strengen Kritik können heute diese Ermittlungen nicht standhalten. Angesichts der Tatsache eines vorwiegend dominanten Vererbungsmodus des zirkulären „Gen", des vorwiegend recessiven Erbgangs des schizophrenen „Gen" ist es sehr wohl denkbar, daß in diesen Fällen nur das erstere, d. h. der zyklothyme Anteil im Aufbau dieser Involutionsparanoia, nicht aber das spezifisch wahnbildende Gen erfaßt wurde.

Dieselbe Erwägung müssen wir auch gegenüber jener Gruppe von Krankheitsfällen anstellen, die trotz Kraepelins Aufteilung seiner „Involutionsmelancholie" unter die Formen des manisch-melancholischen, des präsenilen und des arteriosklerotischen Irreseins verschiedene Autoren wie Bleuler, Bumke und Albrecht veranlaßt haben, an dem Typus einer klimakterischen Melancholie festzuhalten. Legen schon mancherlei nosodromatische und symptomatische Eigenheiten dieser Fälle — einerseits langsamer Anstieg, lange Dauer, relativ häufiger Ausgang in gemütliche Abstumpfung oder Verblödung, andererseits negativistische oder andere katatone Züge, abenteuerliche hypochondrische Wahnideen und dgl. — den Gedanken an eine schizophrene Komponente in der Gesamtkonstitution nahe, so wird eine entsprechende Disposition teils durch positive, teils durch negative Angaben über die Heredität solcher Fälle wahrscheinlich gemacht. Die zunächst merkwürdig erscheinende Mitteilung von Bleuler, daß bei solchen Kranken im Gegensatz zu den Melancholien des engeren manisch-melancholischen Irreseins eine außerordentlich niedere Heredität vorliege, findet möglicherweise ebenfalls in dem vorwiegenden recessiven Vererbungsmodus der Schizophrenie ihre Erklärung. Wichtiger ist in diesem Zusammenhange folgende Angabe H. Hoffmanns: „Bei ... Untersuchungen an manisch-depressiven Familien ... war mir aufgefallen, daß diejenigen zirkulären Probanden, welche, fast möchte man sagen, unerhörterweise schizophrene Nachkommen hatten, bei näherer Betrachtung einige Absonderlichkeiten (sc. im Sinne schizoider oder schizophrener Züge, R.) zeigten. Vor allem trifft dies für die Involutionsmelancholie zu." Bekanntlich gibt es eine Reihe von Fällen klimakterisch erkrankter weiblicher Personen, bei denen es vorläufig noch sehr von der subjektiven Auffassung des einzelnen Diagnostikers abhängt, ob man den Nachdruck mehr auf das paranoische oder mehr auf den depressiven Anteil im Aufbau der Psychose legt. Gerade hier werden wir daran denken, daß eine zirkuläre und eine schizophrene Disposition in ideale Konkurrenz treten

---

[1]) Nach den literarischen Äußerungen zu schließen, hat die Aufstellung einer solchen Krankheitsform wenig Anerkennung gefunden.

(,,Konstitutionslegierung", Kretschmer) und sich dann wohl auch beide bei sorgfältiger Erblichkeitsermittlung nachweisen lassen.

Unter den involutiven Prozessen im Organismus stellt sich das Klimakterium nach seiner psychopathologischen Bedeutung als der vielseitigste dar. Als Umbildungsprozeß der Sexualverfassung kann es auf der einen Seite echte Reaktionen erzeugen, für deren Form die psychische Konstitution resp. Reagibilität bestimmend ist. Auf der anderen Seite kann es, wie Kleist es für seine Fälle von Involutionsparanoia für die hypoparanoische Verfassung geltend gemacht hat, spezifische Seelenkonstitutionen bis zur ausgesprochenen Psychose steigern (homoplastische Wirkungsart) und schließlich psychische Prozesse im eigentlichen Sinne bei Individuen in Gang setzen, deren Anlage dazu nicht hochgradig genug war, um schon durch frühere Lebensreize, insbesondere die Pubertät, manifest gemacht zu werden.

Das gilt vor allem oder in der Hauptsache für die schizophrene Disposition. Berze hat zuerst den fruchtbaren Gedanken geäußert, daß die Dementia praecox überhaupt nicht an eine bestimmte Altersgrenze gebunden sei, so daß — wie er wohl zu Unrecht meinte: unter glücklichen äußeren Umständen — die Anlage dazu bis ins vorgerückte Alter, ja bis ins Senium latent bleiben könne. Auch in der von Bleuler inaugurierten Statistik Wolfsohns über das Erkrankungsalter Schizophrener rangiert das 6. Lebensjahrzehnt noch mit 4%. ,,Manche sog. senile Demenz, mancher senile Verfolgungswahn bedeutet sicherlich nichts anderes als ein spätes Manifestwerden der Praecox-Anlage", so meinte bereits im Jahre 1910 Berze. Später hat Bleuler einerseits den Nachweis erbracht, daß es sich bei seinen Fällen, die Kraepelins Zeichnung des präsenilen Beeinträchtigungswahns entsprachen, um ,,Phasen der Schizophrenie" handelte und zum anderen den Gedanken geäußert, ob nicht bestimmte Fälle von langsam verlaufendem Altersblödsinn, ,,die ganz gleichmäßig bis zum Ende katatone Symptome haben, meist gepaart mit irgendeiner Art Aufregung", durch die senile Hirnatrophie manifest gemachte Schizophrenien darstellten.

2. Sog. Präsenium.

Für die Auffassung der von Kraepelin von dem biologisch wie pathotropisch ganz unbestimmten Begriff des Präseniums[1]) aus zusammengefaßten Formen des ,,präsenilen Irreseins" wird sich dieser Gedanke sicher fruchtbar

---

[1]) 1921 bemerkte ich zu dieser Frage (Zentralbl. f. d. ges. Neurol. u. Psychiatrie Bd. 25, S. 3): ,,Soll der Begriff des Präseniums in der Psychiatrie mehr sein als ein rein orientierender Zeitbegriff, so kann er nur den Sinn haben, daß Vorgänge Platz greifen, die entweder mit dem Erlöschen der Funktion der Generationsorgane oder mit den senilen Prozessen im allgemeinen Sinne in irgendeinem engeren Zusammenhang stehen, also letzten Endes doch wieder als wenn auch ganz ungewöhnliche klimakterische oder senile zu kennzeichnen sind." Heute möchte ich diese Anschauung nach folgender Richtung erweitern: Sofern sich die Mehrzahl der Fälle, die Kraepelin das Modell für seine verschiedenen Formen des präsenilen Irreseins abgegeben haben, nicht als im weitesten Sinne des Worts konstellativ bedingte Sonderformen der Schizophrenie erweisen sollten, wird man daran denken müssen, daß ihnen die sog. Heterochronie der Involution bestimmter Organe der inneren Sekretion zugrunde liegt derart, daß diese aus dem natürlichen und genau abgegrenzten Zyklus der Altersrückbildung aller Teile des Organismus heraustritt und isoliert einem prämaturen Rückbildungsprozeß anheimfällt (Bauer).

erweisen, auch wenn umgekehrt gerade Kraepelin in der letzten Auflage seines Lehrbuchs betont hat, daß ihm die Auffassung gerade der im präsenilen Alter auftretenden Zustände, die mit katatonen Zügen einhergehen, als Spätkatatonien immer zweifelhafter geworden sei.

Von derjenigen Krankheitsgruppe, welche für Kraepelin einst den Krystallisationspunkt seiner präsenilen Psychosen bildete: den präsenilen Beeinträchtigungswahn, kann schon heute nach Berzes, Bleulers und Hoffmanns Untersuchungen als erwiesen gelten, daß er nur eine lebensphasische Spielart jener Wahnkrankheiten darstellt, die erbkonstitutionell in engster Verwandtschaft zur Schizophrenie stehen, oder überhaupt nur, wie Bleuler sich ausdrückt, als eine Phase der Schizophrenie aufzufassen ist. Unter der Rubrik „Dementia praecox und tardive Demenz-Formen" bringt Berze 6 Familien, in denen Kinder eines zwischen 50. und 74. Lebensjahre manifest an paranoider Demenz, an Verfolgungs-, Beeinträchtigungs- oder dgl. -Wahn oder an Melancholie erkrankenden Elters meist um die 30er Jahre an verschiedenen Formen der Schizophrenie erkranken. Es bleibt darnach für diese Krankheitsfälle nur noch zu ermitteln, durch welche Art der Variation im genealogischen Sinne es bedingt ist, daß die Wahnbildung in späteren Lebensjahren manifest wird, als es gewöhnlich bei den „Paraphrenien" der Fall ist.

Eine Sonderstellung unter den Fällen, welche zwar innerhalb des Rückbildungsalters, aber schon in Lebensjahren, welche normaliter noch nicht dem Senium zuzurechnen sind, geistige Erkrankungen aufweisen, nehmen diejenigen ein, die Binswanger s. Zt. zur Aufstellung des Begriffs der präsenilen Demenz geführt haben. Anscheinend handelt es sich hier um eigenartige Aufbrauchkrankheiten auf dem Boden einer minderwertigen, nämlich infantilistisch-asthenischen Anlage des Zentralnervensystems, resp. seiner Gefäße. Welche erbkonstitutionelle Grundlage in diesen Fällen vorliegt, darüber ist nichts bekannt. Benders hat vor Jahren unter der gleichen Bezeichnung Fälle beschrieben, die schwere Zellveränderungen, aber keine senilen oder arteriosklerotischen Prozesse aufwiesen; die spezifische Disposition zu dieser „präsenilen Demenz" ergab sich hier aus der starken gleichartigen Vererbung.

3. Veranlagung zu senilen Seelenstörungen.

Betrachten wir die mannigfachen Bilder, welche in den Jahren, die durchschnittlich als Greisenalter gelten, zur Beobachtung kommen, so lassen sich diese am befriedigendsten in solche trennen, die nur als „verspätete Psychosen" (Kreuser) aus der Gruppe der funktionellen Seelenstörungen aufzufassen, und diejenigen, die auf die vorwiegende Involution des Gehirns zurückzuführen sind. Die Frage nach der Veranlagung der ersteren fällt daher im großen und ganzen mit der dieser Formengruppen selbst, in der Hauptsache also der Disposition zum manisch-melancholischen Irresein und zur Schizophrenie zusammen. Daß in diesen Fällen die physiologischen Altersveränderungen auf seelischem Gebiete das klinische Gesamtbild färben, im Sinne Birnbaums pathoplastisch wirken, erscheint selbstverständlich. Zu erklären bleibt hier also nur die Tatsache der Verspätung des ersten Auftretens derartiger Psychosen. Die Anschauung, daß hier die syntone oder schizophrene Disposition von so geringer Durchschlagskraft sei, daß erst die letzte biologische Gefahrenstation zu ihrem Manifestwerden führe, stellt ja noch keine Erklärung dar. Es liegt nahe, an besondere Gesetzmäßigkeiten in den Beziehungen zwischen den erbkonstitutionellen und den konstellativen Faktoren zu denken, ähnlich denen, auf die neuerdings F. Pick verwiesen hat und die sich in äußerer Analogie zu der innerhalb der Psychopathologie besonders bei der Schizophrenie-Paranoia-Gruppe beobachteten Anteposition als Postposition bezeichnen ließe. Was Pick bei verschiedenen konstitutionell nervösen Leiden, z. B. Basedow, Migräne, Asthma gefunden hat, daß gelegentlich die Nachkommen in späteren Lebensaltern, z. B. Männer erst um das 50. Jahr herum, erkranken wie ihre direkten Vorfahren, könnte u. U. auch bei den in der Lebenslinie dieser Personen bis zum Senium verschobenen Psychosen in Betracht kommen. Im Prinzip wären diese wohl recht seltenen Fälle also nicht viel anders aufzufassen als etwa die echten Umbildungsmelancholien.

Während innerhalb dieser verspäteten Psychosen die nosologische Auffassung der sog. senilen Manien und Melancholien keine Schwierigkeiten bereitet, stehen wir der Frage nach dem Vorkommen von verspäteten Schizophrenien, die erst im Senium zum Ausbruch kommen, ebenso unsicher gegenüber wie den sog. präsenilen Psychosen. Wiederum war es Berze, der der Anschauung Ausdruck gegeben hat, daß zwischen den Fällen, in denen die Elternpsychose (sc. von Schizophrenien) im vierten Lebensdezennium einsetzte, bis zu denen, die man geradezu als Presbyophrenien zu bezeichnen in Versuchung käme, eine förmliche Reihe konstruieren lasse, deren Lücken kaum mehr von entscheidender Bedeutung sein können, oder anders ausgedrückt, „daß manche sog.[1] senile Demenz sicherlich nichts anderes bedeutet als ein spätes Manifestwerden der Praecox-Anlage". Anscheinend aus dieser Auffassung heraus hat dann neuerdings Lenz den Schluß gezogen, daß „unter den Nachkommen von Leuten, die an Altersverblödung leiden, verhältnismäßig oft Fälle von Dementia praecox gefunden werden" und daraus wiederum und aus einer früheren Angabe von Möbius, daß die Leute, die im Greisenalter an ausgesprochenen Geistesstörungen erkrankten, im Leben meist nie ganz normal gewesen seien, gefolgert: „Vielleicht bedeutet schizoide Psychopathie eine Disposition zu Altersverblödung". Wir werden gut tun, uns klarzumachen, daß für eine solche Auffassung keine genügenden klinischen und genealogischen Unterlagen gegeben sind, resp. daß sie nur bei einer stillschweigenden, jedenfalls nicht zulässigen Verwässerung des Begriffs der Altersverblödung als richtig anerkannt werden könnte. Zum mindesten läßt sich die Annahme eines Manifestwerdens einer im früheren Leben latenten Schizophrenie unter dem Einfluß der beginnenden senilen Hirnatrophie nur gegenüber solchen Fällen rechtfertigen, die neben den an sich physiologischen Abbaufunktionen auf seelischem Gebiete schizophrene Symptome bieten, etwa wie Bleuler es beschreibt, „ganz gleichmäßig bis zum Ende katatone Symptome zeigen, meist gepaart mit irgendeiner Art Aufregung". Es erscheint uns bemerkenswert, daß selbst Bleuler, dessen Schizophreniebegriff der denkbar umfassendste ist, sonst nirgends von einer Verwandtschaft zwischen der Disposition zu Schizophrenie und zur eigentlichen senilen Demenz spricht. Mag auch der Begriff der Presbyophrenie bei verschiedenen Autoren einen verschiedenen Inhalt haben[2], so lassen sich doch bisher keinerlei klinische und keine genügenden

---

[1] vom Ref. in Sperrdruck gesetzt.

[2] s. mein kritisches Übersichtsref. Zentralbl. f. d. ges. Neurol. u. Psychiatrie, Bd. 25, S. 20.

genealogischen Anhaltspunkte für die Anschauung ins Feld führen, daß die ätiologischen Faktoren, die zu einer reinen Presbyophrenie oder einer einfachen senilen Demenz führen, in irgendeiner engeren Verwandtschaft zur schizophrenen Disposition stehen.

Wenn wir uns überlegen, daß wir nur da von reiner Presbyophrenie oder seniler Demenz zu sprechen berechtigt sind, wo Reiz- oder vor allem Lähmungserscheinungen im assoziativ-mnestischen Apparat im Vordergrund stehen und daß selbst die gelegentlichen Verwirrungs- oder Erregungszustände im Rahmen des amnestischen Alterssyndroms „symptomatischen Bildern" sehr viel näherstehen, als schizophrenen Verwirrtheitszuständen, so werden wir die Dispositon zu den spezifischen Altersverblödungen von vornherein in anderen Bezirken der Persönlichkeitsanlage suchen als da, wo die schizophrene zu suchen ist, d. h. wenn wir uns an das Klagessche Schema halten, in erster Linie im Bereiche der Mentalität, in zweiter Linie in der einfachen Reduktion der Vitalität der übrigen Systeme, unter deren Wirkung die primitiven und am festesten eingeschliffenen übrigen Anlagen enthemmt werden. Sehen wir von den mancherlei an sich wohl pathognomischen Symptomen ab, die im Grunde reaktive Kompensationserscheinungen i. e. Versuche der Kompensation vorhandener Ausfälle auf seelischem Gebiete darstellen, oder sich am ehesten als Reaktionen auf die innere seelische Situation deuten lassen, so stoßen wir immer wieder auf das Kernsyndrom einer unkomplizierten mnestisch-assoziativen und affektiv-voluntiven Abschwächung, für die wir ja in der einfachen Hirnatrophie den zureichenden Grund finden. Welche Faktoren in diesen reinen Fällen seniler oder „presbyophrener" Demenz zu dem (relativ genommenen) früheren Hervortreten der senilen Involution im Gehirn gegenüber den Rückbildungsprozessen der übrigen Organe resp. Organsysteme führen, worin also in letzter Linie die Disposition zu diesen Seelenstörungen zu suchen ist, darüber ist uns bislang nichts bekannt. Weder die Feststellung Kraepelins, daß unter den Fällen seniler Demenz das weibliche Geschlecht sehr erheblich überwiegt, noch der andere Hinweis dieses Autors, daß unter den spärlichen Angaben über erbliche Veranlagung höchstens die Häufigkeit arteriosklerotischer Erkrankungen bei Eltern und Geschwistern hervortrat, geben uns nach dieser Richtung einen Fingerzeig. Eher wäre dem freilich vorläufig auch vagen Gedanken näherzutreten, ob wir es hier mit der Abnutzung eines abnorm erschöpfbaren Gehirns, einer „Aufbrauchkrankheit" eines von Haus aus schwach angelegten Gehirns zu tun haben. Pathographische Analysen über typische Fälle seniler Demenz stehen bedauerlicherweise bisher noch ganz aus.

4. Veranlagung zu arteriosklerotischen Seelenstörungen.

Zweifellos stellt die Veranlagung zu arteriosklerotischen Seelenstörungen eine recht komplizierte Größe dar, die sich aus wenigstens 2 heterogenen Teildispositionen zusammensetzt. Denn wir sehen ja immer wieder, daß unter den Arteriosklerotikern überhaupt nur ein nicht genau bestimmbarer Teil eine ausschließliche Arteriosklerose des Gehirns bekommt und unter diesen wiederum nicht alle, sondern nur ein überwiegender Prozentsatz neben circumscripten „Herderscheinungen", ausgesprochenere Seelenstörungen bietet, bevor das Grundleiden zum Tode führt. Ob es außer den seelischen Herdsymptomen, welche sich in Form von einfachen oder mosaikartig zusammengesetzten Defekten der Partialgedächtnisse der verschiedenen Sinne und Bewegungsapparate, der Agnosien, Aphasien und Apraxien und eigenartigen Formen von Demenz äußern, spezifisch arteriosklerotische Seelenstörungen gibt, ist bislang noch recht fraglich. Da, wo wir neben einer sichergestellten Atherosklerose des Gehirns solche psychische Abweichungen antreffen, welche sich nicht auf derartige mnestische Defekte zurückführen lassen, scheint es sich meist um Störungen zu handeln, die nur indirekt durch die Gefäßveränderung hervorgerufen und insofern nicht spezifisch sind, als sie bei demselben Individuum durch anderweitige organische Veränderungen, etwa durch eine Hirnlues, eine multiple Sklerose oder dgl., in gleicher Weise hätten hervorgerufen werden können. Nach den verdienstlichen klinischen Untersuchungen, welche de Monchy an 62 Fällen von sicherer Arteriosklerosis cerebri angestellt hat, können wir die hierbei zu beobachtenden Seelenstörungen im wesentlichen in 2 Gruppen trennen: einmal in solche, welche in der Konstitution des Kranken von jeher präformiert waren und durch die Arteriosklerose nur bis ins Krankhafte gesteigert wurden; zweitens in solche, für welche offenbar arteriosklerotisch bedingte Veränderungen der Bewußtseinslage die Grundlage abgeben, auf der Veränderungen der Wahrnehmungen infolge anderweitiger Organstörungen, seien diese selbst wieder arteriosklerotischer oder aber rein seniler Natur, krankhaften Charakter annehmen. So fand de Monchy bei den $10^0/_0$ der Kranken, die frei von seelischen Störungen blieben, keine prämorbide Abweichung, bei $85^0/_0$ der Fälle, die mit depressiven Symptomen einhergingen, eine Anlage zur Depression, bei $70^0/_0$ der Patienten, die Phoneme boten, eine Schwerhörigkeit, bei $54^0/_0$ der Kranken mit nicht intaktem Sehorgan optische Halluzinationen und bei $53^0/_0$ der an Angstzuständen Leidenden Abweichungen des Herzbefundes usf. Nun hat de Monchy sein Material aus einer Klinik für Seelen- und Nervenkrankheiten geschöpft, also aus derjenigen Gruppe von Kranken mit Arteriosklerosis cerebri, die vorwiegend auch seelische Störungen boten. Dementsprechend findet sich in dem Material de Monchys ein relativ sehr großer Prozentsatz, in dem sich schon bei oberflächlicher Erhebung der Hereditätsanamnese Geisteskrankheiten in der indirekten, kollateralen und atavistischen Verwandtschaft ergaben. Natürlich wäre eine eindeutige Beurteilung dieses Ergebnisses nur möglich, wenn die Belastung der mit Seelenstörungen verlaufenden Fälle von Arteriosklerosis cerebri im einzelnen mit der Belastung bei verschiedenen anderen Hirnerkrankungen, die zugleich nervöse und psychische Störungen aufweisen, verglichen werden könnte. Leider stehen dafür noch nicht genügend Unterlagen zur Verfügung: immerhin erscheint es bemerkenswert, daß sowohl die Gesamtbelastung mit allen nervösen und psychischen Abweichungen wie die Belastung mit Geisteskrankheiten allein bei den psychisch gestörten Hirnarteriosklerotikern eine erheblich höhere ist als etwa bei den Paralytikern. So gestaltete sich z. B. das Verhältnis dieser Zahlen einerseits in de Monchys Material und andererseits in meinem Material von Paralysefällen wie 44 : 36 bzw. wie 71 : 34.

Im großen ganzen haben wir also in den seelischen Störungen bei Arteriosklerosis cerebri Randsymptome zu erblicken, in denen eine abnorme erbliche Konstitution des Kranken — in „Reaktion" auf die veränderte psychische Lage oder unter cerebraler Enthemmung — zum Durchbruch kommt. Ob die Arteriosklerose des Gehirns mit Syndromen einhergeht, die nicht unmittelbar Ausfluß der Herdschädigungen sind, hängt somit offenbar ganz von der Belastung mit seelischen Anomalien überhaupt ab.

Über die Veranlagung zur Arteriosklerose der Hirngefäße selbst wissen wir nichts Bestimmtes. Ganz allgemein wird eine spezifische („idiotypische") Disposition zur Arteriosklerose trotz der Bedeutung, die man andererseits äußeren Einwirkungen zuerkennt, angenommen. Es wird auch behauptet (Lenz), daß in einzelnen Familien die Anfälligkeit gegenüber der Arteriosklerose bald eine allgemeine, bald eine regionäre: auf die Gefäße des Gehirns, des Herzens, oder anderer Organe beschränkte sei. Inwieweit dies für die Arteriosklerosis cerebri zutrifft, ist, soviel ich sehe, bisher überhaupt nicht berücksichtigt worden. Hält man sich an de Monchys Krankenblattaufzeichnungen, so könnte man geneigt sein, anzunehmen, daß jene Angabe nicht der Wirklichkeit entspricht. Findet man doch unter seinen 62 Fällen mit sichergestellter Arteriosklerose des Gehirns nur in einem einzigen anamnestistisch die Angabe, daß in der Familie Apoplexie und zwar bei mehreren Gliedern derselben aufgetreten sei.

Irgendeine engere Beziehung scheint, so viel wir bisher sehen können, nur zwischen der Disposition zur Arteriosklerose resp. zur Arteriosklerose des Gehirns und der manisch-melancholischen Verfassung zu bestehen. Nach Rehm ist es eine Tatsache, „daß die chronisch Kranken mit manisch-depressivem Irresein außerordentlich oft an Arteriosklerose des Gehirns leiden, und die allgemeine Arteriosklerose bildet auch die häufigste Todesursache dieser Kranken". Gutstein fand bei der diesbezüglichen Nachforschung (an Hand teils von Krankengeschichten, teils von Sektionsprotokollen) von 76 Fällen von manisch-depressivem Irresein in allen Altersklassen zusammengenommen Arteriosklerose bei Männern in $75^0/_0$, bei Frauen in $60^0/_0$, also gegenüber einer Statistik, die Romberg bei Geisteskranken angestellt hat, das 4—9fache der Form. (Romberg fand bei 734 Männern Arteriosklerose 139mal, bei 703 Frauen 45mal, also in $18^0/_0$ bzw. $6,4^0/_0$.

IV. Veranlagung zu Psychoneurosen und psychogenen Psychosen.

Im allgemeinen Teile unserer Darstellung haben wir auf die grundlegende Bedeutung verwiesen, die der richtigen Einschätzung des Verhältnisses zwischen Konstitution und Konstellation gerade auch für die nosologische Bewertung einer Reihe von funktionellen Krankheitszuständen zukommt, die man heute vorläufig als Psychoneurosen und psychogene Psychosen abgrenzt. Es ist hier nun der Ort, auf diese Zusammenhänge näher einzugehen.

In seinem Entwurf des Aufbaus der Psychosen hat Birnbaum, dem sich z. B. Kahn im wesentlichen angeschlossen hat, die dynamischen Beziehungen zwischen den ätiologischen Faktoren, die für die Entstehung dieser Zustände maßgebend sind, in folgende Skala gebracht: „Absteigen der Konstitution von der Höhe des pathogenen Moments zur bloßen Stellung eines prädisponierenden bzw. pathoplastischen, umgekehrt ein Aufstieg des psychischen Faktors von der bloßen provozierenden evtl. psychoplastischen Bedeutung bis zur pathogenetischen hinauf" resp. „alle nur denkbaren Abstufungen von den psychisch provozierten

Manifestationen einer konstitutiven Hysterie am einen Ende bis zu den psychisch verursachten ‚hysterischen' Störungen der konstitutiv normal Gearteten aus andern". Wir glauben, daß in dieser Skala das Verhältnis der ätiologischen Faktoren zueinander nicht richtig zum Ausdruck kommt, wenigstens wenn wir uns daran halten, daß letztlich durch die spezifische Konstitution, ganz einerlei, um welche Reize es sich handelt, die ein für allemal festgelegte Art der Reaktion auf diese bestimmt wird.

1. Ob ein Mensch auf allerstärkste, lebensbedrohende Reize in kaum erkennbarer Weise „antwortet", entweder infolge einer abnormen Abstumpfung für diese (oder alle) Reize oder infolge einer übernormalen Bremsungsfähigkeit seiner Gemütsentäußerungen, oder ob er durchschnittlich, wie der Normale oder quantitativ oder qualitativ abweichend wie der Hysterische usw. reagiert, das setzt immer eine gleich spezifische, aber immer anders geartete Disposition bzw. Konstitution voraus.

2. Ob ein Mensch auf einen normalerweise stark affektbetonten Reizkomplex für einige Augenblicke mit einer heftigen subjektiven Erschütterung seiner äußeren Geordnetheit oder mit einer Kurzschlußreaktion von einigen Minuten, ob er mit einer ebenso viele Tage oder Wochen dauernden „neurotischen" Reaktion oder mit einer ebenso viele Jahre anhaltenden schizophrenen Reaktion, etwa einem Stupor reagiert: all das zeigt, daß die durch die Entwicklung, d. h. die auf Grund aller früheren Verarbeitungen der Lebensreize allmählich modifizierte Verschiedenheit der Konstitution das Ausschlaggebende ist.

3. Ob ein Mensch auf die Wiederholung desselben Komplexes, z. B. der Untersuchungshaft immer in derselben Form einer Seelenstörung oder jedesmal in einer anderen Form, in diesem Beispiel der „Haftpsychose", reagiert, setzt ebenfalls eine verschiedene Konstitution der reaktiven Labilität (Kleist) voraus.

4. Daß ein Mensch auf einen lebensbedrohenden Reiz nicht deutlich, auf einen differenzierten Reizkomplex wie Liebe, Ehre u. a. beispielsweise mit einer paranoischen Psychose reagiert, auch das setzt eine spezifische Disposition voraus. Immer aber bleibt das Konstitutive pathogenetisch. Dagegen: im 1. Fall liegt der Unterschied der Konstitution in der Empfindlichkeit für diese Reize, im 2. Falle in der Nachhaltigkeit der Reaktion, im 3. Falle in der proteusartigen Vielgestaltigkeit annähernd gleich lebhafter, aber abnorm ansprechender Register und im letzten Falle in der ganz verschieden starken Empfindlichkeit der Register.

Sehen wir uns bei dem, was alles schon als Reaktivpsychose beschrieben worden ist oder als solche gilt, die Reizkomplexe nach ihrer Artung an, so finden wir immer nur solche, die irgendwie das Gefüge der Strebungen oder Triebe zu alterieren geeignet sind.

Durch alle Erlebnisse — möge es sich um die „Überrumpelungserlebnisse" von Katastrophen handeln, oder (was häufiger) um Elementarerlebnisse, die schon in irgendeiner gewissen Erwartung erlebt werden — Unfälle, „Schrecke" gehören öfters dieser Kategorie von Reizen an — oder um Komplexerlebnisse handeln, die sich aus selbstgeschaffenen Lebenssituationen ergaben — durch alle wird die spezifische individuelle: die Wie-Stellung des Ich zur Welt, insbesondere zur Umwelt in Frage gestellt. Während der bisherigen Entwicklung der Psychiatrie sind ihrer sozialmedizinischen Einstellung entsprechend als die sinnfälligsten Erlebniskomplexe von krankmachender Bedeutung folgende herausgehoben und als „Ursachen" der Reaktivpsychosen anerkannt worden: Ehe, Rechtskonflikte, Haft, Berufsschwierigkeiten, Unfälle, körperliche Krankheiten, Glaubens- und mystische Erlebnisse (Hypnotismus, Spiritismus). Die Erfahrung zeigt uns aber, daß damit die Fülle krankmachender Erlebnisse nicht erschöpft ist; daß vielmehr die Kompliziertheit sozialpsychologischen Lebens innerhalb der zivilisatorisch fortgeschritteneren europäisch-amerikanischen Kulturkreise mit ihren Spannungen die Möglichkeiten von Reibungen zwischen Gesellschaft und Einzelpersönlichkeit und damit auch die Reihe der pathogene Erlebnisse allmählich vermehrt hat. Auf der anderen Seite deckt verfeinerte Analyse bis dahin nicht erkannte Konflikte und damit pathogene Erlebnisse auf, wo man mangels besserer Einsicht bisher vielfach zu der Annahme rein autochtonen seelischen Geschehens gegriffen hatte. Fortschreitende sozialpsychologische wie charakterologische Untersuchungen haben uns, wie im allgemeinen Teil dargelegt wurde, die Differenzierung des menschlichen Trieblebens von den niedersten des Nahrungs- und Geschlechtstriebs bis zu den höher- und höchstwertigen, von denen hier nur Erotik, Streben nach Macht, Ehre, Geltung, religiöser und metaphysischer Trieb genannt seien, durchsichtig gemacht. Diese Einblicke werden, davon sind wir überzeugt, für die künftige Auffassung von Wesen und damit auch der Veranlagung zu manchen „funktionellen" Psychosen, vor allem aber zu den Psychoneurosen von einschneidender Bedeutung sein. Neben die grobsinnfälligen Schädigungserlebnisse der ersten Kategorie treten somit als mindestens ebenso bedeutsam die differenzierteren gesellschaftspsychologischen Reizkomplexe, deren erste Aufdeckung als das Verdienst der Psychoanalyse voran Adlers anerkannt werden muß, auch wenn das Wertvollste in charakterologischer und sozial-psychologischer Beziehung von anderer Seite geleistet worden ist. Stecken wir auch hier erst in den Anfängen der Erkenntnis, so läßt sich doch schon heute die Bedeutung gesellschaftspsychologischer Einwirkungen auf vom Stamme her spezifisch krankhaft veranlagte Persönlichkeiten nicht verkennen.

Wenigstens können wir uns nur so Auffälligkeiten erklären, wie z. B. die, daß bestimmte Psychoneurosen bzw. Psychosen wie die Zwangs- und Wahnkrankheiten ausschließlich bei Angehörigen solcher Stände und Berufsklassen vorkommen, bei denen die spezifischen psychischen Spannungen, welche durch die gesellschaftlichen und ständischen Schichtungen innerhalb scharf begrenzter Kulturkreise bedingt sind, denen das Einzelindividuum sich nicht entziehen kann, ihre höchsten Grade erreichen, wie etwa in einzelnen Schichten des sog. Mittelstands, des kleinen Beamtentums, der Lehrerschaft usf. Es kann gewiß kein Zufall sein, wenn ich unter 200 Kranken mit vorwiegender Wahnbildung, die in den letzten 10 Jahren in der Breslauer Klinik zur Beobachtung gekommen sind, und unter den von mir selbst untersuchten Zwangskranken keinen Vertreter des Adels, der industriellen und kaufmännischen Berufe, des Judentums, d. h. der Volksschichten gefunden habe, aus denen sich umgekehrt hierzulande fast ausschließlich die wenigen Vertreter des „syntonen" manisch-melancholischen Irreseins rekrutieren. Welche Züchtungseinflüsse neben den gesellschaftspsychologischen Wirkungen an dieser Erscheinung mit die Schuld tragen, ist vorläufig freilich nicht abzusehen.

Ein tieferer Einblick in die fortlaufenden Beziehungen zwischen autochthonen und situativen Kräften lehrt uns, daß die Unterschiede zwischen den Psychoneurosen und den psychogenen Psychosen ganz relativ sind gegenüber der grundlegenden Tatsache, daß wir es hier insofern mit einer großen Einheit zu tun haben, als es sich bei all diesen Zuständen um Störungen in der Qualität des Charakters (nach Klages), d. h. um konstellativ bedingte Störungen im System der konstitutionellen Triebfedern und Strebungen handelt. Die Verschiedenheit ihrer Form werden wir daher a priori entweder in einer besonderen Komplikation des Antagonismus der einzelnen Triebe oder in einer verschiedenen Beteiligung der übrigen Persönlichkeitskonstituanten resp. in beiden zu suchen haben.

Teilnahmslos nebeneinander oder gar feindlich gegeneinander laufende Auffassungen verschiedener Theoretiker und Empiriker aus dem Kreise der „Normal"- und der Pathopsychologen vereinen sich so zu einem wohlgeordneten, großzügigen Grundbau; Einseitigkeiten einzelner Forscher werden ausgeglichen und der maßgebende Kern ihrer Lehren zu größerer Fruchtbarkeit gebracht.

Es ist anzuerkennen, daß der Grundgedanke, die Neurosen und die Psychosen von nicht destruktivem Charakter mit Ausnahme des manisch-depressiven Irreseins auf eine einheitliche Wurzel innerhalb der Persönlichkeit zurückzuführen, von Freud ausgeht.

Versuchen wir aus seinen Übertreibungen und aus dem Wust phantastischer Adepten herauszuschälen, was für die Frage nach der Anlage zur „Neurose" von Bedeutung ist oder in Betracht kommt, so sind es etwa folgende Grundsätze:

Die Neurosen, einschließlich der Paranoia und „sicherlich" der Dementia praecox haben eine sexuelle Ätiologie, die Neurose entspringt aus dem Konflikt zwischen dem Ich und der „Libido", sie ist gleichsam ein Negativ der Perversion; die Neigungen zu allen Perversionen verraten sich bei allen Neurotikern als Symptombildner, die Symptome stellen die Sexualbetätigung des Kranken dar. Die Neurosen beruhen auf einer angeborenen Verschiedenheit der sexuellen Konstitution, d. h. einer „nach Qualität und Quantität verschiedenen Anordnung der sexuellen Partialtriebe, die zum Teil als letzte Ausläufer einer luetischen Erbschaft (Tabes, Paralyse) der Väter anzusehen sind. Zur Ätiologie der Neurosen gehört alles, was schädigend auf die der Sexualfunktion dienenden Vorgänge einwirken kann." Sie gewinnen ihre Form durch die Art der weiteren unbewußten Verarbeitung, der Verdrängung oder Sublimierung der aus den einzelnen Quellen stammenden Sexualitätseinflüsse. Es darf dabei nicht übersehen werden, daß Freud einmal zugibt, die inneren Bedingungen dieser Verarbeitungsformen seien uns völlig unbekannt, ein andermal eine „Kooperation zwischen konstitutionellen und akzidentiellen Faktoren" annimmt[1]).

Diese Gedanken haben nun — um die bedeutendsten der selbständigen Schüler Freuds zu nennen — bei Stekel eine Verarbeitung in der Richtung gefunden, daß der grundlegende „Konflikt zwischen Ich und der Libido" im wesentlichen Ausfluß eines psychosexuellen Infantilismus sei, während Adler sie unter teleologische Gesichtspunkte gestellt hat, indem er Neurose und Psychose als Kompensationsversuche auffaßt, die „sich aus der verstärkten und zu hoch angesetzten Leitidee des minderwertigen Kindes ergeben"; den Grund resp. die biologische Wurzel dieser Minderwertigkeit sucht er in konstitutionellen Organminderwertigkeiten, aus denen sich das durch die Neurose überbrückte Gefühl der Unsicherheit und

---

[1]) Es ist typisch, daß Freud einerseits zwar den Gedanken des dynamischen Wechselverhältnisses zwischen konstitutionellen und „akzidentiellen" Faktoren zugibt: — „Man kann sich für die Mehrzahl der Fälle eine sog. Ergänzungsreihe vorstellen, in welcher die fallende Intensität des einen Faktors durch die steigende des anderen ausgeglichen wird" —, dann aber die Gegenüberstellung von äußeren und inneren Momenten, von Schicksal und Konstitution als „unfruchtbar" aufgegeben wissen will, da die Verursachung der menschlichen Erkrankung regelmäßig in einer bestimmten psychischen Situation zu finden sei, welche auf verschiedenen Wegen hergestellt werden kann."

Minderwertigkeit ergibt. Neben der Minderwertigkeit des Sexualapparates führt Adler einige aus der Reihe jener Konstitutionsanomalien an, die von Internisten, Pädiatern u. a. auch als Diathesen bezeichnet zu werden pflegen (asthenischer Habitus, exudative oder angioneurotische Diathese, Status thymicolymphaticus, Spasmophilie u. a.). Die Spaltung der Persönlichkeit, die bei jedem Neurotiker und auch nach Adler beim Paranoiker besteht, folgt aus seinem Beherrschtwerden durch eben dieses Gefühl der Unsicherheit und aus seinem Kampf um die Selbstbehauptung gegen dieses Gefühl. Dasselbe formuliert Schilder in dem Leitsatz: „Der psychische Konflikt, das Gefühl des eigenen Ungenügens, das Minderwertigkeitsgefühl, das Bewußtsein der Unfähigkeit, der ethischen Struktur der Welt gerecht zu werden, steht am Eingange der Neurose und Psychose.“

Es kann wohl heute gesagt werden, daß die Widerstände und die Ablehnung, die sich seitens der offiziellen Wissenschaft gegenüber diesen Anschauungen bemerkbar gemacht haben und noch machen, im wesentlichen gegen die logische Struktur der Analyse gerichtet haben, deren Ergebnisse aus diesen Theorien aufgebaut worden sind. Davon ist hier nicht zu reden, uns interessiert vielmehr nur die Frage: welche dieser Anschauungen geben einen tragfähigen Boden für die Lehre von den Ursachen und dem Wesen der sog. Neurosen und der psychogenen Psychosen, oder wenigstens Erfolg versprechende Richtungslinien für ihre Erforschung?

Gehen wir auf die wichtigsten Punkte ein, so muß sich unserer Ansicht nach heute noch immer die Kritik hauptsächlich gegen die Freudsche Fassung des Libidobegriffs richten. Zweifellos wäre eine Verständigung sofort hergestellt, wenn Freud zugeben wollte, daß für ihn Libido einfach identisch sei mit jeder Form von vitalem Trieb und Strebung, d. h. wie für Jung mit „psychischer Triebkraft“ oder dem „Animalischen“ schlechthin oder mit dem, was ganz zweckmäßig neuerdings von Monakow als „Horme“ bezeichnet hat, d. h. den „Urinstinkten oder Urtriebfedern zur Sicherung des individuellen und kollektiven Lebens“. also der „Gesamtheit der Begierden und Triebe, die dem Lebensprogramm des einzelnen zugrunde liegen“. Demgegenüber aber erklärt Freud, daß diese Identifizierung ein Verzicht auf allen Gewinn aus der bisherigen psychoanalytischen Beobachtung darstellen würde; d. h. er hält an den Sonderungen der sexuellen Triebregungen, die er in ihrer erweiterten Form „mit dem Eros des göttlichen Plato zusammentreffen“ läßt, von den anderen im Ich wirkenden psychischen Energien fest. Die relative Bedeutungslosigkeit aller nicht sexuellen Triebregungen für die Entstehung der Neurosen würde anscheinend nach Freud darauf zurückzuführen sein, daß ihre Disposition schon in Entwicklungsstufen vollzogen ist, in denen das „Ich die Überwindung des Lustprinzips (Lust-Ich) durch das Realitätsprinzip (Real-Ich) durchmacht“. Welche Ursachen es bedingen, daß die abnorme Sexualkonstitution des einen Menschen in der Form einfacher Perversion erstarrt, die eines anderen aber zur Verdrängung geführt wird und dann als Neurose in die Erscheinung tritt, bei einem Dritten schließlich der Sublimierung zugänglig ist und evtl. zur Grundlage hochwertiger Schöpfungen (der Kunst usw.) wird, das hat Freud selbst, wie gesagt, zunächst als völlig unbekannt bezeichnet.

Daß bei einer Mehrzahl seiner Schüler und von ihm beeinflußter pädagogischer Seelenforscher diese prinzipielle Einsicht nicht bloß ignoriert, sondern durch Fehlschlüsse überbaut wird, darin liegt der verhängnisvolle Fehler der ganzen Richtung. Greifen wir den m. E. würdigsten der von Freud beeinflußten Pädagogen: Häberlin heraus, so wird bei ihm besonders die Genügsamkeit mit der anamnestischen („psychoanalytischen") Aufdeckung der Entwicklungsgeschichte der beim einzelnen Falle vorherrschenden Syndrome und die fortgesetzte Verwechslung der Ermittlung von psychologischen Zusammenhängen mit der Aufdeckung ihrer (biologischen) Ursachen besonders deutlich. Dies drückt sich darin aus, daß Häberlin geradezu von äußeren und inneren Ursachen spricht, wenn er von äußeren oder inneren seelischen Konstellationen, einerseits von Situationen, andererseits von Gewissen, Schuld u. dgl. spricht.

An einem Beispiele Häberlins, das als typisch gelten kann, sei dies klargemacht: Wenn er bei einem Jungen, der seit seinem 5. Jahre stottert, und zwar besonders bei Worten, die mit A und E anfangen, analytisch aufdeckt, daß dieser das erstemal stotterte, als er von seinem Kindermädchen auf einem Spaziergang in den städtischen Anlagen zur Rede gestellt wurde, nachdem er hinter einer Apollo-Statue „unerlaubte Dinge" gemacht hatte, so ist damit für das „nachzeichnende Verstehen" sicher sehr viel gewonnen, für die Lehre von den Ursachen des Stotterns aber nichts. Die Ursachenforschung würde gerade die Bedingungen zu dieser ersten „Gelegenheit", die nur das Proto-Typ seines von da ab gewohnheitsmäßig im Sinne eines Bedingungsreflexes sich einstellenden Stotterns darstellt, aufzudecken und zu erklären haben, warum eine in jedem Kindesleben so oder ähnlich vorkommende Situation überhaupt in krankhafter Weise erlebt wurde, und wenn schon in solcher Weise, warum in diesem Falle die fragliche Erlebnisart das Prototyp einer „Stotterneurose" wurde, nicht aber etwa eines Zwangsmechanismus oder einer „Angstneurose".

Aus diesem Beispiele Häberlins erkennen wir die Begrenztheit selbst jener psychoanalytischen Richtungen, welche dem sexuellen Faktor keine ausschließliche Bedeutung beimessen. Und doch zielen seine Abgrenzungsbemühungen auf einen spezifischen Unterschied hin, den man machen muß und der von maßgebenden Autoren nicht genügend berücksichtigt wird.

Bezüglich der einseitigen ausschließlich sexuellen Ätiologie scheiden sich von Freud Adler und Schilder; Adler, indem er, den Blick auf die körperliche Konstitution richtend, neben der Sexualminderwertigkeit, wie wir sahen, anderweitigen somatischen Konstitutionsschwächen eine wichtige Rolle für die Genese zuschiebt, freilich ohne im geringsten den Beweis zu erbringen, welchen Anteil die verschiedenen Diathesen, die er gewissermaßen aus dem Lexikon der somatischen Konstitutionspathologie herübernimmt und zur Auswahl anbietet, an der Entstehung der einzelnen Arten von Psycho-Neurosen haben könnten, Schilder, indem er von einer anderen biologischen Einstellung aus den Machttrieb dem Sexualtrieb gegenüberstellt und beide als Ausfluß einer übergeordneten Tendenz des Menschen, „sich in seiner Totalität der Welt gegenüber durchzusetzen", „sowohl Macht- als Sexualwesen zu sein", betrachtet. Das würde im Prinzip auf von Monakows[1] souveräne Auffassung von der „Horme" hinauslaufen, wenngleich dieser Autor selbst diesen Gedanken nicht weiter nachgegangen ist und nur im Vorbeigehen einmal die „Hysterie" eine „komplizierte Reaktionsform des Nervensystems resp. der ‚Horme' bei ungelösten Konflikten zwischen den natürlichen instinktiven Forderungen und der Forderung der Gesittung und Kultur" nennt. Auch Bleuler steht solcher Auffassung ganz nahe, insofern er es als gesichert bezeichnet, daß die „Neurosen", abgesehen von der

---

[1] s. den allgemeinen Teil.

traumatischen Neurose, aus inneren Konflikten entstünden, unter denen keine
so häufig und so leicht krank machend seien wie die sexuellen, und zum Teil
vielleicht auch aus Konflikten mit der Außenwelt, wobei er es aber als noch nicht
entscheidbar erklärt, ob ein solches sexuelles Moment nötig sei. In dem leider
von ihm selbst durch einseitige psychoanalytische Deutereien Lügen gestraften
Satze Stekels, daß das Wesen der Neurose nur durch das gleichzeitige Zusammenarbeiten der somatologischen mit der psychologischen und anthropologischen Forschung zu erkennen sei, dürfen wir nicht nur eine Überwindung der
Einseitigkeit Freuds erblicken, der — fast klingt es unglaublich! — die „vor-
sätzliche Unabhängigkeit" seiner Arbeit von der biologischen Forschung geradezu als einen Vorzug hinstellt, sondern das Programm für alle weitere Erforschung der Psychoneurosen: Die wissenschaftliche Aufgabe der nächsten
Zukunft liegt m. E. also darin, unter rigoroser Nachprüfung der psycho-analy-
tischen Aufstellungen und Deutungen die psychogenetischen Zusammenhänge
aufzudecken und für diese die somatologischen Grundlagen zu finden, bzw. das
Wechselspiel beider in jedem aufzudecken. Es erhebt sich das Grundproblem:
Auf welches Arrangement konstitutiver und konstellativer Faktoren sind die Störungen der „Horme", die sich in so verschiedenen Formen wie „Hysterie", „Zwangsneurose", „Paranoia" usf.
äußern, zurückzuführen? Ganz besonderes Augenmerk wird dabei allerdings
der Rolle der Sexualität als einem sehr wichtigen Faktor in dem System der
Triebe an sich zuzuwenden sein. Dem „Pansexualismus der Psychoanalyse"
gegenüber erhebt sich die entscheidende Frage, ob auch die bei einzelnen „Neurotikern" nachgewiesene oder erschlossene Störung der Sexualformel eine conditio
sine qua non oder eine Begleiterscheinung eventuell eine Folge-
erscheinung der „neurotischen" Einstellung ist.

Als Vertreter der letzteren Auffassung wäre Bumke zu nennen, der z. B.
aus der „hysterischen Veranlagung" das sexuelle Moment trotz der von ihm an-
erkannten Häufigkeit der Frigidität hysterischer Frauen ganz ausschaltet und
das Hervortreten sexueller Momente bei solchen auf die große Rolle, die die
Sexualität im Leben aller Menschen spiele, und auf die stärkere Entäußerung
des Gefühlslebens seitens dieser Personen zurückführt.

Um diese Fragen zu entscheiden, wäre natürlich eine genauere Kenntnis
der psychophysischen Konstitution der nicht-neurotischen Vergleichsfälle erforderlich, d. h. der Fälle, die konstitutionelle Störungen der Sexualität in bezug
auf Triebstärke oder Triebrichtung in relativer Reinkultur zeigen.

Daraus ergibt sich die Bedeutung einer vorurteilslosen Sexualpathologie für die Neurosenlehre. Es ist erfreulich zu sehen, daß gerade dieser Zweig der Pathologie unter dem Einflusse
der neueren Ergebnisse der Lehre von der inneren Sekretion anfängt, aus dem Stadium einer
zu sehr das Sensationsbedürfnis befriedigenden Beschreibung herauszutreten und zu einem
wichtigen Teilgebiet psychophysischer Konstitutionsforschung zu werden, indem sie immer
mehr von der Erkenntnis durchdrungen wird, daß die bis dahin allein für die Sexualität verantwortlich gemachten Generationsorgane in ein außerordentlich kompliziertes System von
Blut- und Gehirndrüsen eingefügt sind, welche die in den Hirnsphären niedergelegten En-
gramme für die Objekte dieses Triebs bestimmen.

Bei aller Verschiedenheit dieser außerhalb der Schulpsychiatrie gewachsenen Lehrmeinungen darf doch wohl heute die Auffassung als allgemeingültig
bezeichnet werden, daß die Psychoneurosen ganz allgemein in der Anlage be-

gründete Reaktionen auf gesetzmäßige Konflikte gerade oder in erster Linie in bezug auf das System der verschiedenen Lebenstriebe spezifisch angelegter Persönlichkeiten mit den Forderungen der Kultur darstellen.

Innerhalb der Psychoneurosen pflegen als Hauptgruppen die hysterischen Zustände und die Zwangsneurose herausgehoben zu werden. Unter den psychogenen oder Situations-Psychosen figurieren nach praktischer Bedeutung an erster Stelle die Haftpsychosen. Indessen zeigt die Erfahrung, daß es hysterische Psychosen gibt, die sich nur nach der Art des konstellativen Faktors, nicht aber sonst von gewissen Haftreaktionen abtrennen lassen.

Worin die **Anlage** zum **Hysterischen** besteht, darüber kann natürlich von vornherein so wenig Einigkeit herrschen als Einigkeit darüber besteht, was als hysterisch gelten soll. Ich habe mich über die Aussichtslosigkeit der Bemühungen, bei dem derzeitigen Standpunkte der Betrachtung zu einer Einigkeit über die Definition des Hysterischen zu kommen, ausführlich ausgelassen[1]). Die Hauptschwierigkeiten einer Abgrenzung sind vor allem dadurch gegeben, daß man sich nicht schlüssig werden kann[2]), ob — wozu Jaspers, Bumke, Bleuler u. A. neigen — die Bezeichnung „hysterisch" für eine bestimmte Sorte psychopathischer „Charaktere", die in stärkster Ausprägung durch die „hysterischen Kanaillen" repräsentiert werden, vorbehalten und die ursprünglich als hysterisch bezeichneten körperlichen Symptome davon als „Primitivreaktion" (Kretschmer) abgegrenzt oder umgekehrt — wie Schneider will — nur die „seelisch entstandenen und seelisch festgehaltenen körperlichen Funktionsstörungen" hysterisch genannt werden sollen, im Gegensatz zu dem „geltungsbedürftigen" Charakter jenes Psychopathentypus, ob man andererseits gewisse kriminell-labile Psychopathen wie die phantastischen Pseudologisten des Worts oder der Tat, die „Mythomanien" moderner französischer Autoren, dem „hysterischen Charakter" zurechnen soll usf. Es ist klar, daß es sich bei all diesen Formen, von denen wir hier nur drei angeführt haben, um eng miteinander verwandte Typen handelt, welche hinsichtlich bestimmter Störungen im Gesamtaufbau der Persönlichkeit, wie ihn uns Klages gezeigt hat, Übereinstimmungen, hinsichtlich anderer, die für das Wesen der Persönlichkeit nicht minder wichtig sind, Unterschiede aufweisen, ohne daß es uns bisher gelungen wäre, das Verhältnis zwischen Übereinstimmungen und Unterschieden eindeutig zu formulieren. So wertvoll zunächst auch die Abgrenzung der „Primitivreaktionen" von den vielleicht als Reflexivbildungen zu bezeichnenden Äußerungsformen des „hysterischen Charakters" sein mag, so ist damit doch noch nicht die Grundstruktur jener eng verwandten Typen ein für allemal erfaßt. Bisher gibt es nur einen, und zwar auch einseitigen und etwas leichthin unternommenen Versuch einer Darstellung dieser Typen, welcher den Gesamtaufbau der Persönlichkeit berücksichtigt: Bleulers Konzeption der gemeinhin als hysterischer Charakter benannten psychopathischen Konstitution. Ausgehend von dem ja freilich sehr der Korrektur bedürftigen Grundgedanken von der synton-schizoiden Einheit jeder, also auch der gesunden Persönlichkeit

---

[1]) Arch. f. Psychiatrie u. Nervenkrankh. Bd. 66, S. 402.

[2]) In den Kreisen der französischen Psychiater z. B. besteht in dieser Beziehung dieselbe Uneinigkeit wie unter den deutschen Forschern.

kommt Bleuler zu der Auffassung: „Wenn man von der Neurose das abzieht, was nicht dazu gehört, die Neigung zu Primitivreaktionen, die meist als hysterisch bezeichnet ist, ... so sind die übrigen Neurosen alle bloße Manifestationen, der — an anderer Stelle heißt es: identisch mit den — schizophrenen Mechanismen der Absperrung, Spaltung, Symbolik, der Tätigkeit des Unbewußten"; und weiter: „Die Hysterie ist eine schizophrene Reaktion bei gehobenem Selbstgefühl und manie-ähnlicher Beweglichkeit der Affektivität resp. einem dem manisch-syntonen sehr ähnlichen oder gar mit ihm identischen — oft hereditär auf einen synton-submanischen Typus zurückzuführenden — Temperament ... unter Mitwirkung von Flucht in die Krankheit, Krankheitsgewinn, Darstellung der Krankheit u. ähnl."

Daß an dieser Anschauung Bleulers ein richtiger Kern ist, scheint mir zweifellos. Sofern man es für heuristisch wertvoll ansieht, die psychologischen Übereinstimmungen, Ähnlichkeiten und Unterschiede zwischen den psychopathologischen Mechanismen herauszuarbeiten, wird man wohl nicht bestreiten können, daß die Grundzüge des hysterischen Charakters, wie er bei bestimmten weiblichen Individuen — und doch wohl fast nur bei solchen — vorkommt, die das Modell für alle analytischen Beschreibungen desselben abgegeben haben, mit nichts so viel Ähnlichkeit haben wie mit den schizophrenen Mechanismen. Für einen „syntonen" Beobachter werden die Doppelzügigkeiten und Sprunghaftigkeiten, die Negativismen und Sperrungen, kurzum die ganze Unberechenbarkeit derartiger hysterischer Persönlichkeiten wohl sicher nicht sehr viel verständlicher sein als die schizophrenen oder die Doppelzügigkeiten der Zwangskranken. Was jedem dieser 3 Sondermechanismen seine spezifische Note gibt, das freilich fühlen wir bisher nur dunkel, ohne es fassen zu können. Sicher aber werden alle drei uns nur von einer lebensnahen Gesamtauffassung der Persönlichkeit her, so wie sie etwa Klages vermittelt hat, durchsichtiger. Und hier ist nun zu sagen, daß die Mechanismen des hysterischen Charakters niemals allein von der Geltungssucht her verständlicher werden, auch wenn der krankhafte Geltungstrieb sich ihrer bedient. Aber warum er sich gerade dieser Mechanismen bedient, hat uns alle bisherige Einfühlung nicht erklären können. —

Nichts beleuchtet die Unklarheit über die Frage der Veranlagung zu „hysterischen" Erscheinungen besser als folgende Ausführungen eines Nicht-Psychiaters, von Lenz:

„Einige Psychiater nehmen an, daß die hysterische Veranlagung in den Rahmen der schizoiden gehöre. Unzweifelhaft bestehen auch gewisse Ähnlichkeiten, so vor allem die „autistische" Einstellung auf das eigene Ich. Andererseits scheinen mir doch wesentliche Unterschiede zu bestehen: die schizoiden Psychopathen sind meist mehr oder weniger gemütsstumpf; die hysterisch Veranlagten meist in lebhaften Gemütsbewegungen. Den Schizoiden ist es ziemlich gleichgültig, welchen Eindruck sie machen, den hysterisch Veranlagten kommt alles auf den Eindruck an. Mir sind Familien bekannt, deren Mitglieder sehr deutlich nur den einen von diesen beiden Typen, andere, welche ausgesprochen den anderen zeigen. Daher glaube ich nicht an eine nähere Verwandtschaft oder gar Gleichheit beider Veranlagungen. Die biologische Erforschung der hysterischen Veranlagung ist gegenwärtig bei den Psychiatern wenig beliebt, offenbar vor allem deshalb, weil sie so schwer in ihren Kennzeichen faßbar ist. Hysterische Erscheinungen können bei sehr verschiedenartigen Geistesstörungen, insbesondere bei Schizoiden und Manisch-Melancholischen und schließlich auch bei normaler Veranlagung vorkommen. Das, was man „hysterischen Charakter" genannt hat, scheint auch mir in das Gebiet der schizoiden Psychopathie zu gehören. Andererseits aber kann abnorme „Wunschbestimmbarkeit" — und in dieser erblickt Lenz den Grundzug alles Hysterischen, wofür er daher den Namen „Orgoristie" vorschlägt — „sicher auch ohne schizoide oder manisch-melancholische Veranlagung bestehen."

Über die Vererbbarkeit jener Konstitution, welche bisher in der Psychiatrie „hysterischer Charakter" genannt wurde, wissen wir bislang merkwürdigerweise gar nichts.

Über die Erblichkeit der Disposition zu hysterischen bzw. „Primitivreaktionen" (Kretschmer) liegen zunächst die Ermittlungen von Medow vor, welche sich auf 5 Kranke mit hysterischen Anfällen, je 2 Fälle von „hysterischem Stupor" und Unfallhysterie und 5 Haftpsychotiker beziehen. Medow gibt an, in „mindestens der Hälfte" dieser Fälle eine direkte gleichartige Vererbung des reaktiv psychopathischen Grundzustandes, und zwar 3 mal in der Form gleichartiger Psychose, 6 mal in der Form gleichartiger Konstitution, bei letzteren 6 Kranken außerdem noch in der kollateralen und indirekten Verwandtschaft 2 mal gleichartige Psychosen und bei einer größeren Zahl aller Fälle dieselbe Konstitution, 2 mal bei letzterer Schizophrenie, dagegen niemals manisch-melancholisches Irresein gefunden zu haben. Leider sind die Angaben Medows zu kurz gehalten, um als eindeutig angesehen werden zu können. Dasselbe gilt von der Angabe des Hygienikers und Erblichkeitsforschers Lenz, daß „nach seinen persönlichen Beobachtungen Erbanlagen, welche hysterische Veranlagung bedingen, sich in der Regel dominant zu verhalten scheinen". Das Beispiel, das Lenz in diesem Zusammenhange anführt, zeigt indessen, wie weit dieser Autor den Begriff hysterisch faßt (s. o.).

Lenz denkt auch an die „Beteiligung geschlechtsgebunden-dominanter Anlagen" bei der „Hysterie", und zwar auf Grund folgender Erwägungen: „Von der Hysterie wird gewöhnlich angegeben, daß sie mehrfach (bis zu 10 mal) häufiger beim weiblichen Geschlecht als beim männlichen sei. Die Erfahrungen des großen Krieges haben gezeigt, daß hysterische Veranlagung auch bei Männern sehr viel häufiger ist als man früher annahm. Kraepelin hat am Material psychiatrischer Kliniken, wohin gewöhnlich nur besonders schwere Fälle von Hysterie kommen, eine Verhältniszahl von nur 1 : 1,9 bis 1 : 2,3 zuungunsten des weiblichen Geschlechts gefunden. Wenn man annimmt, daß gerade bei schwerer Hysterie die äußeren Anlässe im Vergleich zur Erbanlage eine geringere Rolle spielen, und daß also diese Zahlen dem Verhältnis der Veranlagung in beiden Geschlechtern näher kämen als die sonstigen Zahlen, so könnte man an die Beteiligung geschlechtsgebunden-dominanter Anlagen denken."

Veranlagung zu psychogenen Psychosen.

Von einer auch nur einigermaßen befriedigenden Darstellung der Veranlagung zu den psychogenen Psychosen im engeren Sinne kann deshalb heute nicht die Rede sein, weil sich bei näherem Zusehen die überraschende Tatsache ergibt, daß wir es hier mit einem Gebiet zu tun haben, über das zwar eine große Literatur vorliegt, aber nur verschwindend geringe Untersuchungen, welche sich mit der uns beschäftigenden Frage befassen.

I. Wenden wir uns zuerst dem am meisten durchforschten Formenkreis,

den Haftpsychosen

zu, so muß von vornherein festgestellt werden, daß auch die gründlichsten und verdienstvollsten Bearbeiter derselben die äußeren Schwierigkeiten, welche sich einer biographischen, insbesondere der genealogischen Erfassung entsprechender Persönlichkeiten entgegenstellen, nicht überwinden konnten. Die Ergebnisse derselben sind dadurch, daß sie durchweg auf nicht objektivierten Ermittlungen fußen, mit einer gewissen Skepsis zu bewerten.

Betrachten wir zunächst die jüngsten Untersuchungen, welche von neueren Gesichtspunkten aus bei den Haftpsychosen angestellt worden sind, die von Foersterling, so ist es zu bedauern, daß dieser Autor sein Augenmerk nur den paranoiden Syndromen der Haft zugewendet hat. Als das wichtigste seiner Feststellungen über die Veranlagung zu den paranoischen Reaktionen in der Haft ist anzusehen, daß bei Kranken derart eine sehr große Belastung in bezug auf Kriminalität von seiten der Aszendenz und in den Seitenlinien, eine geringe Belastung mit Psychosen und eine etwas größere mit Geistesschwäche und Potatorium vorlag. Vor allem aber war in kaum einem Falle etwas Paranoisches in der Verwandtschaft selbst nachzuweisen; nur je einmal wurde von fixen Ideen und hypochondrischen Zügen berichtet.

Als genealogischer Unterschied zwischen den reaktiven Fällen und 2 weiteren Kranken mit paranoiden Bildern, die in Heilung ausgingen auf der einen Seite und den 12 später schizophren-paranoid werdenden Kranken ergab sich ein Zurücktreten der Belastung mit krimineller Konstitution und ein stärkeres Hervortreten von Alkoholismus des Vaters bei letzteren. In Übereinstimmung damit steht vielleicht die Angabe Kraepelins, daß mehr als $^1/_3$ der Fälle von „Gefangenenwahnsinn" von trunksüchtigen Eltern stammten und außerdem ungewöhnlich oft erbliche Belastung zeigten. Überraschenderweise allerdings wieder gibt Kraepelin eine „verhältnismäßig" geringe erbliche Belastung von den Fällen mit präsenilem Begnadigungswahn an. In keinem der sicher reaktiven Fälle Foersterlings entspricht dem Hervortreten paranoider Züge der Haftpsychose eine manifeste gleichartige Anlage der nächsten Verwandtschaft. Es bleibt daher nur die Alternative, daß die Angaben über diese Anlage unvollständig sind, oder daß die paranoide Färbung der Bilder als Oberflächenerscheinung angesprochen, d. h. auf „Hysteriesimulation", Induktion, Nachahmung zurückgeführt werden muß und von keinem größeren Krankheitswert ist als die daneben noch da und dort zutage tretenden hysterosomatischen Symptome. Aus den Krankenblättern Foersterlings läßt sich erkennen, daß neben den paranoiden Symptomen in jedem Falle auch sonstige haftpsychotische Symptome angetroffen werden. Dem entspricht der neuerliche Hinweis von Brychowski, daß sich in jedem Falle von Haftpsychose Züge der verschiedensten als Haftsyndrome bekannten Bilder nachweisen lassen. Konstitutionspathologisch beschränken sich die diesbezüglichen Angaben durchweg leider auf unbestimmte Hinweise auf eine außerordentlich häufig vorhandene psychopathische Konstitution.

Was die Veranlagung zu der besonders charakteristischen Gruppe der „wahnhaften Einbildungen Degenerierter" anlangt, die zwar, wie Kehrer nachweisen konnte, als solche durchaus kein Privileg der Häftlinge sind, bei denen sie von Birnbaum zuerst und ausschließlich beschrieben worden sind, wissen wir genealogisch bisher leider gar nichts. Nur Kraepelin gibt an, daß diese wahnhaften Einbildungen gewissermaßen durch die Haft verschlimmerte Ausdrucksformen eines von Haus aus lügen- und schwindelhaften Wesens darstellten.

Das brauchbarste Material für die Beurteilung der Veranlagung zu den Haftpsychosen überhaupt stellt noch heute das vor mehr als einem Jahrzehnt von F. Stern bearbeitete dar. Es ist für unsere Frage deshalb von besonderem

Wert, als Stern in der Lage war, bei einem überwiegenden Teil seiner Fälle —
in 26 von 34 — durch Katamnesen den rein reaktiven Charakter der Seelenstörung im Sinne echter Haftpsychosen nachzuweisen. Trennen wird die wichtigsten seiner Ergebnisse unter dem Gesichtspunkte der Erblichkeit und der Indi-
vidualgeschichte, so ergibt sich folgendes:

1. Die Stärke der erblichen Belastung tritt ohne weiteres in die Augen,
wenn wir den Sternschen Berechnungen die aus der Diem-Kollerschen Statistik sich ergebenden Grundzahlen an die Seite stellen:

	nach Diem-Koller	bei Haftpsychosen nach Stern
Direkte Belastung durch Psychose, Potus, Nervosität, Gewohnheitsverbrechertum	bei Gesunden 33% Geisteskranken 50—57%	73%
Direkte Belastung durch Potus allein	bei Gesunden 11% Geisteskranken 13—21%	mehr als 30%
Belastung durch Psychosen der Verwandtschaft	bei Gesunden 7% Geisteskranken 30—38%	20%

Leider sind innerhalb der Gesamtbelastung, wie sie Stern angibt, nachträglich die einzelnen Faktoren voneinander nicht mehr zu trennen, insbesondere
läßt sich nicht die reaktive Belastung von den übrigen Dispositionen trennen.

Für die richtige Einschätzung von Sterns statistischen Ergebnissen von
Wichtigkeit ist die neuerliche Feststellung von Reiß, daß in der Verwandtschaft
von 131 Schwerverbrechern eines Zuchthauses nur je 2mal bei der Mutter und
einer Schwester hysterische Störungen, ferner insgesamt nur 3mal Schizophrenie,
dagegen 9mal Epilepsie nachweisbar waren. Statistisch besonders gut vergleichbar mit Sterns Ermittlungen sind weiter zurückliegende und daher mit einer
gewissen Skepsis aufzunehmende Untersuchungen dreier italienischer Autoren
über die direkte Belastung von Schwerverbrechern. Aus diesen von Kurella
mitgeteilten Berechnungen, deren Resultate für Trunksucht zwischen 16 und
46%, für Kriminalität zwischen 4 und 44%, für Geisteskrankheit zwischen 7
und 8%, für Epilepsie zwischen 1,7 und 8% schwanken, würde sich, wenn man
diejenigen von jedem einzelnen Autor angegebenen Zahlen für diese 4 Kategorien zusammenrechnet, welche ungefähr mit den von Stern zusammengefaßten
übereinstimmen, ein Mindestsatz von 65% ergeben. Anscheinend beziehen sich
diese Untersuchungen der italienischen Autoren auf Gewohnheitsverbrecher, bei
denen Haftpsychosen nicht besonders hervorgetreten sind.

2. Was die genaue Erforschung der Prämorbidität der Haftpsychotiker
durch Stern anlangt, so ergaben sich dabei zahlreiche hysterische Reaktionen
aller Art und durchweg psychopathische Konstitutionen, aber relativ selten
Anzeichen für hysterischen Charakter im gebräuchlichen Sinne; wo dies doch
der Fall war, handelte es sich meist um Kombination mit angeborener Geistesschwäche (Debilität). Relativ häufig (in 33%) wurden frühere Kopfverletzungen
angegeben, seltener Alkoholmißbrauch. Ebenfalls relativ häufig ließ sich ein di-
rektes Verhältnis zwischen der Schwere der psychopathischen Konstitution und

der Schwere der Reaktion in bezug auf Ausmaß oder Dauer nachweisen. Bemerkenswert ist, daß nur gelegentlich homoforme Rezidive (z. B. 5mal Stupor nach jeder Verhaftung) ermittelt werden konnten, so daß s. Zt. Stern sich zu dem Schluß gedrängt sah: „Wir sind weit entfernt, schon jetzt in der Form der Psychose die Weiterentwicklung bestimmter konstitutioneller Abweichungen zu erkennen."

II. Sehr viel dürftiger als bei der praktisch wichtigsten Gruppe der Haftpsychosen sind die Ergebnisse der bisherigen Ermittlungen über die Veranlagung bei den durch anderweitige Außenerlebnisse hervorgerufenen psychogenen Psychosen. Systematische Untersuchungen, die sich gleicherweise auf Erblichkeit und Individualkonstitution derartiger Kranker beziehen, liegen bisher nur bei den wenigen von mir veröffentlichten Fällen von spiritistischen Psychosen vor, auf die wir weiter unten zu sprechen kommen werden.

Besonders zu bedauern ist, daß die massenhaften Fälle von Reaktivpsychosen, die während des Kriegs durch vorwiegend seelische Schädigungen des Heeresdienstes, insbesondere die Schreckwirkungen der Front ausgelöst worden sind, aus äußeren Gründen keine derartige Bearbeitung erfahren haben. Leider gilt dies auch von den an sich dankenswerten Veröffentlichungen über Schreckpsychosen der Front von seiten Kleists und den von ihm angeregten, von Ruben durchgeführten Untersuchungen der psychogenen Psychosen bei einem Vergleichsmaterial von im Heimatsgebiete psychotisch gewordenen Kriegsteilnehmern. Das Ergebnis aller dieser Untersuchungen, denen noch diejenigen von Wetzel über die Shokpsychosen von Frontsoldaten an die Seite zu stellen sind, nämlich daß immer oder wenigstens bei einem sehr hohen Prozentsatz dieser Fälle eine krankhafte Veranlagung, nach Wetzel etwa im Sinne von Ängstlichkeit, Reizbarkeit, seelischer Weichheit und Debilität vorlag, sagt uns allzu wenig. Hat doch auf der anderen Seite z. B. Fraenkel von den sog. Kriegsneurotikern, also sich durchweg in grobkörperlichen Symptomen entladenden Hysterikern angegeben, daß er bei 61 von 72, das sind $85^0/_0$, deutliche psychopathische Konstitution, aber auch unter den übrigen $15^0/_0$ keinen einzigen Fall angetroffen habe, „der wirklich das Bild einer absolut normalen Persönlichkeit geboten hätte". Eigene, an vielen Hunderten derartiger Personen gründlich durchgeführte Analysen haben Kehrer s. Zt. zu demselben Ergebnis geführt und darüber hinaus gezeigt, daß fast in jedem Falle direkt oder indirekt aus der subjektiven Vorgeschichte der Kranken eine spezifische Disposition zu der Art und Lokalisation der hysterischen Symptome nachweisbar war. Eine restlose Objektivierung dieser Ergebnisse insbesondere in der Richtung erblicher Ermittlungen hat sich aber leider s. Zt. nicht durchführen lassen.

III. Ein Gegenstück zu den Haftpsychosen, in genetischer Beziehung ihnen sehr ähnlich angesichts der Tatsache einer länger dauernden Einwirkung scharf differenzierter seelischer Situationsfaktoren, stellen die in den letzten Jahren aus kultur- und zeitgeschichtlichen Gründen wieder häufiger entssandenen **spiritistischen Psychosen** dar. Wenn auch gründliche Untersuchungen einschlägiger Fälle gerade unter dem Gesichtspunkte der Veranlagung und des Aufbaus nur spärlich vorliegen (Kehrer)[1]), so geht doch aus diesen hervor, daß sich alle

---

[1]) Arch. f. Psychiatrie. u. Nervenkranhk. Bd. 66, S. 382 und Zeitschr. f. d. ges. Neurol. u. Psychiatrie. Bd. 85, S. 323.

charakterologischen Züge in der Verwandtschaft und die reaktive Disposition besonders deutlich in der Lebensgeschichte bei näherem Nachforschen nachweisen lassen.

IV. Interessante Einblicke in die Verschiedenartigkeit des dynamischen Verhältnisses zwischen autochthonen und konstellativen Kräften innerhalb der psychogenen Psychosen liefern auch manche Fälle von **induziertem Irresein.** Auf der einen Seite ist hier auf die Beobachtung zu verweisen, daß z. B. mehrere Mitglieder einer eng zusammenlebenden Familie vom Träger einer spiritistischen Psychose nur zum Teil induziert werden und auch dann in verschiedener Weise erkranken, so wie es z. B. neuerlich Kolb und Grage beschrieben haben. Auf der anderen Seite ist die seinerzeitige Feststellung Wollenbergs heranzuziehen, daß psychische Induktionen oder Infektionen sehr viel häufiger zwischen Blutsverwandten als zwischen Ehegatten, also enger miteinander verbundenen Personen Platz greifen.

V. Im Rahmen der psychogenen Ausnahmezustände sind schließlich noch die Formen reaktiver Labilität zu besprechen, die als reaktive bzw. „Affektepilepsie" oder unverbindlicher als **Affektkrämpfe** bezeichnet werden. Trotz jener Bezeichnung herrscht heute die Neigung vor, derartige Krankheitsfälle ganz von der Epilepsie abzutrennen und sie dem hysterischen Kreise anzunähern (Kraepelin). Die Beiträge, die die erbkonstitutionelle Untersuchung einschlägiger Beobachtungen bisher zu dieser Frage geliefert hat, lassen sich nicht restlos im Sinne dieser Auffassung deuten. Selbst Meggendorfer, der in dem Ergebnis diesbezüglicher Untersuchungen von 6 Fällen einen Beweis für die Richtigkeit der Anschauung Kraepelins erblicken zu sollen glaubt, daß die Affektepilepsie eine „Mischung von schwerer psychopathischer Veranlagung mit hysterischen Krankheitserscheinungen darstelle", drückt sich sehr vorsichtig aus, indem er schreibt: „Eher (sc. als zur Epilepsie) könnte man Erbbeziehungen zur Hysterie feststellen, wenn auch diese nicht gerade häufig zu sein scheinen". Auf Grund seiner Angaben im einzelnen wird man selbst diesen Schluß als zu weitgehend ansehen müssen. Viel eher scheint mir aus ihnen hervorzugehen, daß wir in der Affektepilepsie eine krankhafte Steigerung eines dominant vererbenden cholerischen Temperaments zu erblicken haben, das sich bei den Affektepileptikern derartiger Familien mit anderweitig vererbten Zügen psychopathischer Minderwertigkeit mischt. Bei den Kranken Meggendorfers trat in dieser Beziehung ein ausgesprochen antisozialer Zug in der verlängerten Reifungszeit hervor, der sich in späteren Lebensjahren unter dem Einflusse einschneidender gesellschaftlicher Maßnahmen, wie Entmündigung oder Verheiratung ebenso verlor wie die Neigung zu Affektkrämpfen. Auch die Ergebnisse der erbkonstitutionellen Untersuchungen, die Medow bei 7 Kranken mit Affektkrämpfen anstellen konnte, lassen zum mindesten nicht erkennen, daß die Affektkrämpfe den hysterischen Zuständen im gebräuchlichen Sinne näher stehen als der echten Epilepsie. In diesen 7 Fällen fand Medow neben einer meist ebenfalls im Kriminellen und daneben häufig (4 mal) unter der Mitwirkung vom Imbecillität sich auswirkenden Psychopathie 3 mal — z. T. ebenfalls reaktive — Ohnmachts- oder Schwindelanfälle der Mutter bei gleichzeitiger Trunksucht des Vaters, außerdem in diesen 3 Fällen je einmal affektive Übererregbarkeit bei Mutter und Tochter oder Vater, im einen Falle auch Ohnmachtsanfälle bei der Muttersmutter; ein-

mal ließen sich Anfälle unbekannter Natur bei einem Großvater und Ohnmachtsanfälle bei einem Bruder, im 5. Falle Epilepsie eines Bruders, im 6. vielfach gehäufte Suicide in der nächsten Verwandtschaft ermitteln und nur in einem Falle
war hereditär nichts Krankhaftes nachzuweisen. Durch diese Ermittlungen scheint
die klinische Erfahrung gestützt zu werden, welche das maßgebende konstitutionelle Moment der Affektkrämpfe innerhalb des Körperlichen in einer spezifischen
reizbaren Schwäche des Gefäßnervensystems sucht, die man ja seit längerer Zeit
in enge Verbindung zur affektiven Labilität bringt.

V. Veranlagung zu Zwangskrankheiten.

Jedem, der die Entwicklung der Anschauungen verfolgt, die man sich seit
der wissenschaftlichen Entdeckung der Zwangsvorgänge gemacht hat, muß
der Parallelismus in der nosologischen Einschätzung derselben mit der der Wahnbildungen auffallen. Die Erklärung für die Tatsache liegt nahe. Handelt es sich
doch beidemal um seelische Gebilde, deren Kern (nicht ihr Wesen!) in inhaltlich bestimmt formulierten Denkkomplexen zu suchen ist und die trotz der
Gegensätzlichkeit in bezug auf dies wesentliche Merkmal so viele Übereinstimmungen hinsichtlich anderer Kennzeichen aufweisen, daß es erst schwieriger
begrifflicher Bemühungen bedurft hat, um sie theoretisch scharf voneinander
abzugrenzen. Und noch heute oder gerade heute, da das wissenschaftliche Gewissen auf eine strenge Unterscheidung beider eingestellt ist, zeigt es sich, daß
es Fälle gibt, in denen psychogenetisch zu bestimmten Zeitpunkten gerade diese
Unterscheidung gar nicht durchführbar ist — ein Zeichen dafür, daß wir es mit
eng verwandten psychischen Konstitutionskrankheiten zu tun haben. Wenn
wir eingangs von dem auffallenden Parallelismus zwischen der Geschichte der
Paranoialehre und der Lehre von den Zwangsvorgängen gesprochen haben, so
rechtfertigt sich dies zunächst einmal dadurch, daß auch hier die Linie von der
einseitigen Betrachtung der zugrunde liegenden Denkstörung, welche in der
Westphalschen Definition zum Ausdruck kam und bis zu einem gewissen Grade
auch noch bei dem gründlichsten Analytiker der Zwangsvorgänge, bei Friedmann, zu erkennen ist, über eine stärkere Betonung der affektiven Grundlage
(Bumke, Kraepelin) letztlich zu der Erkenntnis geführt, daß alle Zwangsvorgänge aus einer außerordentlich komplizierten Störung im Aufbau resp. der
Entwicklung der gesamten psycho-physischen Persönlichkeit zu suchen ist. Es
rechtfertigt sich weiterhin dadurch, daß auch hier wie bei den Wahnkrankheiten
die ursprüngliche nosologische Einordnung in die begrifflich vagen seelischen
Entartungskrankheiten (Wernicke, Thomsen), zunächst der Auffassung
Platz gemacht hat, daß die Zwangsvorgänge Produkte der manisch-melancholischen Anlage sei (Bonhoeffer, Heilbronner, Stöcker), bis schließlich auch
hier die Anschauung mehr und mehr an Boden gewinnt, daß es sich um psycho-
neurotische Sondergebilde handelt, die der schizophrenen Anlage zum mindesten
viel enger verwandt sind als der zyklothymen Konstitution. Die wechselnde
Stellung, die man, wie aus dieser ganz kurzen historischen Übersicht hervorgeht,
den Zwangsvorgängen eingeräumt hat, findet ihre von Bornstein und Pilcz
angedeutete Erklärung darin, daß Zwangsvorgänge, wie alle übrigen psychopathologischen Syndrome, auf dem Boden verschiedenartiger psychopathischer

Konstitutionen und Dispositionen erwachsen können, die in erster Linie ihren Verlauf, nächstdem symptomatische Sonderzüge des Einzelfalls bestimmen. Ganz genau so wie Wahnkomplexe sehen wir Zwangsvorgänge bald episodisch, bzw. reaktiv, bald autochthon, vor allem periodisch, bald habituell, auftreten, bald prozessiv verlaufen. Wie unvoreingenommene klinische Erfahrung zeigt, werden das seelische Bild bestimmter Fälle beherrschende Zwangsvorgänge einmal unmittelbar durch stark affektbetonte Außenwelterlebnisse oder Situationen, ein andermal vorwiegend durch nervöse Erschöpfung ausgelöst; ein andermal, bei Individuen mit Neigung zu periodischen Stimmungsschwankungen, stellen sie sich autochthon, und zwar vorwiegend durch den depressiven Komplex mobilisiert, ein; auf der anderen Seite sehen wir Personen, bei denen gewohnheitsmäßig die alltäglichen Lebensverrichtungen mit rudimentären Zwangsvorgängen verknüpft werden, so daß wir sie als Zwangssüchtige bezeichnen können; oder wiederum solche, die in irgendeiner Lebensperiode während Monaten oder Jahren an monopolen Zwangsvorgängen, etwa einem einzigen, scharf formulierten Denkinhalt leiden — für diese hat s. Zt. Wernicke die nicht sehr glückliche Bezeichnung „Zwangsvorstellungsneurose" geprägt, an Stelle deren wir besser und einfacher, im Gegensatz zu der Zwangssucht, von reiner Zwangskrankheit reden würden — ;und schließlich kennen wir Fälle, für die etwa Heilbronners Bezeichnung der progressiven Zwangsvorstellungspsychose zutrifft, insofern hier die Zwangsvorgänge sich allmählich vermehren, um endlich in irgendeinen seelischen Schwächezustand ähnlich dem schizophrenen Endzustande auszumünden.

Die Mannigfaltigkeit dieser Verläufe, welche der eindimensionalen Psychiatrie so vieles Kopfzerbrechen gemacht hat, drängt uns zu dem Schlusse, daß jeder Fall durch die individuelle Disposition zu reaktiven, neurasthenischen oder zyklothymen Vorgängen, zu gewohnheitsmäßiger Verarbeitung einzelner oder aller Lebensreize in irgendeiner krankhaften Richtung oder zu psychischen Prozessen zwar wesentlich, nämlich verlaufsmäßig und zum Teil auch symptomatisch, mitbestimmt wird, daß diese Veranlagungen aber ebensowenig wie bei den Wahnkomplexen das Wesen der Disposition zu Zwangsvorgängen als solchen ausmachen. In Birnbaumscher Terminologie ausgedrückt: sie stellen prädisponierende Teilanlagen, aber nicht die pathogenetische Zentralanlage dar.

Das Wesen der Zwangsvorgänge läßt sich weder, wie es Thomsen einst meinte, auf eine intime Beziehung zur hysterischen Konstitution zurückführen — dagegen spricht allein schon die ganz andere Struktur des hysterischen Charakters, — noch aus einer irgendwie zu denkenden reaktiven Labilität oder einer neurasthenischen oder im engeren Wortsinn psych-asthenischen Konstitution, obwohl wir die Wesensanlage, die Janet als „psych-asthenische Veranlagung" bezeichnete, als eine wichtige Komponente im Aufbau sowohl der zwangssüchtigen Form der Psychopathie wie der Zwangsneurose der heutigen Terminologie ansehen müssen. Es läßt sich aber vor allem weder von theoretisch noch so erfindungsreich konstruierten Angstzuständen (Kraepelin) wie manisch-melancholischen Mischzuständen (Stöcker) her verstehen. Dagegen läßt sich bei eindringlicher Analyse der Zwangsmechanismen selbst nicht mehr verkennen, daß die ausschlaggebenden Ambipsychismen derselben doch mit keinen anderen uns näher bekannten abnormen Seelenvorgängen so eng verwandt sind als mit den

schizoiden resp. schizophrenen Spaltungen. Möge die Meinung Bleulers, die
typischen Fälle selbständiger Zwangssyndrome (Zwangsneurosen) hätten so viel
Schizophrenes in Erscheinung und Erblichkeit, daß der Verdacht, sie seien eigentlich (latente) Schizophrenien, deren Symptomatologie sich in Zwangssyndromen
erschöpft, zu weit gehen, da die Zwangsvorgänge gerade nicht auf bloß quantitativ weniger ausgeprägte schizophrene Spaltungen hinauslaufen, so weisen doch
alle Erfahrungen darauf hin, daß es nicht angeht, wie Kraepelin es tut, die
außerordentliche Ähnlichkeit im Gebaren dieser Zwangskranken mit Schizophrenen als äußerlich zu bezeichnen. Natürlich wird es Aufgabe künftiger Analysen sein, in ontogenetischer und phylogenetischer Richtung neben den Übereinstimmungen und Ähnlichkeiten gerade die wesentlichen Unterschiede herauszuarbeiten, genau so wie es die entscheidende Aufgabe der kommenden Jahre
ist, die Übereinstimmungen und Unterschiede zu ermitteln, die zwischen den
schizophrenen Mechanismen und den diesen kaum weniger nahe verwandten
Entartungserscheinungen der Wahnbildungen oder dem hysterischen Charakter
bestehen.

Ein heilsames Regulativ gegenüber den nosologischen Einseitigkeiten, kraft
deren man die Zwangsvorgänge in Bausch und Bogen entweder beim manisch-
melancholischen Irresein oder der Schizophrenie unterbrachte, bedeutet trotz
aller offensichtlichen Übertreibungen und Fehler die Einstellung auf die (Onto-)
Genese der Zwangserscheinungen, welche durch die Freudsche Psychoanalyse
inauguriert wurde. Wenn letztere auch auf diesem Gebiete bisher nichts Abschließendes und Eindeutiges gebracht hat oder bringen konnte, so liegt dies
nicht allein in der Schwierigkeit der Materie, sondern unverkennbar ebenfalls in
einer Einseitigkeit der Betrachtungsweise, die über der Willkürlichkeit ihrer
Deutungen meist übersehen wird. Es ist dies neben der Beschränkung auf die
Ausdeutungen der hinsichtlich ihres pathogenetischen Werts überschätzten Erlebnisse die gänzliche Vernachlässigung der körperlich nervösen Konstitution
und der erblichen Grundlagen, wie nicht minder die mangelhafte Berücksichtigung des Persönlichkeitsaufbaus. Es kann u. E. kein Zweifel mehr sein, daß
nur die Synthese dieser auf methodisch verschiedenen Wegen erschlossenen Faktoren über das Wesen auch der Zwangsvorgänge den endgültigen Aufschluß
bringen wird.

Wenn wir die Disposition zu den Zwangsvorgängen resp. die Teilanlagen,
welche für den komplizierten Aufbau derselben maßgebend sind, ermitteln wollen,
werden wir zwar alle Fälle, bei denen solche das Bild beherrschen, berücksichtigen
und vergleichend betrachten müssen. Es ist aber klar, daß uns hierüber den
sichersten Aufschluß diejenigen verschaffen, bei denen Zwangsvorgänge gewissermaßen in Reinkultur vorliegen, das sind neben den Zwangssüchtigen die
eigentlichen Zwangskranken, die man als Zwangsneurotiker bezeichnet, Kranke,
bei denen insbesondere eine im engeren Sinne depressive Komponente nicht
mitspielt bzw. neben dem spezifischen — m. E. übrigens durch die Bezeichnung
Angst oder Ängstlichkeit nicht zutreffend gekennzeichneten — Unlustmoment,
das in dem Phänomen des subjektiven Zwangs an sich gesetzmäßig enthalten
ist, keine selbständige evtl. zeitlich primäre Verstimmung nachweisbar ist[1]).

---

[1]) Über die Häufigkeit dieser Fälle wissen wir nichts, da die Mehrzahl derselben klinisch
nicht erfaßt wird, umgekehrt in den psychiatrischen Kliniken naturgemäß die Fälle der

Leider liegen von solchen Fällen Biographien, die, soweit überhaupt technisch durchführbar, die gesamte Phylo- und Ontogenese erschöpfend zur Darstellung bringen, kaum vor. Mit Ausnahme von Hoffmann, der zwei Kranke in dieser Weise untersucht hat, hat man bedauerlicherweise einschlägige Fälle bisher stets von dem einseitigen Standpunkte entweder der psychologischen Analyse oder der Hereditätsforschung angegangen. Aber auch innerhalb dieser begrenzten Gebiete sind eindeutige Ergebnisse bisher nicht gewonnen worden. Ein Überblick über die wesentlichen Feststellungen und Anschauungen, zu denen man auf diesem Wege gekommen ist, wird dies deutlich machen.

Wenden wir uns zunächst den psychoanalytischen resp. charakterologischen Bemühungen zu, so ist zunächst Kraepelin zu nennen, der uns eine treffliche psychologische Schilderung der Wesensart aller Zwangskranker geliefert hat. Wenn auch seine Bewertung der Aufbaufaktoren der „Zwangsneurose" in seiner Darstellung widerspruchsvoll erscheint[1]), so läuft doch seine Grundanschauung darauf hinaus, daß man es hier mit einer „umschriebenen Entwicklungshemmung, mit einem Infantilismus des Charakters" als dauernder persönlicher Eigenschaft zu tun habe, deren Kennzeichen „Ängstlichkeit" sei. In ähnlicher Richtung bewegen sich z. B. die Anschauungen Bumkes: „Zwangsvorstellungen kommen fast ausschließlich bei geborenen Psychopathen vor, und dementsprechend deckt eine genaue Analyse der Persönlichkeit in den allermeisten Fällen außer dem Zwangsdenken noch andere Anzeichen der ererbten nervösen Anlage auf... das Gros der Zwangsvorstellungskranken bringt die eigentümliche Richtung ihres Denkens in zahlreichen Pedanterien, in einer übertriebenen Ordnungsliebe usf. zum Ausdruck".

Während Kraepelin, Bumke u. a. ihr Augenmerk ausschließlich auf die allgemeine Erfassung der psychopathischen Charakteranlage richten, bewegen sich die Bemühungen der psychoanalytischen Schule wie allenthalben so auch den reinen Zwangskranken gegenüber in der Richtung der individuellen Entwicklungsgeschichte, und erst in einer dritten wissenschaftsgeschichtlichen Phase sehen wir eine Vereinigung beider Forschungsrichtungen.

Beginnen wir mit Freud selbst, so läßt sich aus seiner durchweg unbestimmt gehaltenen und zum Teil widerspruchsvollen Darstellung als wesentlich ungefähr die Anschauung herausschälen, Zwangsvorstellungen seien verwandelte, aus der Verdrängung wiederkehrende Vorwürfe, die sich immer auf eine sexuelle mit Lust ausgeführte Aktion der Kinderjahre beziehen — der Kinderjahre, weil,

ersteren Kategorie überwiegen. Daraus dürfte es wohl zu erklären sein, daß von klinischen Psychiatern die Häufigkeit der periodischen Zwangskranken resp. der Manisch-Depressiven mit Zwangsvorgängen überschätzt wird. U. E. sehr richtig urteilt Bumke: „Wie alle Formen und Äußerungen der psychopathischen Anlage zeigen auch die Zwangsvorstellungen die Neigung, periodisch aufzutreten"... Aber „es hat keinen Zweck, diese Fälle lediglich der Periodizität wegen dem manisch-depressiven Irresein zuzurechnen".

[1]) Einerseits (Psychiatrie I, 1888) bezeichnet Kraepelin die Angst in den verschiedensten Abstufungen als eigentliche Wurzel der Zwangsvorgänge. (S. 1890:) „Was noch als eigentliche Begleiterscheinung hinzukommt, das sind die dauernden Unzulänglichkeiten der seelischen Persönlichkeit, die eben die Entwicklung der Zwangsvorgänge begünstigen." Andererseits (S. 1891) schreibt Kraepelin: „Wir haben es mit einer umschriebenen Entwicklungshemmung des Charakters zu tun, die eben die ängstliche Unsicherheit gegenüber den Einwirkungen des Lebens bedingen würde" (Sperrdruck vom Ref.).

wie der vorzeitige Schau- und Wißbetrieb zeige, eine sexuelle Frühreife bestehe. Die sexuelle Lust, die sich sonst auf den Inhalt des Denkens beziehe, würde kraft einer „reflektorischen Verschiebung des Affekts vom pathogenen Erlebnis auf den Denkakt selbst, nämlich auf verwandte, vom Alltag gelieferte Vorstellungsgruppen" gewendet. An anderer Stelle spricht Freud ein chronisches Nebeneinander von Liebe und Haß, als den wahrscheinlich bedeutsamsten Zug der Zwangsneurose an; im unbewußten Haß sei die sadistische Komponente der Liebe besonders stark entwickelt. Im ganzen gewinne man den Eindruck, daß der Kranke in drei psychische Organisationen zerfallen sei: „eine unbewußte und zwei vorbewußte, zwischen denen sein Bewußtsein oszillieren konnte."

Später hat demgegenüber Freud selbst angegeben: „Weitere Erkundigungen bei normal gebliebenen Personen liefern das Ergebnis, daß deren sexuelle Kindheitsgeschichten sich nicht wesentlich vom Kindesleben der Neurotiker zu unterscheiden brauchen. Phobien in der Kindheit sind außerordentlich häufig und heilen bei richtiger Erziehung aus." Damit hat Freud bis zu einem gewissen Grade Kraepelins Einwande stattgegeben, geschlechtliche Verirrungen aller Art seien so häufig, daß ihr Nachweis nicht erlaube, sie als Ursache anzusehen; es müsse denn eine besondere Veranlagung hinzukommen, damit sie eine Zwangsneurose erzeugen. „Es ist wohl so, daß das Leiden das Geschlechtsleben ungünstig beeinflußt und so Anlässe für Zwangsbefürchtungen liefert."

Die Annahme einer sexuellen Wurzel der Zwangsneurose, die Freud gemacht hat, hat bei seinen Schülern wenig Anklang gefunden. So erblickt Stekel in den Phobien zwar Verdrängungen krimineller Antriebe, aber nicht immer, wenn auch öfters solcher sexueller Natur. „Jede Phobie ist eine vom Schuldbewußtsein diktierte Strafe und Schutz gegen die bösen Gedanken." Diese haben aber nach Stekel „nicht etwa sadistisch-masochistischen Inhalt". In ähnlicher Weise erblickt der Pädagoge Häberlin in den Zwangsvorstellungen Symbole und Überwindungsversuche „unerledigter und nicht einmal vorsatzweise erledigter Schuld".

Freuds Theorie von der sadistischen Wurzel der Zwangsneurose ist vor allem durch Psychiater aufgenommen und weiter gebaut worden, zunächst durch Strohmeyer, dann durch Hoffmann. Für Strohmeyer ist die dauernde Quelle sowohl der Angstgrundlage als des Zwangsvorstellungsaufbaus „eine perverse Sexualkonstitution, und zwar regelmäßig masochistischer bzw. gemischt masochistisch-sadistischer Natur, die sich oft neben deutlich homosexuellem Einschlag in der Verknüpfung masochistisch-sadistischer Vorstellungen mit der Masturbation äußert". Der Unterschied dieser Auffassung gegenüber Freud liegt offenbar in der Generalisierung einer im gebräuchlichen Sinne perversen Einstellung als eines konstitutiven Faktors — allerdings hat auch auf diesen schon Freud wenigstens hingewiesen — und in der Ableitung der von Jugend auf präformierten Skrupelhaftigkeit, Pedanterie und Gewissensangst „aus dieser Konstitution". Auch Hoffmann hält auf Grund eingehender Analyse eines eigenen Falles eine sadistische Komponente für entscheidend; Jones und Schilder modifizierten diese Anschauung gar dahin, daß das Wesentliche ein sadistisch-anal-erotischer Komplex sei (?). Während nun Strohmeyer das Schwergewicht ganz auf die sexuell-perverse Triebanlage legt, sucht Hoffmann die Bedingungen für das Entstehen der Zwangskrankheit letztlich in einer starken Antipolarität zwischen einem sexual-biologischen Anlagezwiespalt, der durch die sadistische Richtung einer sehr stark entwickelten sexuellen Triebhaftigkeit gegeben sei, und dem unabhängig davon bestehenden sensitiven zwangsneurotischen Charakter. Wir haben in dieser Auffassung eine Synthese der Strohmeyerschen mit der vor diesem von Kretschmer vertretenen Anschauung zu erblicken, der die Zwangsneurose auf den „sensitiven" Charakter zurückführte. Als den Grundzug dieser Charakterart bezeichnete Kretschmer die Verhaltung, die er als eine bewußte Retention affektstarker Vorstellungsgruppen bei lebendiger intrapsychischer Aktivität und mangelnder Leitungsfähigkeit definierte. Um aus ihm den Zwangsvorgang abzuleiten, führte er den Begriff der Inversion ein, den er unter Anlehnung an Freuds Formulierung von der reflektorischen Affektverschiebung als „reflektorischen Umschlag einer solchen Vorstellungsgruppe in einem selbständigen bzw. sekundären Denkmechanismus, der dem Primärerlebnis assoziativ verwandt, aber nicht kombinatorisch aus ihm entwickelt ist", umschrieb. Die Heranziehung einer Anomalie des Sexualtriebs als einer für die Zwangsvorgänge spezifischen Anlagekomponente im Sinne von Freud und Strohmeyer hatte sich für Hoffmann als notwendig erwiesen, um die Entgleisung des sensitiven Charakters in die Zwangsneurosen zu erklären, statt in den nach Kretschmer für den sensitiven Charakter besonders typischen Beziehungswahn, der bei solcher Charakteranlage als Wirkung eines zwar sexualethisch lebhaften, aber doch nicht auf Sexualperversionen im Sinne des Sadismus-Masochismus bezüglichen Konflikts anzusehen wäre. Kretschmer ist andererseits nicht entgangen, daß für die Erklärung der Inversion aus dem sensitiven Charakter doch noch ein besonderes pathogenes Moment herangezogen werden muß, das die Erlebniswirkungen eben gerade in die spezielle Form des Denkzwangs leite: er erblickt dies in einer angeborenen Abnormität des Assoziationsapparats. Ich würde es lieber in einer ungewöhnlich früh im Leben auftretenden gesteigerten Denktätigkeit suchen, welche sich gerade auch auf die Stellung der eigenen Person zur Welt und besonders Umwelt bezieht, so wie es Friedmann vorgeschwebt hat.

Bei näherem Zusehen ergibt sich bei vielen Fällen irgendeine in der frühen Jugend reflexartig eingetretene Assoziationsverbindung von stärkstem Affektwert, die den Keim der späteren Zwangskrankheit enthält. Vor allem bei den Phobien scheint mir eine abnorme Bereitschaft zu derartigen psychophysischen Bedingungsreflexen vorzuliegen, für die die Grundlage in einem konstitutionell minderwertigen, nämlich reizbar schwachen Organsystem zu suchen ist. Wenn auch der Sexualapparat häufig Sitz dieser Bedingungsreflexe ist, so in den Fällen, in denen sinnlich lebhaftes Erleben fremden Leides in der Schulzeit in geschlechtliche Erregung sich umsetzt, so kann es ebensogut ein anderes Organsystem sein, dessen Versagen aus angeborener Schwäche einmal in der Kindheit unter besonders starken Unlustgefühlen zum Bewußtsein gekommen ist, z. B. wenn sich in einem Falle Kehrers in der Zeit des präklimakterischen Hypererotismus einer ihr Leben lang ipsierenden, schließlich in späten Jahren sogar bis zu den ekelhaftesten Praktiken (Cunnilinctio ·durch Fliegen!) greifenden alten Jungfer eine assoziativ geweckte Erstickungsphobie einstellte, deren Modell erstmals im 6. Lebensjahre und dann wiederholt in der Kindheit

auftretende dyspnœische Anfälle bildeten. Eine Neigung zu überwertigen
Beziehungsetzungen im Sinne der „assoziativen" Symbolfixierung — z. B. in
einem Falle Hoffmanns der Katzenphobie durch die Assoziation: schwarzer
Kater-Beobachtung meiner Masturbation (durch ihn) — Symbol meiner ver-
dammenswerten überstarken und gewalttätigen Sexualität — liegt wohl allen
Fällen zugrunde. Die „Abnormität des Assoziationsapparats" läßt sich aber wohl
nicht besser fassen, als wie es Janet, Strohmeyer getan haben: in einer konstitutionellen übermäßigen Neigung zur Eigenreflexion, zur Selbstkontrolle, zu
Skrupeln, zur „Be-Denklichkeit", kurz zu einer aller Primitivität entgegengesetzten Einstellung des Denkens auf die eigene Person, zum unnatürlichen
Erleben derselben durch die Augen der Umwelt. die mit einer gesteigerten Denktätigkeit einhergeht.

Ich (Kehrer) zweifle nicht, daß bei jedem Zwangskranken von Kindheit auf —
ob hereditär oder im Leben erworben, steht vorläufig dahin — eine Störung der
Erotik im Sinne der Sperrung einer an sich relativ starken und vor allem zu
früh einsetzenden Sexualität, die ohne narcistische Selbstliebe zur Gewöhnung
an eine kompensatorische Selbstbefriedigung führt und sich ebenso in mastur-
batorischen Taten wie sexuellen Phantasien gegen Andersgeschlechtliche äußert,
vorhanden ist. Dagegen scheint uns eine wenn auch der Theorie nach durchweg
verhaltene und nur in entsprechenden Phantasien sich auslebende Perversion im
Sinne des Sadismus-Masochismus nicht genügend erwiesen zu sein, um in ihr
eine Grundbedingung für die Entstehung der Zwangsneurose zu erblicken — es
sei denn, daß man in jeder Schadenfreude, in jedem aus Rache geborenen Wunsch,
daß es nahestehenden Personen (Eltern, Geschwistern usw.) schlecht geht, in
jedem aufkeimenden Haß gegen eine an sich geliebte Person eine Äußerungsform
von Sadismus erblickt. Mögen auch sadistisch-masochistische Vorstellungen,
welche aus einer krankhaften Sexualkonstitution erwachsen, vermöge der für
sie wesenhaften Verbindung von Sexualität und Kriminalität besonders geeignet
sein, in der Lebensepoche der erwachenden Sexual- und Machttriebe mit Schuld-
gefühlen verknüpft zu werden, die bei bestehender Anlage zu starker ethischer
Selbstreflektion vor allem in der Richtung sexual-moralischer Komplexe, welche
wir als Zeichen einer mentalen Frühreife bei vielen Zwangsneurotikern antreffen,
überwertig werden, so scheint uns der sadistisch-masochistische Komplex aber
doch nicht in allen Fällen, in denen er bei der anamnestischen Analyse überhaupt in irgendeiner Weise aufzufinden ist, eine conditio sine qua non zu sein,
vielmehr nur eine präformierende Bedeutung zu haben, d. h. er unterhält und
steigert die dauernd bestehende Schuldgefühlsstimmung, die aus dem nach
meiner Erfahrung in jedem Falle nachzuweisenden, also offenbar pathogenetischen
„Onanismus" erwächst, wie ihn in ausgezeichneter Weise v. Hattingberg geschildert hat.

Mit Stekel würden wir ganz allgemein in den in der Form von Zwangsgedanken sich aufdrängenden Komplexen die Formulierung triebhafter aus der
„Horme" Monakows stammender und darum so stark dominierender Gebilde
vor uns haben. Daraus wird auch die eigenartige Persönlichkeitsspaltung verständlich, auf die schon Freud hinweist und die neuerdings Hoffmann her-
vorhebt. Wir würden es freilich mit einer ganz spezifischen, psychologisch eben
nicht weiter reduzierbaren und nur „kausal" erklärbaren Form der Persönlich-

keitsspaltung zu tun haben, die aus einem System sich auf verschiedene psychische Funktionen erstreckender Antipolaritäten besteht. Diese sind zwar den bei der Schizophrenie herrschenden verwandt, aber doch mit ihnen (qualitativ) nicht identisch. Vorläufig werden wir vielleicht so viel sagen dürfen, daß eine eigenartige Kombination resp. Gegensätzlichkeit von Frühreife und Entwicklungshemmung, von psychischer Prämaturität und Infantilismus, nicht bloß im Sexuellen, die wesentlichste Bedingung der Zwangsneurose ist.

Dafür liefert auch vielfach das körperliche Bild einen Hinweis. Nicht bloß in Naturell, Mimik und Gestik, sondern häufig auch in Körperbau und Körperformen finden wir bei den schweren Zwangskranken Zeichen von Infantilismus, sofern es sich um Erwachsene, sexuelle Frühreife oder Eunuchoidismus, sofern es sich um Jugendliche handelt. Es ist mir (Kehrer) auch aufgefallen, daß bei manchen schweren Zwangsneurotikern gröbere körperliche Mißbildungen exogener Herkunft seit der Kindheit bestehen und Grundlage oder Prädisposition für Zurücksetzungsgefühl und unfrohen Autismus bildeten. Noch viel wichtiger, ja entscheidend scheint mir, daß bei den echten Zwangskranken so häufig von der Kindheit auf ein starkes Insuffizienzgefühl auf verschiedenen geistigen Gebieten und das Gefühl der Zurücksetzung durch die Gesellschaft evtl. auch die eigene Familie vorherrscht, das in ein ungewöhnliches Ressentiment umschlägt. Dem Autismus dieser Zwangskranken ist daher ein dem schizophrenen Autismus fremder Zug heimlicher Feindseligkeit gegen die Umwelt eigen.

So zeigt uns also die seelische und körperliche Analyse der Zwangsneurotiker ab ovo ein höchst kompliziertes Arrangement pathogenetischer Faktoren, das wiederum verschiedene Nüancierungen aufweist, je nachdem es sich um Zwangsvorstellungen im engeren Sinne oder um Phobien handelt.

Angesichts dieses komplizierten Aufbaus der Zwangsneurose ist es verständlich, daß wir heute noch nicht einmal genau wissen, welches insgesamt die körperlichen und seelischen Momente sind, auf die insbesondere bei der Hereditätsforschung zu achten ist.

Was bisher über die Hereditätsverhältnisse der Zwangskranken bekannt ist, ergibt ein recht vielgestaltiges Bild — ein Zeichen dafür, daß wir bisher die Bausteine von den Stützpfeilern nicht sicher zu unterscheiden vermögen. Wir können uns darüber auch nicht wundern, da die Zahl der Fälle von reiner Zwangssucht, in denen einigermaßen erschöpfende Erblichkeitsuntersuchungen angestellt wurden, sehr gering ist.

Ebenfalls äußerst spärlich ist das, was an statistischen Ergebnissen über diesen Punkt vorliegt. Kraepelin fand „Nervosität" bei den Eltern in $30^0/_0$; nach ihm beziffern maßgebende französische Autoren die erbliche Belastung im allgemeinen auf $80—92^0/_0$, die gleichartige Vererbung, die auch Kraepelin „verhältnismäßig häufig nachweisen" konnte, auf $29—39^0/_0$ der Fälle. Von Familien, in denen zwangsneurotische Komplexe „dominant vererbt" wurden, haben Pilcz, Stöcker und Meggendorfer berichtet. In einer Familie von Oppenheim wurden solche bei Mutter und 3 Schwestern, in einer solchen von Pilcz bei 3 aufeinanderfolgenden Generationen und daneben noch bei Tante und Vetter angetroffen. Häufiger wurde indirekte und kollaterale Belastung mit Zwangsvorgängen beobachtet (Loewenfeld, Krafft-Ebing, Hoffmann). In dem weiter unten (S. 107) wiedergegebenen Falle Kehrers war nur bei einem

Vetter, und zwar in geradezu photographisch treuem Spiegelbild die Zwangskrankheit nachzuweisen. Aus den Mitteilungen Hoffmanns über die Beziehungen der Zwangsvorgänge zum zirkulären Kreis, welche sich vor allem auf
die Ermittlungen Stöckers und Reiß' stützen, geht hervor, daß das „Zirkuläre"
meist in Form der Depression bzw. Melancholie dominant vererbt, d. h. die Zwangsvorgänge treten durchweg in gleichartigen Stimmungsanomalien von periodischem Verlauf auf, wie bei der Aszendenz. Also nur Richtung, Auftreten und
Verlauf der Stimmungskrankheit wurde dominant vererbt, nicht dagegen der
Zwangskomplex selbst. Weiterhin ist bemerkenswert, daß die Melancholien der
Verwandten von Stöckers Kranken häufig hypochondrische und paranoide Züge
aufwiesen. Nur vereinzelt finden sich in den Familien sowohl der periodisch
Depressiven mit Zwangsvorstellungen wie der echten Zwangssüchtigen bei der
kollateralen oder indirekten Verwandtschaft hypomanische Züge oder reine Manien. Angesichts der ziemlich vollständigen Familientafeln zweier Zwangskranker will Hoffmann die „Zwangsneurose" auf eine „Legierung schizothymer
mit zyklothymen Konstitutionselementen" zurückführen. Solange das neuerdings
geprägte Begriffspaar „schizothym" und „zyklothym" die gesamte Spielbreite
der denkbaren Charakter- und Temperamentsanlagen umfaßt, und wenn gar, wie
Bleuler meint, in jedem gesunden Menschen diese Legierung zu finden wäre,
so würde eine solche Erklärung u. E. in keiner Weise befriedigen können. Tatsächlich werden ja in genau derselben Weise von diesen und anderen Autoren
z. B. ganz verschiedene Wahnformen, der hysterische Charakter u. a. erklärt.
Zunächst wäre jedenfalls erst einmal nachzuweisen, daß in rein gezüchteten Familien mit unkompliziertem manisch-melancholischen Irresein und in solchen mit
reiner Schizophrenie — sofern es beides überhaupt gibt — keine Zwangsneurosen
vorkommen.

Die Stöckerschen und Reißschen Erblichkeitsfeststellungen bei Zirkulären mit Zwangsvorgängen bieten für diesen Nachweis keine brauchbaren Unterlagen, weil sie zwar den Erbgang der zirkulären Teilanlage in diesen Fällen, nicht
aber den der Zwangsvorgänge aufdecken. In der Familientafel eines Falles von
schwerer Zwangsneurose aus Kehrers Beobachtung (s. Anlage) fand sich neben
ausgesprochen kontrastierenden Charakterzügen, z. B. starker Familiensinn und
Gehässigkeit, von zyklothymen Elementen nur eine periodische Depression bei
der Tochter des Großvaters, Sadismus bei einem Onkel, bei einem Vetter
(Sohn eines anderen Onkels) dieselbe Zwangsneurose im 10. Lebensjahr.
Eingehendste psychische Analyse ergab nichts von eigentlich sadistisch-masochistischen Komplexen beim Kranken selbst, aber Neigung zu Rachsucht
und Schadenfreude aus Ressentiment über mannigfache Insuffizienzgefühle der
Kindheit.

Auffällig könnte zunächst scheinen, daß in den beiden Stammtafeln, die
Hoffmann bringt, nichts von Paranoid oder Paranoiden in der Verwandtschaft,
auch nicht in der eine starke Häufung von manisch-depressivem Irresein und
schizoiden Charakteren aufweisenden Familie anzutreffen ist. Angesichts dieser
Tatsachen könnte der Gedanke auftauchen, als ob sich die erbliche Anlage zu Wahnsinn und Zwangsvorgängen ausschließe. Aus Kehrers 2 Familientafeln von reinen Zwangskrankheiten geht indessen hervor, daß dies nicht
zutrifft.

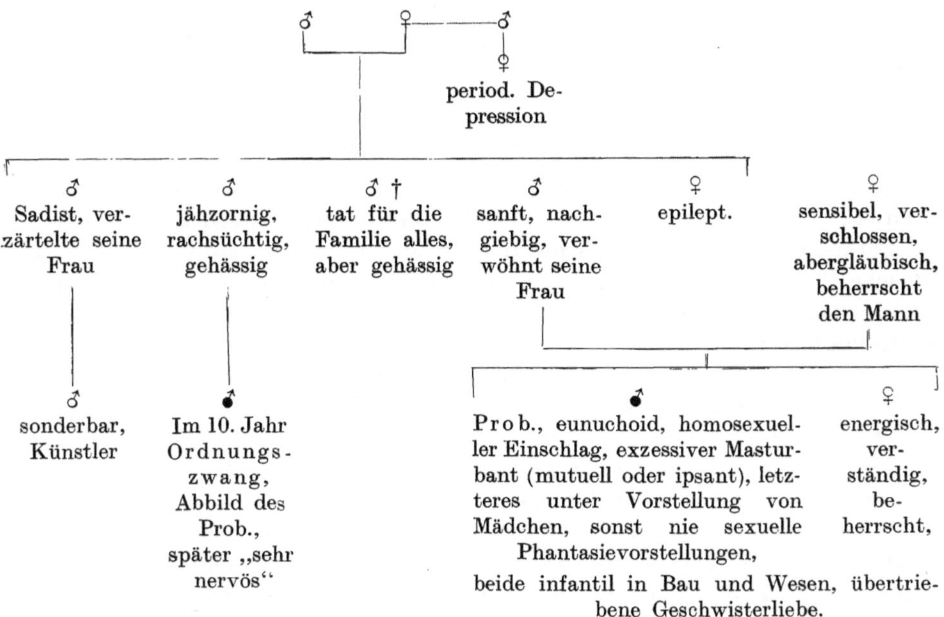

Anamnese: Als Kind immer „am weiblichen Schürzenbändel", gewaltsamer Abschluß
vor allen Menschen außer Mutter und Schwester; zwischen 6. und 10. Jahr Neugier für Mädchen,
mit dunklem Schuldgefühl; mit 8 Jahren unsinnlicher Hang an älterem stärkeren Mädchen;
seit 10. Jahr bis heute nur Sinn für mädchenhafte Knaben, ein einziger mißglückter normaler
Sexualverkehr. Prügel in der Schule sehr gefürchtet; keinerlei Lustgefühl bei Prügeln der
Kameraden. Abscheu vor Tierquälen. Nach erstem Erleben schauerlicher Szenen durch
Lektüre oder Film starker Schauer, Angst, Ekel ohne jede Lustbetonung (Eidetiker). Stets
Männerangst. In der Schule starke Konzentrationsschwäche in allen Fächern; durch die
ganze Kindheit „Rachedurst" um der Idee willen, daß niemand vor ihm Respekt hat und er
die Zielscheibe des Spotts ist. Seit dem 20. Jahr ausgesprochene Schadenfreude über Negatives, was Leuten seines Alters und seiner Bildung passiert, die es im Gegensatz zu ihm zu
etwas gebracht haben; Geselligkeitsneigung nur für unter ihm Stehende. Immer sehr geizig,
mißgünstig, elementar egoistisch („wenn ich es nicht gut habe, sollen es andere auch nicht
haben!"). 10.—12. Jahr Kontrollzwang (Schulbücher), Angst vor der Strenge der Mutter. Dann
„Flegeljahre". Damals starker Eindruck von der Drohung der Mutter, wenn er unartig war,
er werde eine Stiefmutter bekommen. Ohne Beruf; hat nichts Rechtes gelernt. Seit 23 Jahren
Zwangsneurose: arithmetrisches Zwangsdenken und -handeln zur Überbrückung von Todes-
zwangsgedanken. Daneben ambivalente Zwangsgedanken (Lust und Mitleid), Frauen, die
frische Blusen anhaben, zu erschrecken und ihnen diese zu beschädigen. Eigenentdeckung,
daß die Zwangsvorstellungen ganz verschwinden, wenn er sich ins Schimpfen gegen die außer
der Schwester einzig von ihm geliebten Eltern hineingesteigert hat, „bis ihm alles gleichgültig ist".

Im einen Falle[1]) von sexueller Funktionsphobie erkrankte im Präsenium die stets
schwer schizoid-hysterische Mutter an dem monopolen Wahn, daß ihr 65jähriger Gatte mit
seinem Kutscher homosexuell verkehre; eine Schwester derselben bietet sexuelle Abweichungen, die andere Schwester starb an Apoplexie, der einzige Bruder, 21 Jahre alt, litt an Dementia
praecox, der Großvater mütterlicherseits an Trunksucht, ein Bruder der Großmutter starb
durch Suicid.

Im anderen Falle ist die Mutter „schrecklich" rechthaberisch, eigensinnig, herrsch-
süchtig, streng, „hat die Hosen an". Eine Tante mütterlicherseits war stets eigensinnig,

---

[1]) Zeitschr. f. d. ges. Neurol. u. Psychiatrie Bd. 74, S. 202.

trotzig, hysterisch reaktiv, reizbar, zanksüchtig, expansiv und hat in der Klinik eine mit Residualwahn abgeheilte Involutionsparanoia durchgemacht, 2 Brüder derselben sind in Amerika verschollen, die letzte Schwester ist absonderlich. Auch in einem der Stammbäume von Stöcker, der, wie erwähnt, die Zwangsvorgänge ganz einseitig unter dem Gesichtspunkte des manisch-depressiven Irreseins betrachtet hat, findet sich einmal eine chronische paranoide Psychose der Tante erwähnt.

Wir finden also in diesen beiden Familientafeln einen sehr starken schizophren-paranoiden Einschlag. Daß allerdings im großen ganzen Zwangsneurose und Paranoia sehr selten in derselben Familie vorkommen, ergibt sich aus der Tatsache, daß in den eingehend nach dieser Richtung von uns durchforschten Familien von 31 Wahnkranken kein einziger Fall von Zwangsneurose in der Verwandtschaft zu finden ist.

Nehmen wir die reinsten Fälle von Zwangskrankheit, in denen die Erbfolge über 3 Generationen ermittelt werden konnte, die Fälle von Pilcz, so geht daraus ein ausgesprochen dominanter Vererbungsmodus hervor. Vergleichen wir damit die Erbgänge bei den Wahnkrankheiten, so besteht der Unterschied darin, daß wir hier durchgängig in der Aufeinanderfolge Großelter — Elter — Kind die Progression: paranoische Konstitution — Wahnkrankheit — Schizophrenie antreffen, bei der Zwangsneurose die Aufeinanderfolge Zwangsneurose — Zwangsneurose. Fälle, in denen wie bei der Paranoia im 3. Glied Schizophrenie auftritt, sind bisher überhaupt nicht bekannt geworden[1]). Nach dieser Richtung scheint also der Erbgang der reinen Zwangskrankheiten erheblich von dem der Wahnkrankheiten abzuweichen. Darnach bedarf auch die oben erwähnte Angabe Bleulers, die echte Zwangsneurose zeige u. a. in bezug auf Erblichkeit so viel Ähnlichkeit mit der Schizophrenie, daß der Verdacht, es handle sich dabei um eine latente Form dieser Erkrankung, der Korrektur.

Aus allem ergibt sich, daß wir die pathogenetischen Faktoren der Zwangsneurose erbkonstitutionell heute noch nicht scharf fassen können. Die beinahe gesicherte Annahme, daß irgendeine Anomalie der Sexualkonstitution eine der Grundbedingungen der Zwangskrankheiten ist, stellt uns vor die restlos kaum lösbare Aufgabe, dem Sexualleben der Blutsverwandtschaft der Zwangskranken ebensolche Aufmerksamkeit zu schenken wie dem Auftreten des skrupulösen Charakters, auch wenn wir stets im Auge behalten müssen, daß möglicherweise eine sexuelle Abnormität zwar pathogenetisch wirkt, aber doch erst in der Kindheit erworben, d. h. etwa durch infektiöse Prozesse in dem sexualbiologischen Korrelationssystem (Orchitis, Encephalitis u. a.) hervorgerufen ist.

Zweifellos wird auch der von Freud zuerst aufgeworfenen Frage, inwieweit die Fixierung des zwangsneurotischen Mechanismus durch die Einflüsse der Er-

---

[1]) Über das psychische Bild der direkten Nachkommenschaft echter Zwangskranker sind wir bisher nur in den Fällen von Pilcz unterrichtet, in denen aber auch die Zwangskrankheit bei Elter und Kind nur durch die Methode der Stammbaumbetrachtung ermittelt wurde. Daß in dieser Beziehung die Verhältnisse bei den Wahnkrankheiten günstiger liegen, ist zum Teil wohl durch das durchschnittlich höhere Erkrankungsalter bei den Paranoiden zu erklären; zum Teil wird es wohl auch auf die häufigere Sterilität der Ehen bzw. die Ehelosigkeit Zwangskranker zurückzuführen sein. Wenn Kraepelin angibt, daß der Anteil der Verheirateten hier verhältnismäßig viel größer sei als bei irgendeiner anderen Erscheinungsform der psychopathischen Entartung, so kann Kehrer dem in keiner Weise zustimmen. Alle Zwangskranken, die er ermitteln resp. beobachten konnte, waren auch in vorgerücktem Alter unverheiratet.

ziehung („konstellativ") bedingt ist, ernste Beachtung zu schenken sein. Letzten
Endes kommen wir ja freilich auch dabei meist auf konstitutionelle Momente
der Eltern zurück, insofern die hervorstechenden Wesenseigenheiten der Haupt-
erzieher (Charakter, Temperament, Naturell) einen tiefgehenden Einfluß auf die
Entwicklung der seelischen Wesensart der Kinder ausübt. Vielleicht ist in dieser
Beziehung die von mir bei 3 eingehend analysierten Fällen von schwerer Zwangskrankheit gemachte Beobachtung einer starken Gegensätzlichkeit von Charakter
und Temperament zwischen Vater und Mutter des Kranken, nämlich zwischen
hysterischer Herrschsucht einer mannweiblichen Mutter über einen unmännlich
nachgiebigen Gatten von Bedeutung.

VI. Veranlagung zu Wahnkrankheiten.

Die Stellung, die im System der Psychosen die Erkrankungen mit Vorwiegen
von Wahnbildungen in den verschiedenen Phasen der wissenschaftlichen Psychiatrie eingenommen haben, hat außerordentlich geschwankt. Die Geschichte
der Auffassungen, die man sich von Wesen und Ursache derartiger Krankheitsfälle gemacht hat, spiegelt nicht nur in reizvollster Weise die Geschichte der
Psychiatrie wider, sondern ist eines ihrer wichtigsten Kapitel. Mit der Frage nach
der Veranlagung zu Wahnkrankheiten ist deren Entwicklung in ihre, soweit wir
sehen können, letzte und wichtigste Phase eingetreten. Es ist klar, daß, wenn
überhaupt, wir durch die Aufdeckung ihrer ätiologischen Wurzeln in das Wesen
dieser Erkrankungen Einblick gewinnen können. Von dem Ergebnis dieser
Forschung wird es abhängen, ob Hoche[1]) mit seiner skeptisch-resignierenden Behauptung: „ob ich die Hälfte meines Materials — es sind nicht immer dieselben
Fälle, aus denen sich diese Hälfte zusammensetzt — als Wahnsinn oder als
Paranoia oder als Schizophrenie bezeichne — in jedem Falle sagt eine unvoreingenommene Betrachtung, daß mit der Verschiebung in diesem Maßstabe
meiner Einsicht nicht gedient ist und daß nur von einem Fache in das andere
umgekramt ist," recht behalten wird.

Es kann nicht unsere Aufgabe sein, an dieser Stelle die interessante Geschichte der Paranoialehre im einzelnen aufzurollen. Wir begnügen uns
vielmehr, die wichtigsten Stationen derselben zu bezeichnen, soweit sie für unser
Thema von Bedeutung sind.

Als die Frage nach dem Wesen der Paranoia zum letzten Male den Gegenstand
einer konzentrischen wissenschaftlichen Beleuchtung gebildet hat — es war 1892
in dem Referate, das Cramer dem Deutschen Verein für Psychiatrie erstattet
hat — ging die Lehrmeinung dahin, daß das Wesen der — wie wir uns heute
vorsichtig ausdrücken würden — Wahnkrankheiten in einer Erkrankung der
Verstandestätigkeit zu suchen sei, der gegenüber die Affekte nur eine sekundäre
Rolle spielten (Westphal, Krafft-Ebing). Weiterbau und Abschluß dieser
Theorie lassen sich über Hitzigs These von der Demenz, die jedem Wahn zugrunde liege, bis zu einem noch lebenden Autor, Herzig, verfolgen, der die
Grundlage der Wahnbildungen in einer Apperzeptionsschwäche sucht. Zur herrschenden Lehre hat diese Auffassung in keiner ihrer Gestaltungen werden können,
vielmehr hat sich die Mehrzahl der Autoren seinerzeit mit Specht zu der gegen-

---

[1]) „Die Medizin in Selbstdarstellungen".

sätzlichen Anschauung bekannt, daß die Wahnbildungen aus dem Boden einer krankhaften Affektivität: im besonderen dem Mißtrauen erwüchsen. In einer Phase, da das manisch-melancholische Irresein „entdeckt" und seine Mischzustände konstruiert wurden, lag es nahe, diese gemütsmäßige Einstellung als Ausfluß eines solchen Mischzustands anzusehen. Es ist bekannt genug, daß Specht eine Sonderform der damaligen Paranoia, den Querulantenwahn, als eine Sonderform chronischer Manie aufgefaßt hat. Die Reaktion gegen eine derartige Überspannung des manisch-melancholischen Irreseins hat der Schöpfer dieses Krankheitsbegriffs selbst, Kraepelin, eingeleitet, indem er die Paranoia auf eine Hemmungsmißbildung der Persönlichkeit zurückführte. Damit war der für unsere heutige Auffassung entscheidende Punkt: der Kern der geistigen Persönlichkeit, getroffen und im Grunde vorweggenommen, daß die „Paranoia" in befriedigender Weise weder als Verstandes- noch als Affektkrankheit gedeutet werden kann, sondern als Charakterkrankheit begriffen werden muß. Und es will demgegenüber nicht viel bedeuten, daß spätere Autoren den Nachdruck mehr auf die Entwicklung einer krankhaft angelegten Persönlichkeit (Wilmanns, Jaspers, Gaupp, Kleist u. a.) gelegt haben, aus der die Krankheit Paranoia — als solche zunächst im Gegensatz zu den paranoiden psychischen Prozessen — durch Steigerung von Charakteranlagen unter dem Einflusse spezifischer konstellativer Faktoren Erlebnis, Milieu (Kretschmer), Lebensepisoden wie Klimakterium (Kleist) herauswachse. Die Veranlagung zur Wahnbildung war damit zur Veranlagung einer spezifischen psychopathischen Persönlichkeit gestempelt, einerlei, ob es sich dabei um echte Reaktionen auf bestimmte Erlebnisse, z. B., wie es schien, im „sensitiven Beziehungswahn" Kretschmers oder um richtige Entwicklungen von bestimmten Ausgangserlebnissen aus handelte. Während Kleist für die Fälle, die im Klimakterium aus „subparanoischer" Konstitution heraus an der von ihm so benannten „Involutionsparanoia" erkranken, aus Eigenheiten der Symptomatik eine Verwandtschaft mit der manisch-melancholischen Anlage annahm — eine Auffassung, der z. B. trotz Bezugnahme auf Wernickesche Begriffe auch Bostroem huldigte —, hat sich im Gegensatz dazu allmählich mehr und mehr der Gedanke Bahn gebrochen, daß alle chronischen Wahnbildungen aus einem degenerativen Mycel (Alzheimer) erwachsen, das dem schizophrenen verwandt ist. Zuerst finden wir diese Anschauung von Klipstein (1908) dahin formuliert, daß die chronische Paranoia Kraepelins nur eine Verlaufsform der Dementia praecox darstelle; ungefähr gleichzeitig gab Bleuler derselben Meinung Ausdruck, indem er die Paranoia als Schizophrenie ansprach, die „so milde verlaufe, daß sie gerade noch zur Wahnbildung ausreiche". Als die ersten sicheren Stützen für diese Auffassung müssen wir rückschauend heute die Erblichkeitsfeststellungen verschiedener Autoren ansehen, die von anderen Fragestellungen als der nach Wesen und Ursachen der Paranoia resp. der Wahnbildungen überhaupt ausgegangen sind. Stransky war es (nach Berze) zuerst aufgefallen, daß merkwürdig häufig bei den direkten Abkömmlingen von Kranken, die in späterem Lebensalter paranoisch wurden, Dementia praecox auftrat. Berze hat 1910 diese Feststellung auf Grund systematischer Untersuchungen bestätigt, und zuletzt hat Hofmann, eigene Untersuchungen wie Angaben Bleulers zusammenfassend, sich dahin geäußert, daß für die paraphrenen Psychosen wie für die besonderen Formen der Alterserkran-

kungen mit Wahnbildungen insbesondere den präsenilen Beeinträchtigungswahn Kraepelins die enge Zugehörigkeit zur Gruppe der Schizophrenie nachgewiesen sei, während er geneigt ist, die chronische Paranoia Kraepelins auf
eine „Legierung" einer manisch-melancholischen mit einer schizoiden Konstitution zurückzuführen. Zu einem ähnlichen Ergebnis ist auch W. Meyer bei
katamnestischer Nachprüfung von 83 Fällen, die s. Zt. Kraepelin als Modell
für seine verschiedenen Paraphrenieformen gedient haben, gekommen: „Die
paraphrenen Psychosen zeigen erbbiologisch und klinisch engste Verwandtschaft
zur Dementia praecox (Kraepelin). Ein großer Teil gehört dem Verlauf nach
sicher dazu, ein kleiner Teil bildet eine Gruppe für sich, nach ihrem Verlauf zu
bezeichnen als endogene paranoide Defektpsychose ohne stärkere Willensstö-
rungen". Unter diesen 83 Fällen fand Meyer 5, welche nach Symptomatik und
Verlauf, zum Teil auch stammesgeschichtlich Beziehungen zum manisch-depressiven Formenkreis aufwiesen. Noch wichtiger als diese Untersuchungen, und
zwar deshalb, weil sie sich auf die sog. einfühlbaren Wahnformen beziehen, sind
aber für die erbwissenschaftliche Grundlegung der Wahnkrankheiten die Feststellungen von Jolly und Economo geworden. Aus Jollys umfangreichen
Hereditätsermittlungen aus dem Jahre 1913 läßt sich die übrigens von ihm selbst
nach ihrer Bedeutung kaum gewürdigte Feststellung herausfinden, daß unter
37 Familien, in denen „affektive Psychosen" vom Charakter des manisch-melancholischen Irreseins vorkamen, nur eine einzige war, in der ein Fall chronischer
Paranoia beobachtet wurde. Einen noch entscheidenderen Gegenbeweis gegen
die Lehre von der manisch-melancholischen Grundlage der verständlichen
chronischen Wahnbildungen haben die eingehenden Hereditätsuntersuchungen
gebracht, die 1914 Economo gerade bei solchen Fällen angestellt hat, aus deren
Symptomatologie s. Zt. Specht die maßgebenden Belege für seine Theorie
genommen hat: den chronischen Querulantenwahn, d. h. jene Wahnform,
die bekanntlich Kraepelin in der letzten Darstellung seines Krankheitssystems
um ihrer scheinbaren Auslösung durch äußere Schicksale willen als eine besonders verständliche Entwicklung dadurch gegenüber seiner chronischen Paranoia
herausgehoben hat, daß er sie von dieser abtrennte und der Gruppe der „psychogenen Psychosen" zuwies. Economos Erblichkeitsermittlungen in den von
ihm verfolgten und ausschließlich von ihm selbst beobachteten 14 Fällen gipfel-
ten darin, daß von den direkten Nachkommen der Kranken mit echtem Querulantenwahn je ein Drittel Dementia praecox, abnorme Charakteranlage und
psychische Gesundheit aufwies, daß von den Geschwistern die Hälfte an Querulantenwahn, Paraphrenie oder Katatonie erkrankte, und schließlich, daß in
der direkten Aszendenz nie Geisteskrankheiten, aber ebenso wie bei Kindern und
Geschwistern eine homoforme, d. h. in diesem Falle eine streitsüchtige bis querulatorische Wesensart, dagegen in der indirekten Aszendenz regelmäßig Schizophrenie, nie aber manisch-melancholisches Irresein vorkamen. Das Wichtigste
dieses Ergebnisses — mit dem auch ein Fall von Wildermuth übereinstimmt —,
dessen Bedeutung Economo selbst s. Zt. nicht erkennbar sein konnte, liegt nun
darin, daß die Erblichkeitsbeziehungen und -verhältnisse bei den Fällen von
echtem Querulantenwahn fast genau dieselben sind wie bei allen anderen Wahnprozessen, der Paraphrenie, der präsenilen oder schizophrenen Paranoide, aber
auch, soweit die bisher in der Literatur niedergelegten Untersuchungen zeigen,

bei einzelnen Fällen von chronischer Paranoia (Kraepelin) — nur, daß in den
Familien der letzteren, nicht wie in denen der Kranken mit Querulantenwahn,
die psychopathische Wesensanlage vorwiegend den eristisch-querulatorischen
Grundzug aufweist, sondern die den betreffenden Wahnformen psychologisch
homoformen Charakterzüge.

Wollen wir der Veranlagung zu den in ihrem Aufbau so komplizierten Wahnkrankheiten näherkommen, so dürfen wir nur solche Fälle heranziehen, die nach
allen Richtungen: „klinisch", psychologisch wie genealogisch, so erschöpfend
durchforscht sind, als es den heutigen Anforderungen entspricht.

Trotz allen kaum vermeidlichen Mängeln im einzelnen scheint mir (Kehrer)
für diese Frage das von mir im Verlaufe der Jahre 1919—1923 an der Breslauer
Klinik bis in alle Einzelheiten selbst bearbeitete und gesammelte Material beson-
ders geeignet zu sein. Herangezogen wurden von mir bis auf einige wenige aus-
gesprochen schizophrene Paranoide alle in dieser Zeit zu längerem Aufenthalte
gekommenen Kranken, deren Psychose von Wahnbildungen beherrscht wurde.
Die Zahl dieser Biographien beträgt 31. Die in der Darstellung durchgeführte
Teilung in Wahnreaktionen und chronische Wahnbildungen entspringt nur dem
Bemühen nach einer besseren Übersicht des Materials. Die Relativität dieser
Abgrenzung ergibt sich aus der Betrachtung im einzelnen[1]).

I. Gruppe. Relativ reine **Reaktionen,** d. h. solche, die vom Idealtyp =
durch äußere Einflüsse ausgelöste seelische Abläufe, in denen inhaltlich, d. h.
also hier im Inhalte des Wahns das Ausgangserlebnis als Grundton anschlägt,
und die nach angemessener Zeit ohne wesenhafte Veränderung der Persönlichkeit wieder abklingen, tunlichst nicht abweichen:

10 von 31 Fällen.

Ergebnis: In 5 Fällen war keinerlei psychische, aber auch keine sonstige
Belastung nachweisbar. Positive Belastung fand sich in 5 Fällen, und zwar
allemal in homologer Form (paranoischer Charakter oder Psychose) und zugleich
mit indirekter schizoider oder schizophrener Belastung; 3 mal bestand direkte,
2 mal kollaterale, 1 mal direkte und kollaterale Belastung mit reaktiven Psychosen
auf erotogene Erlebnisse (bei der Schwester dieselbe religiöse Färbung des Wahns
wie bei der Probandin; Vatersbruder paranoide Schizophrenie), 1 mal (einziges
Kind) lag direkte Belastung im Sinne reaktiv melancholischer Labilität auf
Boden mißtrauisch-„hysterischen" Charakters vor. Direkte reaktiv psychoti-
sche-schizoide Belastung fand sich in 1 Fall.

Bei 4 von den negativen 5 Fällen handelte es sich um einen primitiven
Wahnwunsch- oder -angsttraum, der sich als reine Reaktion darstellte (völlige
Heilung), obwohl 2 mal die Wahngebilde dem Bilde der Paraphrenia systematica
oder confabulatoria glichen, was offenbar durch die ausgesprochen primitiv-
archaische Struktur und Mentalität der Persönlichkeit bedingt war, im 5. Falle

---

[1]) Aus dem außerordentlich umfangreichen Material an Aufzeichnungen über jeden
einzelnen Kranken konnte hier nur das Allerwichtigste wiedergegeben werden. Es genüge
der Hinweis, daß die klinischen wie genealogischen Nachforschungen so weit ausgedehnt
worden sind, als es in der heutigen Zeit möglich war. Bis auf die experimentellen Untersuchungen stehen die dieser Darstellung zugrunde gelegten Biographien dem von Kehrer
und Fischer wiedergegebenen Modell einer psychopathologischen Biographie (Zeitschr. f.
d. ges. Neurol. u. Psychiatrie Bd. 85, S. 315) nicht nach. Eine vollständige Wiedergabe der
Familientafeln muß auf bessere Zeiten verschoben werden.

um einen hypnotischen Erklärungswahn hysteriformer Erscheinungen in der Richtung des Wahns ehelicher Untreue bei der primitiven Gattin eines schizoiden Mannes.

Umgekehrt handelte es sich in den 4 hereditär positiven Fällen dieser Gruppe nicht um reine Reaktionen im obigen Sinne: 3 mal war das psychogene Moment kein akutes Außenerlebnis, sondern eine Lebenssituation (Pubertätskonflikte, Furcht vor dem nahenden Klimakterium); 1 mal lag zwar ein überraschendes Aktualerlebnis (Liebestäuschung) vor, dieses ließ aber, wie bei der Wesensanlage zu erwarten, eine schwere Lebenswunde zurück, die sich darin äußerte, daß nach dem Anfall zwar Wiederherstellung der Berufstätigkeit, aber keine restlose innere Korrektur eintrat, sondern starkes Mißtrauen bestehen blieb; 1 mal handelte es sich um eine Doppelreaktion auf Lebenssituationen (Beruf, Ehe: Berufsbeeinträchtigungs- und Eifersuchtswahn) mit unvollkommener Korrektur (Vater abortiver Erfinderwahn und Wahn ehelicher Untreue mit der Folge der Ehescheidung, keine Anstaltsbehandlung, ein Onkel mütterlicherseits zank- und ränkesüchtiger Frauenfeind, Mutter starrköpfig, Prob. einziger Sohn).

Eine wichtige Ergänzung zur Frage nach der Anlage zu Wahnreaktionen ergeben die Feststellungen Försterlings bei paranoiden Häftlingen[1]). Wenn auch dieser Autor zugeben muß, daß es „mit den erbbiologischen Feststellungen beim Gros seiner Fälle nicht gut steht", weil, wie bei der klinischen Bearbeitung der in der Haft Erkrankenden leider die Regel, der Frage der Heredität und Prämorbidität selten Aufmerksamkeit geschenkt wurde, so ergibt sich aus den in etwa 7 Fällen leidlich brauchbaren Erhebungen über die Charakterart der nächsten Blutsverwandten der Kranken doch so viel, daß nur ganz selten einmal (Fall 14) eine katatyme paranoische Reaktion in der Haft direkt aus einer gleichsinnigen (homologen), bei Vater und Geschwistern nachweisbaren Anlage hervorwuchs. Die Hereditätsermittlungen Foersterlings ergeben ganz entsprechend den Erwartungen, welche man angesichts der bekannten Labilität der Persönlichkeit derartiger Krimineller, die in der Haft unter mannigfachen anderen, vor allem hysterischen Reaktionen stärker in die Augen springende wahnhafte Komplexe katathymen Inhalts aufweisen, von vornherein hegt, ein ebenso bunt wie unbestimmt schillerndes charakterologisches Bild, das aber von ausgesprochen asozialen und noch häufiger kriminellen Zügen besonders bei den Eltern beherrscht wird. Ohne weiteres geht daraus hervor, daß für die Disposition zu derartigen psychogenen Reaktionen von der Form wahnhafter Konzeptionen außer der disharmonischen Anlage der verschiedenen Seelenfunktionen, vorweg in der Richtung der Haltlosigkeit, Milieuschädigungen mindestens ebenso anzuschuldigen sind wie die Keimanlage und außerdem vielleicht noch blastophtorische Faktoren. Das Wesentliche der Foersterlingschen Ermittlungen[2]) dürfen wir daher darin erblicken, daß bei diesen Individuen der Krankheitswert ihrer wahnhaften Einbildungen, gemessen an der Tiefe ihrer Verankerung in der Persönlichkeit, ebenso gering ist wie derjenige aller ihrer übrigen Reaktionen. Das entscheidende Kennzeichen der Personen, die auf den Haftschädigungskomplex unter anderem auch mit psychogenen Ausnahme-

---

[1]) s. S. 90.
[2]) sc. über die bezeichneten 7 von 20 Fällen von paranoider Haftpsychose, die sich als richtige Reaktionen erweisen.

zuständen paranoiden Inhalts reagieren (bei denen die Haft also nicht schizophrene oder anderweitige Prozesse auslöst), liegt nicht sowohl in einer nur in den querulatorischen Fällen andeutungsweise vorhandenen paranoischen Anlage als in der Anlage zu mehr minder flüchtigen katathymen Reaktionen, d. h. in der Labilität der Persönlichkeitsanlage überhaupt. Innerhalb dieser ist neben dem asozialen oder antisozialen Zug aus der Reihe der psychopathischen Reaktionsmechanismen der „paranoide“, sei es in der primitiven Form der Verdrängungsfixierung, sei es in der reflektierenden der Beeinträchtigungsumdeutung, vielleicht etwas tiefer angelegt und spricht empfindlicher an als andere Reaktionsdispositionen. Es steht dies in Einklang mit der neuerlichen Angabe von Bruchansky, daß bei jedem geisteskranken Untersuchungshäftling bei näherem Zusehen Züge der als Haftpsychosen beschriebenen Syndrome anzutreffen sind und nur in vereinzelten Fällen diese selbständiger zur Beobachtung gelangten. Wenn F. Stern, auf dessen Untersuchungen bei Haftpsychosen wir oben (S. 94) näher eingegangen sind, erklärt, daß wir generell noch weit davon entfernt seien, schon jetzt in der Form dieser Syndrome die Weiterentwicklung und pathologische Steigerung bestimmter konstitutioneller Abweichungen zu erkennen, so dürfte dies eben in der Labilität der Persönlichkeitsanlage dieser Individuen, d. h. der gleichsam chamäleonartigen Disposition zu den verschiedenen soziologischen Minderwertigkeitsreaktionen seine Erklärung finden. Es ist auch zu bedenken, daß in vielen Fällen derart das, was paranoid erscheint, psychogenetisch recht verschieden zu bewerten ist: In den wahnhaften Einbildungen haben wir nichts anderes vor uns als Phantasieprodukte, die der Betreffende über der verdrängten Wirklichkeit der Anklage und Haft errichtet, in dem Unschuldswahn eine besonders hartnäckige Verdrängung der Schuld auf das Konto der „Gegenseite“, im Begnadigungswahn die direkte wahnhafte Realisierung dieses aktuellsten Wunsches. Den wichtigsten Charakterzug hätten wir in diesen Fällen, falls sie sich wirklich zu einem unerschütterlichen Monopolwahn entwickeln, in der Leichtigkeit und zugleich der Hartnäckigkeit der Wirklichkeitsverdrängung zu erblicken. Es wird daraus klar, daß für die Entscheidung der speziellen Veranlagung solcher Fälle, wie gesagt, sehr viel eingehendere und tiefere Analysen der Persönlichkeit unter diesem Gesichtspunkte und auch eine viel genauere Kenntnis der Wesensart der Eltern und Geschwister erforderlich ist, als sie bei der gebräuchlichen Untersuchung dieser Häftlinge erreicht werden. Immerhin gewinnen auch die ätiologisch noch ganz an der Oberfläche sich bewegenden Ermittlungen Foersterlings über die Wesensart der Probanden und ihrer Blutsverwandten bei ihrer Gegenüberstellung gegen die Wahnreaktionen und die Wahnprozesse unserer nichtkriminellen Psychopathen an Bedeutung.

II. Gruppe. **Chronische Wahnbildungen.**
21 von 31 Fällen mit ausschließlicher Wahnbildung.

A. Betrachten wir zuerst die homoforme Heredität im Sinne eines ausgesprochen paranoiden Charakters oder einer Wahn-Psychose, so lag eine solche 15 mal, d. i. bei $71^0/_0$ vor.

Dieser an sich schon sehr hohe Prozentsatz homoformer Heredität muß aus 2 Gründen als Minimalwert angesehen werden. Einmal deshalb, weil es sich hier um eine psychische Abweichung handelt, die im Gegensatz insbesondere zum manisch-depressiven Irresein und der ausgesprochenen Schizophrenie jahre- bis jahrzehntelang bestehen kann, ohne von Laien erkannt oder als Anomalie bewertet zu werden. Zum anderen, weil unsere Ermittlungen in der aufsteigenden Richtung sich durchweg auf die nächsthöhere Generation beschränken, Angaben über die weitere Generation der Großeltern meist zu unbestimmt waren, um als positive verwertet werden zu können.

Betrachten wir die in bezug auf homoforme Heredität positiven Fälle nach der Art der Verwandtschaftsbeziehung, so ergibt sich folgendes:

Gleichartige Vererbung bei: 1 Elter . . . . . . 5 mal
beiden Eltern . . . 1 mal
Geschwistern . . . . 7 mal
Onkels oder Tanten. 2 mal

Bei den direkt von seiten eines Elters belasteten 5 Fällen findet sich die hypoparanoische Verfassung desselben bis zum ausgesprochenen Wahn gesteigert 1 mal (Fall Trotz: Unter dem Einflusse von Alkoholismus entstandene Phase von halluzinatorischem physikalischen Verfolgungswahn. Mutter präseniler Güter-Beeinträchtigungswahn ohne Anstaltsaufnahme).

Bei dem einzigen Falle, in dem beide Eltern in vorgerücktem Alter an jahrelange Anstaltsbehandlung notwendig machenden Wahnkrankheiten litten (Fall Probst), handelte es sich um eine unter dem Bilde des erotischen Beziehungs- und Beobachtungswahns in der Spätpubertät beginnende Erkrankung, die sehr bald in den nun seit Jahren unverändert bestehenden Endzustand einer streng auf abstruse erotische Wunsch- und Verfolgungserlebnisse beschränkten Psychose mit Wechsel von Stupor und Erregung überging.

Vergleichen wir die Art der direkten Belastung bei den Fällen der Gruppe II mit denen der Gruppe I, so fällt auf, daß bei den Kranken mit Wahnreaktionen die Psychosen, an denen eines der Elter erkrankt war, 2 mal unter dem Bilde milder Paranoia (als Eifersuchts- oder Erfinderwahn), 2 mal als reaktive Melancholie oder Verwirrtheit verliefen. Berücksichtigt man weiter, daß man deu angeführten Fall Trotz mit fast ebenso guten Gründen der Gruppe I wie der Gruppe II zuweisen könnte, so ergibt sich also für die chronischen, meist progressiven Wahnbildungen verschiedenster Form eine sehr geringe direkte Belastung mit ausgesprochenen Wahnpsychosen, aber eine sehr hohe direkte Belastung in bezug auf wahnhafte Konstitution, bei den episodischen bzw. reaktiven Wahnbildungen dagegen eine relativ starke direkte Belastung entweder mit reaktiven Psychosen nicht paranoischer Färbung oder mit Abortivformen chronischer Psychosen gleicher Form.

Bei mehreren der Fälle der 2. Gruppe findet sich eine kombinierte Belastung im Sinne spezifischer Abweichungen bei Verwandten verschiedener Grade, nämlich:

bei 1 Fall: 1 Elter reaktive Depression, anderer Elter hypoparanoische Konstitution, 2 Onkel fanatische Sonderlinge (adventistische Propagandisten);

bei 2 Fällen (Geschwistern): 1 Elter, sowie alle Onkel von dieser Linie hypoparanoische Konstitution, 1 Tante von der anderen Seite „Involutions-Paraphrenie", 1 Onkel querulatorisch, 1 Onkel zanksüchtig;

bei 1 Fall: 1 Großelter und 2 Tanten von dieser Linie schizophren, 2 Geschwister Schizoide mit reaktiven Depressionen (beide Suicid);

bei 2 Fällen (Geschwister): Vater Suicid, Geschwister paranoid.

Bei den Fällen, in denen auch der eine bzw. beide Elternteile der Probanden an ausgesprochenen Psychosen leiden oder litten, beträgt die Differenz zwischen dem Lebensalter, in dem die Psychose bei den aufeinanderfolgenden 2 Generationen ausbrach, durchschnittlich eine Lebensentwicklungsstrecke, d. h. den Abstand von Senium zu Klimakterium oder von Klimakterium zu Spätpubertät.

Bei denjenigen Fällen, in denen 1 Geschwister eines Probanden ausgesprochen psychotisch war bzw. ist, liegt der Zeitpunkt des Manifestwerdens der Psychosen durchschnittlich bei beiden ungefähr im gleichen Lebensalter.

B. Betrachten wir bei der Gruppe der chronischen Wahnbildungen nunmehr die heteroforme oder heterologe Heredität, so ergibt sich folgendes Bild:

Zyklothymie bzw. manisch-depressives Irresein . . . in 0 Fällen
Schizophrene Prozesse . . . . ,, 7 ,,
Psychotische Reaktionen nicht wahnhafter Form . . ,, 4 ,,
(3mal Elter oder Geschwister)
Alkoholismus . . . . ,, 0 ,.
Apoplexie. . . . ., 0 ,.
Epilepsie . . . . ,, 1 ,, (Vater?)
Paralyse . . . . ,, 1 ,,
(Bruder und zwar ausgesprochen schizophrene Färbung der Paralyse)

Charakteranomalien oder Psychopathien (ausschließlich der oben unter Zyklothymie rubrizierten einfachen Dyskolien), und zwar fast immer mit ausgesprochen asozialem, selten antisozialem Verhalten fehlen nur in 2 Fällen; häufig hysterische Charaktere.

Isolierte „Zwangsneurose" 0.

Unter den Probanden selbst finden sich 2, die auch zwangsneurotische Erscheinungen (beidemal bei schizoidem Paranoid) hatten (1mal Erytrophobie, 1mal bei Lästigkeitsgefühl von Stimmen im nachparanoiden Besserungszustand). Daß keine Exklusivität in bezug auf Heredität zwischen Zwangsneurose und Wahnkrankheiten besteht, ergibt sich aus der Verwandtentafel meiner 2 Fälle von Zwangsneurose (s. S. 107).

Die 2 negativen Fälle unseres Materials, d. h. diejenigen, bei denen von seiten mehrerer Mitglieder psychotische, psychopathische oder anderweitige Abweichungen in der Familie bestritten und auch von den zuständigen Pfarrämtern nichts dergleichen ermittelt wurde, bieten indessen in ihrer prämorbiden Persönlichkeit bzw. Anamnese so viel einwandfreie Abweichungen, die der späteren Psychose völlig homolog sind, daß an einer autochthonen Disposition nicht zu zweifeln ist. In dem einen Falle[1]), in dem die Psychose durch Kumulationswirkung schwerer psychogener Schädigungserlebnisse (Untersuchungs-, Strafhaft, spiritistische Dauerbeschäftigung) ausgelöst wurde, besteht deutlich hysterische Reaktivität seit einem schweren Typhus in der Pubertätszeit, so daß hier

---

[1]) Fall Scheber (Beobachtung 2) der Arbeit über Spiritismus und Seelenstörung (Arch. f. Psychatrie u. Nervenkrankh. Bd. 66, S. 390).

mit der Möglichkeit einer nicht-hereditären Konstitutionsänderung gerechnet werden muß, beim anderen wird ausgeprochen schizoider Charakter angegeben, durch den die Kranke seit frühester Kindheit sich von ihren übrigen 3 Geschwistern unterschied. Auffällig ist dieser von verschiedener Seite hinsichtlich direkter, seitlicher (3 Geschwister) und indirekter Heredität bis auf die Apoplexie des Vaters als negativ bezeichnete Fall deshalb, weil hier die Krankheitsentwicklung in bezug auf Zeitpunkt des Ausbruchs und Symptomablaufs genau dieselbe ist wie bei der oben angegebenen Kranken (Probst), deren beide Eltern im Präsenium an unheilbarer Paraphrenie erkrankten (Angaben über Großeltern seien nicht zu machen, weil der Vater für sich gelebt habe; er war zweimal verheiratet, ihre Mutter starb jung an Tuberkulose [angenommenes Kind?]).

Betrachten wir die Deszendenz der Wahnkranken meines Materials, so ergibt sich folgendes:

Von den 15 verheirateten, und zwar mindestens bereits im Klimakterium stehenden bzw. verwitweten Wahnkranken stammen aus Ehen, in denen der andere Ehegatte bis auf 1 Fall (Hirnlues mit Demenz) geistig gesund war, 32 Kinder; davon stehen in durchschnittlich als psychosefähig anzusehendem Alter 14, nämlich:

zwischen 15. und 20. Jahr 3 von 2 Kranken
   „   20. „ 30. „ 3 „ 4 „
   „   30. „ 40. „ 4 „ 2 „

Von diesen 14 Abkömmlingen leiden oder litten (alle über das soziale Niveau der Eltern hinausstrebend):

an ausgesprochen schizophren, aber nicht wahnhaft ge-
    färbter Reaktion 1
an schizophrenen Prozessen 3
an Zyklothymie oder manisch-melanchol. Irresein . . 0
an Epilepsie 0
an Idiotie 0
Den Probanden wesensähnlich, aber ohne soziale Schwie-
    rigkeiten im Leben stehend sind 7
ausgesprochen neurotisch sind 2
sozial bzw. psychopathisch haltlos sind 1
    (Sohn der Probandin mit hysterischem Charakter)

Von den übrigen, d. h. noch vor der Pubertät stehenden Abkömmlingen konnte ich einmal selbst feststellen, daß das älteste, 12jährige unter 3 Kindern der betreffenden Patientin durch den auf mannigfachen Körpersensationen und Illusionen aufgebauten Eifersuchtswahn der Mutter induziert war und seinerseits die Mutter induzierte.

Besonders hervorzuheben ist, daß in der direkten Nachkommenschaft der Wahnprozeßkranken meines Materials kein Fall von ausgesprochener Wahnkrankheit, von angeborenem Schwachsinn, von Epilepsie, von Zwangsneurose[1]), von „syntoner" oder zyklothymer Artung oder manisch-depressivem Irresein angetroffen wurde.

---

[1]) Vgl. dagegen allerdings S. 107.

Das Ergebnis unserer Ermittlungen über die Deszendenz der chronisch Wahnkranken steht also im wesentlichen im Einklang sowohl mit denFeststellungen, die Berze und Hoffmann[1] bei den Nachkommen von Kranken, die erst im Präsenium an „uneinfühlbaren" Wahnprozessen erkrankten, als auch mit den Ermittlungen Economos über die Abkömmlinge von Kranken mit Querulantenwahn.

Auf den ersten Blick scheint unser Ergebnis allerdings in einem Punkte von den Ermittlungen dieser Autoren abzuweichen, nämlich darin, daß innerhalb der Psychose derjenigen Nachkommen, die geisteskrank wurden, niemals selbst ein wahnhafter Zug zu ermitteln war — auch dann nicht, wenn, wie in einem Falle, primär eine mystagoge Induktion zwischen Mutter und Sohn vorlag. Berze beschrieb einzelne Familiengruppen mit der Aufeinanderfolge: präseniler Beeinträchtigungs- oder Verfolgungswahn mit Ausgang in Demenz beim Elter, paranoid gefärbte Dementia praecox eines Kindes, und Economo hat zwar unter den relativ zahlreichen Nachkommen von Kranken mit Paranoia querulans niemals einen gefunden, der selbst an diesem Wahn erkrankte, auch dann nicht, wenn er, wie nicht selten, in ausgesprochener Weise die eristischen oder querulatorischen Charakterzüge des wahnhaften Elters oder sonstiger Blutsverwandter bot, aber er weist doch darauf hin, daß unter den Formen, in denen sich die Schizophrenie dieser Nachkommen äußerte, die paranoide überwog. Die Abweichung, die also nach dieser Richtung die Ermittlungen an meinem Material aufweisen, ist aber doch wohl nur eine scheinbare. Einmal ist zu berücksichtigen, daß die Nachkommen unserer Wahnkranken noch nicht das Prädilektionsalter für die Entwicklung von Wahnerkrankungen erreicht haben, so daß also doch noch vielleicht damit zu rechnen ist, daß diese Schizophrenen in späteren Lebensjahren noch paranoide Züge aufweisen werden. Zum anderen aber ist auf die oben erwähnte Tatsache zu verweisen, daß einzelne dieser allerdings nicht im gebräuchlichen Sinne Schizophrenen, d. h. nach Bleulers Terminologie an Paranoid leidenden Wahnkranken ihrerseits direkte Abkömmlinge von Eltern mit verspätet auftretender, milder Entwicklungsparanoia waren.

Da in der Literatur bisher noch kein Fall von Paranoia im Kraepelinschen Sinne und auch nur ganz wenige Fälle, einerseits von Querulantenwahn, andererseits von Paraphrenie, niedergelegt sind (1 Fall von Jolly, 2 Fälle von Economo, 1 Fall von Hoffmann), in denen über die für die ganze Frage entscheidenden Hereditätsverhältnisse des gesunden Partners des wahnkranken Probanden brauchbare Feststellungen vorliegen, mußte nach dieser Richtung besonders gefahndet werden. Leider erwiesen sich diese Ermittlungen als besonders schwierig, bei der Hälfte der Fälle war trotz allen Bemühungen bisher nur über diesen Elter selbst Einwandfreies zu erfahren.

Als Paranoia in Kraepelinschem Sinne kommen aus unserem Material von Wahnkranken, deren Kinder bereits in oder jenseits der Pubertät, d. h. im psychosefähigen Alter stehen, 2 Fälle (Fall Fischler und Schall) in Betracht. Ihnen stehen 4 Fälle „typischer" Paraphrenie und weiter 2 Fälle ätiologisch komplizierter halluzinatorischer Wahnbildung gegenüber. Zu einer vergleichenden

---

[1] Hoffmann fand in der Sammlung der Münchener Forschungsanstalt 8 Familien mit paraphrenen neben schizophrenen Erkrankungen oder ausgesprochener Schizoidie der direkten, kollateralen oder indirekten Verwandten.

Betrachtung gut geeignet sind diese Fälle deshalb, weil von den lebenden Nachkommen der Paranoia-Kranken und des einen Kranken mit „halluzinatorischer Paranoia" alle bereits jenseits des 25. Jahres, $^3/_4$ von ihnen sogar jenseits des 30. Jahres stehen, während von demjenigen Teil der Nachkommen der Paraphrenen, die vor dem 25. Lebensjahr stehen, ein Teil bereits schizophren erkrankt ist.

Diese 8 Fälle sind diejenigen unseres gesamten Materials, von denen überhaupt schon Kinder vorhanden sind, die im oder jenseits des psychosefähigen Alters stehen (s. o.). Bei ihnen liegen die Verhältnisse zwischen Elter und Kind folgendermaßen:

I. Paranoia chronica.

Fall Fischler: Mit 47 Jahren beginnender isolierter Heiratswunschwahn (für sich und ihre 2 Töchter). Ehegatte primitiv organisiert, unauffällig, früh †, 2 Töchter körperlich Ebenbild der Mutter, wie es immer die Mutter war, „üppiger", weiblicher Typus, trotzdem für Heirat überfällig. Wesen aller 3 „fein", zurückhaltend, vornehm, über ihrem Bildungsniveau stehend, „alle stets höher hinaus"; eine sozial und kulturell megalotrop; der einzige Sohn aus Drang nach „Besserem" nach Amerika ausgewandert.

Fall Schall: Eifersuchtswahn im hohen Alter; Mangel jeglicher seniler Züge. 2 lebende Söhne (2 Brüder jung an körperlichen Krankheiten †), bildungsmäßig wie die Mutter über dem Stand des Vaters stehend, „differenziert", empfindlich, reizsam, „gepflegt", bildungsselbstbewußt, beherrscht-vornehm (1 kathol. Geistlicher). Vater primitiver Kleinbeamter, unauffälliger Spießer.

„Halluzinatorische Paranoia".

Fall Trotz: Paranoia hallucinatoria im 6. Dezennium ohne senile Züge. Ödipuswahn gegenüber Frau und Sohn während tödlicher Erkrankung der ersteren; nach dem Tode derselben physikalischer Beobachtungswahn, Nebenursache: Alkohol. Ruhig, autistisch, aber unaufdringlich jovial im Gespräch. 2 Kinder zwischen 25. und 30. Jahr asthenisch, still, geordnet, Gattin war ruhig, stets körperlich leidend. Mutter im Senium Beeinträchtigungswahn, Vater schizoider Alkoholiker.

Fall Scheber: Komplizierte Halluzinose fast aller Sinnesgebiete nach spiritistischer Überbeschäftigung und Haft bei reaktiv hysterischer Person (Aszendenz negativ). Ehemann nachgiebig, 2 Söhne, 1 gefallen, lebender Sohn haltloser, sprunghafter, hysterophiler Psychopath. Übrige Verwandtschaft negative Belastung (s. S. 116).

Zum Vergleich bringen wir an dieser Stelle diejenigen Fälle unseres Materials, in denen der wegen seines Wahns zur Internierung kommende Kranke direkt paranoisch bzw. paranoid belastet ist, d. h. also bei dem Elternteil nicht bloß ein paranoischer Charakter, sondern eine Steigerung desselben bis zu richtiger Wahnbildung bestand, die aber bei der überwiegenden Mehrzahl so milde verlief, daß in langen Jahren resp. bis zu dem in relativ hohem Alter erfolgten Tode Anstaltsunterbringung nicht erforderlich wurde.

Fall Arnold (Zeitschr. f. d. ges. Neurol. u. Psych. Bd. 74, S. 155). Vater im Alter Eifersuchtswahn, Sohn Anfall von masturbatorischem Verachtungs- und Größenwahn in der Pubertät.

Fall Trotz: Mutter im Senium Querulanten- und Vergiftungswahn, Sohn physikalisch-chemischer Verfolgungswahn.

Fall Probst: (s. S. 124). Beide Eltern paranoid.

Fall Gräm: Vater im Alter stiller Erfinder- und Eifersuchtswahn. Sohn situativer Eifersuchts- und Beeinträchtigungswahn.

Bei einem Vergleich dieser Fälle fällt wiederum ein Parallelismus in der Schwere der Erkrankung des Elters und des Nachkommen und die verhältnismäßig harmlosere Natur der katathymen, d. h. derjenigen Wahnbildungen, die sich um soziologische Wunsch- oder Befürchtungskomplexe zentrieren, gegen-

über der nosologischen Malignität des Querulantenwahns und der paraphrenen
Prozesse auf.

Chronisch-progressive Paraphrenien[1]).

4 Fälle; auslösender und pathoplastischer Faktor 1mal Tabes, 1mal Arteriosklerose, 1mal Klimakterium, 1mal schweres Genitalleiden.

Von der Nachkommenschaft dieser 4 Kranken leidet oder litt je eines der
Kinder an ausgesprochener, und zwar nicht paranoid gefärbter Schizophrenie (in
3 Fällen) oder schizophrener Reaktion (1 Fall; Fall 4 der Arbeit über Spiritismus), und zwar beschränkte sich die Nachkommenschaft je 1mal auf einen
einzigen Sohn, 2mal auf 2 Kinder, wobei beidemal der andere Nachkomme
schizoid bzw. heboid war. 1mal waren 3 Kinder vorhanden, von denen außer
1 Fehlgeburt 1 klein an Pemphigus gestorben war, 1 Tochter in der Pubertät
in einer schizophrenen Reaktion durch Suicid endete, 1 Tochter schizoid-neuro-
tisch ist, nachdem sie in der Kindheit wegen Depression mit choreiformem Tic
in der Klinik lag. Die 3 Fälle mit Prozeßerkrankungen unter diesen 4 Fällen
setzten sämtlich zwischen dem 18. und 22. Lebensjahr ein, nur die Reaktiv-
erkrankung des 4. Falles nach dem 35. Jahr. In diesen Fällen litt der andere
Elter:

1mal an Hirnlues mit Seelenstörung und zeigte folgende Familientafel:
1 Bruder Sonderling, 1 Schwester mannstoll, Mutter schizoid, chronische klimakterische Melancholie, Tante stets erregbar, abstoßend, 1 Onkel sehr dumm,
leicht aufgebracht (der wahnkranke Elter litt an Tabes),

1mal an Lues und Trunksucht (der wahnkranke Elter litt an schwerem
chronischen Genitalleiden und nervösem Darmleiden),

1mal an Trunksucht (der wahnkranke Elter litt an arteriosklerotischen oder
rheumatoiden Paralgesien),

1mal an Pankreascyste (Lues?) † in mittleren Jahren (der wahnkranke Elter
litt an starken klimakterischen Störungen).

In allen Fällen wird dieser Elter im übrigen als gutmütig, nachgiebig, lebens-
lustig oder still, arbeitsam, freundlich oder humorvoll, kräftig, gesellig bezeichnet,
in 3 Fällen konnte die Heredität des geistesgesunden Elters ermittelt werden
und erwies sich 2mal als negativ.

Zum Vergleiche seien aus der Literatur folgende Fälle herangezogen, in denen
Genügendes über den Ehegatten eines Wahnkranken bekannt ist, aus dessen Ehe
erwachsene Kinder stammen: Fall 65 von Jolly: Kreuzung einer an „paranoider
Spätkatatonie" erkrankten Mutter mit einem trunksüchtigen und luetischen
Vater aus eristisch belasteter Familie.

Die von Hoffmann mitgeteilte Familientafel Schwarz-Rausch: Aus der
Ehe eines direkt schizoid belasteten Paranoikers, dessen Großvater an Säuferwahn litt, mit einer ausgesprochen hyperthym-syntonen Mutter stammen 2
Kinder, eine schizoide Tochter und ein hyperthym-syntoner Sohn. Das Ausbleiben einer schizophrenen Prozeßpsychose bei einem der beiden Nachkommen
werden wir hier wohl mit Hoffmann auf den katathymen Charakter der Wahn-

---

[1]) Der scheinbare Widerspruch dieser Bezeichnung löst sich, wenn man die Katamnesen
der von Kraepelin s. Zt. diagnostizierten Fälle von Paraphrenien berücksichtigt, die
Meyer gebracht hat (s. später).

bildung des Vaters und die Keimmischung mit einer syntonen Mutter zurückführen. Das gleiche gilt wohl für die von Hoffmann mitgeteilte Familie Haube, in der aus der Ehe eines von schizoider Mutter stammenden Hypoparanoikers, der im Präsenium an Verfolgungswahn erkrankte, mit einer ausgesprochen syntonen Mutter 1 schizoide Tochter und 1 syntoner Sohn stammt.

Ferner Fall 14 von Foersterling: Vater und Bruder rechthaberisch, unversöhnlich, jähzornig, Tante hyperthym, Mutter im Grunde sonnig, aber gelegentlich zornig, Sohn in Haft Beeinträchtigungswahn-Reaktion mit Halluzinationen.

Weiter die Fälle 5 und 7 Economos, die sich einander insofern völlig gleichen, als der querulatorische Zug, der sich in der mittleren Generation zum Querulantenwahn verdichtet, hier durch 3 Generationen hindurchgeht und von diesem Vater je ein ums 23. Jahr an paranoider Schizophrenie erkrankender Sohn stammt, während alle übrigen Geschwister den eristisch oder querulatorischen Zug zeigen. Die Gattin dieses Kranken mit Querulantenwahn ist in einem Falle willensschwach, hysterisch und stammt aus schizoid-paranoid belasteter Familie, die Gattin des anderen Querulanten wird dagegen als gutmütig bezeichnet.

Schließlich der Fall 6 von Kleist: Aus der Ehe eines Mannes, der an Querulantenwahn litt, mit einer „aufgeregten" Frau stammen 2 Töchter, die beide das Bild dessen bieten, was Kleist „Involutionsparanoia" nannte.

Dem stellen wir gegenüber die eigene — übrigens einzige — Beobachtung (Fall Probst), in der 2 im späteren Leben an ausgesprochener Wahnbildung erkrankende Personen sich ehelich vereint und ein schwer wahnkrankes Kind gezeugt haben. Aus dieser Ehe eines schizophren belasteten Vaters (1 Neffe Katatonie), der im höheren Alter an katathymem Erfinderwahn erkrankte, mit einer im Spätklimakterium an katathymer Paraphrenie erkrankenden Mutter stammen 3 Töchter, von denen die ältere „schwer nervös", sprunghaft, reizbar, die jüngste heboid ist und die mittlere (Probandin) im 30. Jahr primär an einem sensitiven erotischen Beziehungswahn erkrankte, der allmählich in eine schwere, ebenfalls rein erotisch paranoide Schizophrenie überging.

Die Regelmäßigkeit, mit der wir bei dem „gesunden" Gatten des wahnkranken Elter mit schizophrenen Nachkommen neben nichtschizothymer Hereditäts-Veranlagung körperliche Dauerschädigungen finden, die allgemein als Keimnoxen zu wirken pflegen, läßt doch daran denken, daß hier die Schizophrenie durch eine kumulierende Wirkung einer Keimnoxe mit einer charakterlichen Erbanlage hervorgerufen wird. Es wäre natürlich auch denkbar, daß dann, wenn es glücken sollte, die charakterologischen und nosologischen Ermittlungen im Stamme des gesunden Elters noch weiter hinauf zu verfolgen, als es uns gelang, doch noch eine recessive Prozeßanlage auf dieser Seite nachzuweisen ist, aus deren Zusammentreffen mit der sich bis zum Wahnprozeß steigernden dominanten paranoischen Anlage im anderen („kranken") Stamme dann die nicht paranoide schizophrene Prozeßpsychose des einen Kindes der Paraphrenen hervorgeht.

Vielleicht ist in diesem Sinne die Entstehung spätpubertärer allerdings meist paranoid gefärbter Schizophrenien von jeweils 1 bis 2 unter den 4 bis 5 Nachkommen der Querulantenparanoiker zu deuten. Nach Economos Zusammenstellung der Deszendentenreihen seiner Querulanten zu schließen, scheint das geradezu gesetzmäßig zu sein. Es darf demgegenüber aber nicht übersehen werden, daß dann in einer unwahrscheinlich großen Zahl der an Querulantenwahn Erkrankenden die Annahme gemacht werden müßte, daß sie sich mit latent resp. recessiv schizophren belasteten Gesunden paaren. Die Feststellung, daß in den 3 Fällen Economos, in denen über die Deszendenz eines der gesunden oder kranken Geschwister des Querulanten Näheres bekannt ist, keine schizophrene Prozeßpsychose vorlag, sondern einmal eine hysterische Charakterveranlagung, einmal ein agitierter Wahn ehelicher Untreue, einmal eine manische Hebephrenie bei der Tochter eines an Paralyse erkrankten Vaters, dessen gesunder Bruder mit einer an paranoider Spätkatatonie erkrankenden Frau unter 7 Kindern 2 schizoide und eine an Schizophrenie erkrankende Tochter zeugte, scheint ebenfalls dafür zu sprechen, daß erst bei Kopulation mit einem prozeßhaft schizophren belasteten Partner aus der Anlage, die im Querulantenwahnkranken steckt, eine Schizophrenie zustande kommt. Andererseits sprechen Beobachtungen wie bei der von Hoffmann mitgeteilten Familie Wurm (S. 229), in dem ein an Verfolgungswahn leidender Vater mit 2 verschiedenen Ehefrauen je einen autistischen Sonderling erzeugte, von denen der eine im Senium, der andere mit 37 Jahren an Verachtungs- und Versündigungswahn erkrankte — eine Beobachtung, die genealogisch besonders wichtig ist, weil es sich hier gleichsam um ungewollte Züchtungsversuche handelt — wiederum im entgegengesetzten Sinne.

Zuletzt ist noch der Beziehungen zwischen den Zeitpunkten des Manifestwerdens der Erkrankungen von Elter und Kind zu gedenken: Diese stellen sich folgendermaßen dar:

A. Elter und Kind wahnkrank:

Gruppe I. 2 Fälle: Beginn der Erkrankung beim Vater 1 mal zwischen 50. und 55., 1 mal zwischen 55. und 60. Jahr; beim Sohn im 25. bzw. 37. Jahr. Hier ist der Wahn bei Elter und Kind einfühlbar.

Gruppe II. 1 mal: Beginn der Erkrankung bei der Mutter zwischen 70. und 80., beim Sohn im 56. Jahr. Hier ist der Wahn bei der Mutter einfühlbar, beim Sohn in der ersten Phase einfühlbar, in der zweiten Phase nicht. — 1 mal bei beiden Eltern zwischen 50. und 60., bei der Tochter im 30. Jahr (Symbiose mit der Mutter). Hier ist der Wahn beim Vater einfühlbar, bei der Mutter nicht, bei der Tochter in der ersten Phase einfühlbar, in der zweiten Phase nicht.

B. Elter wahnkrank, Kind schizophren (Fortschritt von Paraphrenie zu Schizophrenie).

1 mal beim Vater im 48., bei der Tochter im 18. Jahr.

1 mal bei der Mutter ums 58., bei der Tochter im 35. Jahr. (Enge, abgeschlossene Monosymbiose zwischen dem verwitweten Elter und dem Kind in kümmerlichen sozialen Verhältnissen, teilweise mit nachweislicher psychischer Induktion.)

1 mal bei der Mutter im 48., beim Sohn im 20. Jahr. (Enger zeitlicher Zusammenhang zwischen Manifestwerden der Wahnkrankheit des Elters und der Schizophrenie des Kindes.)

1 mal bei der Mutter im 41., bei der Tochter im 16. Jahr.

Ähnlich lag der Zusammenhang in dem Falle 1 von Kahn, dem einzigen aus seiner Sammlung von Stammbäumen schizophrener Ehepaare, in dem die Dementia praecox des einen Elters „paraphren" begann.

Wir finden also hier die von Mott aufgestellte, von Rüdin und Hoffmann bestätigte Regel der „Antezipation" oder des „Anteponierens" bei Dementia praecox. Die Größe der Antezipation wurde auf durchschnittlich 12 Jahre festgesetzt. Rüdin hat zuerst geltend gemacht, daß darin kein mysteriöser Naturvorgang liege, sondern ein bedeutungsloses Kunstprodukt, bedingt dadurch, daß diejenigen, die an Dementia praecox in jüngerem Lebensalter erkranken, nicht zur Eheschließung kommen, oder wenn doch, keine oder keine lebensfähige Nachkommenschaft zeugen und infolgedessen nicht als Eltern oder Großeltern in einem zur Demonstration der Erblichkeit aufgestellten Stammbaum auftreten können.

Als Ergebnis der vergleichenden Betrachtung der Nachkommenschaft eines mit paranoischer Entwicklung oder paranoidem Prozeß behafteten Elter wäre herauszustellen: Die Wahrscheinlichkeit des Auftretens ausgesprochen schizophrener Prozeß-Psychosen bei der Nachkommenschaft eines chronisch-paranoischen oder paranoiden Elters ist am geringsten bei den „lebensnahen" katathymen Wahnbildungen erotischer oder beruflicher Natur, noch relativ gering bei den halluzinatorischen Paranoiden, in denen die halluzinatorische Komponente durch exogene Einflüsse zum mindesten mitbedingt ist, sehr groß beim Querulantenwahn und bei den somaesthetischen Wahnbildungen der Paraphrenien.

Die umgekehrte Reihenfolge: Schizophrenie eines Elters — Wahnkrankheit eines Kindes ist in keinem Falle unseres Materials anzutreffen. Auch unter 129 erwachsenen Kindern von 51 Vätern oder Müttern mit schizophrenem Prozeß, die Hoffmann aus dem Material der Münchener Forschungsanstalt ermitteln konnte, finden sich selbst innerhalb derjenigen Gruppe, in der der jüngste derartige Nachkomme über 60 Jahre alt war, kein einziger Fall von chronischer oder systematischer Wahnbildung; nur einmal (Familie VII) wird anamnestisch bei einem durch Suicid geendeten Sohne einer mit 52 Jahren an Paranoid erkrankenden und später schizophren verblödeten Mutter von Verfolgungsideen berichtet. Dabei, oder, wenn man will, allerdings überwiegen in Hoffmanns Material unter den Schizophrenen[1]) solche Personen, bei denen die Krankheit in mittleren oder späteren Lebensjahren ausbrach und sich mit paranoiden Zügen einleitete. Es hängt dies naturgemäß damit zusammen, daß diejenigen, die in früheren Lebensjahren und dann vorwiegend an den für die Pubertät prädilektiven Formen von Hebephrenie und Katatonie erkranken, überhaupt nur selten Nachkommen haben. Die Tatsache, daß von den zahlreichen paranoiden Schizophrenen unter Hoffmanns Material kein einziger Wahnkranker stammt, dagegen eine große Reihe nicht paranoider Schizophrener, ordnet sich der früher besprochenen Regel ein. Aber auch unter der Nachkommenschaft aus den naturgemäß sehr seltenen Ehen, die von zwei schizophrenen Personen geschlossen werden, sind, wie die Sammlung von 8 derartigen Familien, die Kahn verfolgt hat, lehrt, bisher keine Wahnerkrankungen beobachtet worden.

Greifen wir die Serie heraus, in denen bei Elter und Kind eine homologe Anlage vorhanden ist, die beim einen Teil aber nicht zur Psychose geführt hat,

---

[1]) Hoffmann hat für seine Nachkommenschaftsuntersuchungen nur diejenigen Familien herausgegriffen, in denen ein Elter schizophren war.

so finden wir in der Gruppe I (10 Fälle): 1 mal, in der Gruppe II (21 Fälle): 5 mal die Steigerung: paranoische Konstitution eines Elters, ausgesprochene Wahnkrankheit eines Kindes.

Vergleichen wir in bezug auf die Häufigkeit der geistigen Erkrankung der Nachkommen eines wahnprozeßkranken Elters die Abkömmlinge der Querulanten Economos mit denen unserer „Paraphrenen", so ergibt sich annähernd derselbe Prozentsatz an ausgesprochenen Psychosen. Economo fand bei einer Gesamtzahl von 22 Abkömmlingen 6 mal sichere, 2 mal wahrscheinliche Psychosen, 7 mal abnorme Anlage und 7 mal geistige Gesundheit. Legt man die sicheren Psychosen zugrunde, so findet sich bei ihm ein Prozentsatz von 27, der bei Einreihung der wahrscheinlichen Psychosen auf 36 steigen würde, bei uns von 29. Berücksichtigt man den Umstand, daß die Zahl der im reiferen Alter stehenden Nachkommen bei seinem Material anscheinend größer ist als bei unserem, so werden die Unterschiede ganz unerheblich.

Economo hat aus diesen Verhältniszahlen die „Regel vom gesunden Drittel" abgeleitet. Bedenken haben wir gegen diese Aufstellung insbesondere deshalb, weil uns die Grenzfestsetzung zwischen abnormer Anlage und geistiger Gesundheit zu willkürlich erscheint. Obwohl wir uns bemühten, über den Geisteszustand der nicht psychotischen Kinder unserer „Paraphrenien" ein möglichst genaues Urteil zu gewinnen, so ließ sich ein solches in Anbetracht des selbstverständlichen Mangels einer längeren Beobachtung und der unsicheren charakterologischen Angaben Dritter über diese Nachkommen doch nicht erzielen.

Abgesehen davon ist für die Entscheidung der Frage nach der Richtigkeit der sog. Regel vom gesunden Drittel eines geisteskranken Elter (Economo) unser Material deshalb nicht ganz geeignet, weil, wie aus vorstehender Angabe über das Alter der Kinder hervorgeht, keines dieser Kinder das 40. Jahr überschritten hat und aus den Ehen der an schwerem Wahn Erkrankten jeweils nur 2 Kinder hervorgegangen sind.

Gegen die Richtigkeit derselben sprechen folgende Fälle:

Fall Probst: Beide Eltern paranoisch oder paraphren. Indirekte schizophrene Prozeßbelastung. 3 Töchter zwischen 30 und 40, davon die mittlere als sensitiver erotischer Verachtungswahn beginnend, seit Jahren schweres schizophrenes Paranoid erotischen Inhalts. Ältere verheiratete Schwester hysterischer Charakter, jüngere ledig, heboide Lehrerin.

Fall Schall: Prob. seniler Eifersuchtswahn. 2 Söhne zwischen 30 und 40, Beamter und Pfarrer, nervös reizbar, überspannt; 1 Sohn mit 3 Jahren an Tbc. †, 1 Sohn mit 21 Jahren an Diphtherie †, nicht auffällig.

Fall Roth: Schwere hypochondrische expansive Paraphrenie, 4 Kinder, 1 Suicid in schizophrener Reaktion in Pubertät, 1 schizoid mit Tbc., 1 gesund.

Hervorzuheben ist, daß bisher in den 2-Kinder-Ehen Paraphrener, wenn überhaupt, immer nur eines der Kinder an schizophrenen Erkrankungen leidet oder litt.

Will man überhaupt heute schon Regeln aufstellen, so wäre es gerechtfertigter, von einer „Regel des kranken Drittel" zu sprechen. Angesichts der Spärlichkeit solcher Familientafeln, die auch nur einigermaßen von wissenschaftlich befriedigender Vollständigkeit sind, sollte man sich aber m. E. hüten, voreilig derartig schlagwortartig und damit suggestiv gefährliche Leitbegriffe aufzustellen.

Greifen wir aus unserem Material die Reihe der Geschwisterpsychosen heraus, so finden wir in Gruppe I („Wahnreaktionen"), in der von 10 Fällen 3 keine Geschwister haben: unter 7 Fällen 2mal homoplastische Psychosen, beidemal mit religiöser Färbung und stark schizophrenen Zügen in Symptomatik oder Verlauf der Schwesterpsychose; in Gruppe II (chronische Wahnbildungen): unter 21 Fällen (davon keiner ohne Geschwister) psychotische Fälle 6, und zwar:

1 mal in Schüben als Größen- oder Verfolgungswahn verlaufender stark erotischer Prinzessinnenwahn: ein Bruder von 4 Geschwistern, die bis auf eine männerscheue Schwester unauffällig sein sollen, schizophrene Paralyse (im Vordergrund verschrobene Größen- und Beeinträchtigungsideen mit katatonen Symptomen);

1 mal „Involutionsparaphrenie": 1 Bruder 3mal reaktiv-symptomatischer Verwirrtheitszustand;

2 mal je 1 „echte" Paranoia (Querulanten- oder Eifersuchtswahn): Je 1 Schwester ausgesprochen schizophrenes Paranoid (selbst beobachtet);

1 mal „Paraphrenia systematica": Einzige Schwester paranoide Melancholie, jene wie diese unmittelbar nach luetischer Infektion (selbst beobachtet; keine Zeichen von Hirnlues), einziger Stiefbruder gesund;

1 mal schizoide Paranoiaphase: 2 einzige Geschwister endogene Melancholie ausgesprochen schizoider Personen mit Suicid.

Ähnlich liegen die Verhältnisse in dem von Hoffmann erwähnten Fall Gütsch, der dadurch eine besondere Bedeutung hat, als er eines der Modelle für Kraepelins Darstellung der religiösen Form seiner Paranoia abgegeben hatte: je 1 Bruder litt an religiöser Paranoia, an Schizophrenie, an Schizoidie, an Schizoidie mit Trunksucht, 1 Schwester an „Säuferwahn", 1 Neffe an Dementia praecox.

Es läßt sich also geradezu die Regel aufstellen: Wenn innerhalb einer Geschwisterreihe ein Geschwister eine systematische, ohne weiteres verständliche Wahnbildung (also eine solche vom Charakter der sog. echten Paranoia) hat, so zeigt die Wahnkrankheit des anderen Geschwisters paraphrene Form oder neben ihr finden sich schizophrene Züge, und in den evtl. nicht wahnhaft geformten Psychosen weiterer Geschwister treten ausgesprochen schizoide bis schizophrene Züge hervor.

Beim Vergleich der Wesensart der psychotischen Geschwister ergibt sich im Gegensatz zu der starken Differenz in bezug auf Wahnform und -inhalt eine auffallende Übereinstimmung hinsichtlich Temperament oder Naturell, z. B. gereizte Expansivität, gezierte Überschwänglichkeit, zimperliche Zurückhaltung, sanguinische Labilität.

Für den Einblick in den konstitutionellen Boden der Wahnkrankheiten und ihrer Verwandtschaftsbeziehungen zu anderen psychischen Konstitutionskrankheiten sind diese Geschwister-Paranoide von besonderem Wert. Sehen wir uns die Gesamtsituation dieser Kranken näher an:

Familie Hass: Ein auf der Lebenshöhe nach Lues (oder Suicid?) geendeter Bruder ist wie Vater und alle Onkel väterlicherseits sowie ein Teil der Onkel mütterlicherseits konstitutionell schwer eristisch; der überlebende Bruder, äußerlich vollkommen geordnet, in heimlicher Gesellschaftsfeindschaft erzogen, eristisch selbstbewußt, auf der Höhe des Lebens in kaufmännischer Gemeinschaft, aus Geschäftsneid zuletzt in Todfeindschaft mit dem Bruder lebend, entwickelt in dem Testamentsstreit nach dem Tode des ersteren einen klassischen Querulantenwahn, kämpft den Prozeß „aus Furcht" vor bürgerlichem Ruin, da er doch schon im vorgerückten Alter stehe. Im 42. Lebensjahre beginnt bei der in den Erbschaftsprozeß indirekt verwickelten ledigen Schwester, die in ihrem körperlichen Porträt um so mehr dem Bruder ähnlich erscheint, als sie einen ausgesprochen männlichen Zug in Habitus und Physiognomik bietet (andererseits ist sie wieder das frappierende Ebenbild ihrer trotz ehelicher Schicksalsschläge wenigstens bis zu ihrem 40. Jahr gesund und resolut gebliebenen Base) und die Züge der Expansivität, Herrschsüchtigkeit, Launenhaftigkeit und Verstocktheit in noch höherem Maße wie die Brüder zeigt, nach chronischer Stirnhöhleneiterung und nachfolgender Anosmie ein Vergiftungs- und Verfolgungswahn auf Grund von Gesichts-, Geruchs- und Körpergefühlstäuschungen mit Ausgang in negativistischen Autismus mit zeitweise explosiver katatonischer Erregung. Neben der schweren direkten und indirekten eristisch-querulatorisch-schizoiden Veranlagung väterlicherseits besteht eine indirekte eristische und paranoisch-psychotische Belastung mütterlicherseits (Eifersuchtswahn mit Kastrationsattentat gegen den Gatten bei einer Tante).

Familie Schail: Jüngere verheiratete Schwester mit 42 Jahren nach Entbindung vor vorzeitigem Klimakterium Erkrankung an Liebes- und Verfolgungswahn mit schizophrenen Halluzinationen des Gesichts, Gehörs und Körpergefühls, Rückbildung; seit 16 Jahren zwangsartige Stimmerscheinungen, chronische Halluzinose bei guter Arbeits- und Familienfähigkeit (stille halluzinat. paranoische Schizophrenie). Ältere Schwester mit 62 Jahren einfühlbarer Wahn ehelicher Untreue.

Familie Korn: Annähernd im selben Lebensalter erkranken von zwei im Lebensalter wenig differierenden (einzigen) Geschwistern das ältere, der Bruder, nach gut behandelter Lues an kurzdauernder schwerer hypochondrischer Depression mit Ausgang in Paranoid vom Bilde der Paraphrenia systematica Kraepelins, die nach 2jähriger Dauer anscheinend zum Stillstand gekommen ist (er lebt seit 4 Jahren in der Freiheit); 2 Jahre nach Beginn der Psychose des Bruders unternimmt die Schwester unmittelbar nach Feststellung ihrer frischen luetischen Infektion einen Suicidversuch durch Ertränken; nach langen Wiederbelebungsversuchen ist sie 2 Tage bewußtlos, verfällt dann in schwere katatoniforme ängstliche Melancholie mit nihilistischen Versündigungsideen, an der sie nach einjähriger Dauer infolge Inanition zugrunde geht (gleiche körperliche Noxe). Die Geschwister ähneln sich körperlich sehr, die von gesunden Tagen her bekannte Schwester zeigte damals einen resolut-männlichen Zug, wie ihn auch der Bruder vor seiner Erkrankung hatte.

Familie Schelling (ähnlicher Fall wie Hoffmans Fall Zanker): Von den 3 ausgesprochen schizoiden Geschwistern 1 lediger Bruder Suicid in endogener reaktiver Depression. 1 ledige Schwester theatral. Suicid in endogener Melancholie. 1 verheiratete Schwester jahrelang dauernder, zu relativer Heilung kommender polizeilicher Verfolgungswahn, sprunghaftes Wesen, schizoider Charakter bei syntonem Naturell.

Eine auffällige Erscheinung bei diesen Geschwister-Wahnkrankheiten ist die weitgehende Ähnlichkeit der erkrankten Geschwister in bezug auf ihren gesamten körperlichen „Habitus", Gesichtsformen, Gesichtsschnitt, Rumpfbau, Mimik, Gestik, Temperament, Naturell, wie den vegetativen Tonus (Turgor, Hautfarbe, Augenglanz, Vasomotorik, Sympathicotonie usw.).

Bei den hinsichtlich Geschlecht verschiedenen Geschwistern (Bruder und Schwester) fällt uns die Annäherung des weiblichen Teils in bezug auf Physiognomik und Körperbau an den seinerseits rein männlich imponierenden Bruder auf.

Teilen wir die 4 Serien von Geschwisterpsychosen nach dem Gesichtspunkt der Gleichheit oder Unterschiedlichkeit der Geschlechtlichkeit ein und vergleichen dann Richtung und Inhalt des Wahns, so ordnen sie sich in 2 Gruppen: (Bruder-Bruder-Psychosen fehlen in unserem Material): Schwester-Schwester, Bruder-Schwester.

Familie Korn: Lediger Bruder, Reaktion auf Syphilis mit schwerem hypochondrischen, dann „paraphrenen" Verfolgungswahn. Ledige Schwester, bis dahin „unbescholten": Reaktion auf Syphilis mit nihilistischem Versündigungs- und Verachtungswahn. Tod in katatoner Melancholie.

Familie Hass: Bruder Querulantenwahn nach Erbschaftsstreit; anderer Bruder Eristiker, Tod an Syphilis (oder Suicid?). Ledige Schwester: klimakterischer Vergiftungswahn nach infektiöser Anosmie.

Familie Ehrhard: Mit Schizoidem verheiratete Schwester: reaktiver erotisch-religiöser Wahn. Völlige Heilung. Ledige Schwester: Sexualethischer Verachtungs-, dann religiöser Größenwahn; unvollständige Heilung.

Familie Schall: Verheiratete Schwester: psychogen im Klimakterium ausgelöster schizophrener Größenwahn erotischen Inhalts, Ausgang in habituelles Stimmenhören. Verheiratete Schwester im Präsenium (ohne senile Züge) reiner Eifersuchtswahn.

Man erkennt daran, daß die Ähnlichkeiten und Differenzen in der Wahnbildung bei den Geschwistern sich ohne weiteres auf die physiologische Gleichheit oder Verschiedenheit der durch die Geschlechtlichkeit bedingten, psychotischen Einstellung zurückführen läßt.

Außer diesen echten Geschwisterpsychosen — wir nennen sie „echt", weil die sozialen Bedingungen zu einer psychischen Induktion nicht gegeben waren — fand sich bei keinem Geschwister eines Wahnkranken ein Fall von klassischem manisch-depressivem Irresein, Dementia praecox im engeren Sinne oder exogenen Psychosen; bemerkenswerterweise und im Gegensatz zu der Gruppe I auch keine psychotische Reaktion in irgendeiner Form.

Unter den nichtpsychotischen Geschwistern der Wahnkranken findet sich kein Fall mit Epilepsie, Zyklothymie, Zwangsneurose — über die Sexualität derselben wurde leider nichts ermittelt —, dagegen sind diese fast ausnahmslos sonderbare Charaktere und Temperamente, d. h. werden als unverträglich, reizbar, starrköpfig, stimmungslabil, überspannt, verschroben gekennzeichnet, sind verschollen oder trunksüchtig oder machen objektiv einen ausgesprochen heboiden Eindruck usf. Nur in einem Falle der Gruppe I und in 2 Fällen der Gruppe II sind die Geschwister objektiv unauffällig (auch nicht zyklothym) oder werden als unauffällig bezeichnet.

Zum Schlusse sei noch hervorgehoben, daß bei einem Teil der schwer oder nicht „verständlichen" chronischen Wahnbildungen nicht nur Heredität in bezug auf das somatogene Wahnverarbeitungsmaterial und den pathogenen charakterologischen Faktor der Wahngenese besteht, sondern daß auch im Wahnaufbau wesentliche Stücke in gleicher Form sich bald als dominant, bald als recessiv vererbt nachweisen lassen: So finden wir in einem Falle bei Mutter und Sohn (Prob.) Vergiftungsideen, in einem Falle bei Tante und Nichte (Prob.) Phoneme. — Ein Gegenstück zu dieser Beobachtung, in dem Phoneme nicht vorwiegend konstitutiv, sondern konstellativ bedingt sind, bildet Fall Hansch: habituelle phonemotische Wahnidee erotischen Inhalts bei unbefriedigter Frau. Keine Phoneme in der Blutsverwandtschaft nachweisbar, wohl aber „polymorphe Vererbung": paranoische, schizoide, alkoholistische Belastung. Konstellativ: Schwerhörigkeit nach Lues. In einem Fall: Vater psych. Epileptiker, Tochter epileptische Äquivalente.

Bekanntlich haben Kraepelin und nach ihm eine Reihe anderer Autoren von der Entwicklungsparanoia und den paranoiden Prozessen der Paraphrenie und der paranoiden Demenz einige weitere Gruppen von durch Vorwiegen der Wahnbildung gekennzeichneten Krankheitsfällen abgesondert, die zwar auch Prozeßcharakter an sich tragen, aber von jener vor allem dadurch abweichen, daß die Erkrankung erst im höheren Lebensalter manifest wird. Man hat sie als präsenilen Beeinträchtigungswahn und als senilen Verfolgungs-

wahn (Kraepelin), als paranoide Psychosen des höheren Lebensalters (Seelert) oder als präsenile Paraphrenie (Albrecht) bezeichnet. Auf die nosologische
Stellung dieser Krankheitsfälle hat die Erblichkeitsforschung neues Licht geworfen. Aus Berzes, Seelerts und Hoffmanns Ermittlungen ergibt sich,
daß die hereditären Verhältnisse hier annähernd dieselben sind wie bei denjenigen, die im früheren Lebensalter, insbesondere dem Klimakterium, in ungefähr derselben Form auftreten. Anscheinend ebenso häufig findet sich auch hier
die Aufeinanderfolge: Wahnprozeß des Elters — Schizophrenie des Kindes.
Dies war unter je 4 genealogisch untersuchten Beobachtungen Seelerts und
Berzes dort 2-, hier 3 mal der Fall; ferner fand sich je 1 mal Paranoid der Deszendenten. Hoffmann hat die Frage aufgeworfen, wie bei aller Verwandtschaft
dieser Paranoide mit der Schizophrenie vor allem der späte Beginn in so hohem
Lebensalter zu erklären sei. Soweit aus den bisher nach erbwissenschaftlichen Gesichtspunkten verwerteten Krankengeschichten hervorgeht, scheint uns hier die
neben der von Haus aus deutlich erkennbaren paranoischen Wesensanlage (Seelert) einhergehende Affektstumpfheit mit ihrem stillen Autismus die Fortentwick-
lung des paranoischen Charakters zur Paranoia zu hemmen, so daß erst die senile
Veränderung der Stimmungslage bzw. des Körpergefühls und evtl. arteriosklerotische Dauerstörungen der übrigen niederen Sinnessphären des Gehirns wie in
den Seelertschen Fällen zu der allemal ja höchst spärlichen paranoiden Weiterentwicklung Anlaß gegeben.

Zum Schlusse ist an dieser Stelle noch einer Gruppe von Krankheitsfällen
zu gedenken, deren nosologische Einreihung Schwierigkeiten bereitet:

Aus der Reihe von Kranken um die 50er Lebensjahre, die, sofern es sich um
Frauen handelt, im Klimakterium zunächst melancholisch erkranken, hebt sich
eine wissenschaftlich vielleicht nicht genügend gewürdigte Anzahl heraus, bei
denen es zu keiner Restitution, sondern zu einer gewissen gemütlichen Abstumpfung kommt, während im Gesamtbilde wahnhafte Vorstellungen unlustbetonten
Inhalts vor allem einförmige Beeinträchtigungs- oder Verfolgungsideen so in den
Vordergrund rücken, daß aus einer paranoischen Melancholie schließlich ein me-
lancholisches Paranoid wird. Von diesen Fällen führt eine fließende Reihe
hinüber zu denjenigen die etwa dem präsenilen Beeinträchtigungswahn Kraepelins entsprechen. Über die erblich-konstitutionellen Bedingungen dieser
Erkrankungen, die hier zweifellos relativ kompliziert liegen, wissen wir leider
noch sehr wenig. Mit Hoffmann werden wir so viel sagen dürfen, daß der paranoide Anteil im Aufbau dieser Psychosen etwas Besonderes gegenüber dem manisch-melancholischen Formenkreise darstellt. Hoffmann gibt an, daß bei Involutionsmelancholie mit paranoiden Wahnvorstellungen, d. h. wohl bei Fällen
von klimakterischer Melancholie, bei denen Wahnvorstellungen im Vordergrund
stehen, häufig schizophrene Nachkommen zu finden seien. Doch ist das einzige
Beispiel, das er zum Beleg für diese Behauptung anführt, wegen des schizoiden
Charakters des anderen Elters dieser Kinder wenig beweisend. Über die übrige
Blutsverwandtschaft solcher Fälle ist bisher überhaupt nichts bekannt. Auch
unser eigenes diesbezügliches Material bringt trotz entsprechender Nachforschungen noch wenig Klärung:

Fall Brake: Debile Frau, immer etwas konfus, dabei aber gesellig, beliebt, gutmütig,
Hang zu abschlußunfähigen Vorstellungen, Kombination von Geiz mit einseitiger Freigebig-

keit, christlicher Sinn. Nach mannigfachen Schicksalsschlägen (u. a. Tod des 2. Mannes, darüber Erbstreitigkeiten) mit 59 Jahren Melancholie mit Erregung, dann allmählich autistischnegativistisch, stereotypes Jammern, völlige Einengung auf finanziellen und sozialen Insuffizienz- und Beeinträchtigungsideen, Vergiftungs- und Vergewaltigungswahnvorstellungen, Tod durch Suicid nach 3jährigem Anstaltsaufenthalt.

Geizigkeit, Knauserigkeit von Großmutter, Mutter, Geschwistern, die alle „nervös" waren. 1 Bruder Suicid wegen Syphilidophobie, 1 Tante „manisch-depressive" Verwirrtheitszustände; 1 Onkel väterlicherseits heruntergekommener Trunkenbold. 1 Onkel väterlicherseits ging durch Suicid zugrunde. 1 Sohn aus 1. Ehe Idiot, Tochter gesund, 6 Kinder, einziger Sohn aus 2. Ehe schizoid, † durch Suicid in reaktiver Depression.

2 typische Fälle derart bei Männern im „klimakterischen" Alter beobachteten wir jahrelang: beide Lehrer, von jeher pedantisch, skrupulös, verantwortungsängstlich, gutmütig, starrsinnig, bei schreckhaftem und reizbarem oder „feurigem" Temperament. Erkrankung einmal in unmittelbarem Anschluß an politisch bedingte Lebensgefährdung, das andere Mal an einschneidende familiäre Entscheidungen; zuerst Bild der Angstmelancholie mit katathymen Schuldwahnvorstellungen, Rückgang der Melancholie bei Fortdauer des allgemeinen Verschuldungswahns. Der eine Tod durch Suicid, der andere, der daneben fixe Ideen scheußlichen Eigengeruchs hatte, seit Jahren unter langsamer Gemüts- und Willensabstumpfung in Anstalt; Verdichtung und Einengung auf die seit Jahren fixe Idee: „alles sei ja Unsinn". 2 Kinder desselben von einer feinsinnigen, kühlen Ehefrau, zwischen 20 und 25, sind leicht heboid. Aszendenz: Vater 4mal verheiratet, aus engsten Verhältnissen zum kleinen Beamten aufgerückt, rührend gut, weichherzig, hochgeschätzt und beliebt, in späteren Jahren auf die 3., sehr hübsche Frau sehr eifersüchtig; Mutter und einzige Schwester jung an Cholera †; Großvater Lehrer, gewissenhaft, bieder, alt geworden, † an „Rückenmarksschwindsucht"; Großmutter mit 84 Jahren †.

Blutsverwandtschaft des ersteren: alle Geschwister sehr nervös, einer starb an Magenneurose mit späteren Krämpfen in reifen Mannesjahren. Mutter „sehr hysterisch", „im höchsten Grade komisch".

Versuchen wir die Ergebnisse unserer Erblichkeitsermittlungen trotz aller prinzipiellen Bedenken gegen eine derartige Methode statistisch-tabellarisch darzustellen, so ergibt sich folgendes Bild:

Verwandt-schaftsgrad	„Funktionelle" Geisteskrankheiten			Para-lyse	Nerven-krank-heiten	Trunk-sucht	Apoplexie	Dem. sen.	Char.kter-anomalien	Suicid
	Schizo.	Para-noid.	Reak-tive							
Vater		3	1		1				2	
Mutter		1	2						2	
Großeltern . .										
Onkel — Tante	1									
Geschwister . .	1	6	2	1 Paralyse (paranoid-katatone)					2	
Kinder	4				1				1	
Summe	6	10	5	1					7	
Gesamtsumme		18								
Summe in %				71 %					22 %	

Überblicken wir die Ergebnisse der Erblichkeitsuntersuchungen hinsichtlich ihrer Bedeutung für den Aufbau der einzelnen Wahnformen, so zeigt sich folgendes:

Das Auffälligste ist die negative Belastung jener Fälle, in denen der Wahn als kurzdauernde reaktive Episode auftritt und sich psychologisch als Wunsch-, Furcht- oder Angstprodukt darstellt. Besonders bemerkenswert ist es, daß die Belastung negativ ist, ganz einerlei, ob es sich um restlos einfühlbare lebensmögliche Wahn„systeme" oder um nach Form und inhaltlicher Ausgestaltung des Wunsch- oder Furchtmotivs archaisch-dereierende Schöpfungen handelt, die in ihrem Aufbau mehr minder ganz den Gebilden der Kraepelinschen Paraphrenie, besonders ihrer konfabulatorischen Form gleichen.

Dem Mangel einer krankhaften Heredität entspricht also der geringe Krankheitswert dieser Wahnanfälle. Vorbehaltlich ihrer weiteren Bestätigung durch eine größere Zahl von Untersuchungen kämen wir also zu der Auffassung, daß es sich bei diesen „katanoischen" Gebilden, die sich irgendwie auf sexuelle Komplexe beziehen, trotz ihrer Eigenart doch um noch an der Grenze des Physiologischen stehende Reaktionen primitiver Persönlichkeiten auf ausschließlich soziologisch bedingte innere Situationen handelt, also um Gebilde von relativ geringem Krankheitswert. Wir haben sie daher als Primitivwahnbildungen zu bewerten und nosologisch den sonstigen Primitivreaktionen an die Seite zu stellen. Trotz inhaltlicher Ähnlichkeit oder Übereinstimmung wäre in ätiologischer und pathogenetischer Beziehung auch ein Grenzstrich zwischen dieser Form der Wunsch- und Befürchtungs-Wahnbildungen und den verschiedenen Arten der Kraepelinschen Paranoia zu ziehen. Wenn auch leider von keinem Falle der letzteren Kategorie erschöpfende Erblichkeitsfeststellungen vorliegen, so geht doch aus dem prägnantesten Beispiel dieser Gruppe, das man als hierher gehörig erachtet hat, dem von Gutsch veröffentlichten Falle Kraepelins hervor, daß diese Kranken offenbar erbkonstitutiv dem paranoiden bzw. schizophrenen Kreise zugehören. Was für die Wunsch- und Furchtreaktionen gilt, gilt anscheinend mutatis mutandis nach den Ermittlungen Foersterlings von den paranoiden Reaktionen der Haft, dessen für die Frage der Veranlagung wesentliches Ergebnis darin liegt, daß auch hier das Verhältnis zwischen Eindeutigkeit und Stoßkraft der von innen heraus wirkenden Teilanlagen der Persönlichkeit und der Wirkungskraft der Umwelteinflüsse auf diese Anlagen ganz nach der Seite der letzteren verschoben ist.

Die Feststellung der negativ pathotropen Heredität bei den primitiven katathymen Wahndelirien wird durch die Tatsache, daß umgekehrt bei den übrigen annähernd reinen, wenigstens in bezug auf die Art des auslösenden Faktorenkomplexes nicht wesentlich von jenen abweichenden Wahnreaktionen, die als Beeinträchtigungs-, Verfolgungs- und als noch kompliziertere Wahnkonstruktionen wie z. B. im Falle Ehrhardt[1]) den Charakter reflektierter Wahnbildung tragen in allen (5) Fällen eine homotrope und dazu gar kombinierte Belastung im Sinne paranoischer Charakteranlage oder Psychose eines Elters oder Geschwisters oder Eltergeschwisters vorlag. Damit würde für diese Reaktionen die relativ genommen höchste homologe Heredität anzunehmen sein.

Ordnen wir nun andererseits die dann noch übrig bleibenden 26 Fälle unabhängig vom Verlauf und Ausgang der Wahnkrankheit unter dem ja freilich nicht ohne logische Bedenken durchführbaren Gesichtspunkt der Verständlichkeit der Wahnbildung, also annähernd nach dem z. Zt. herrschenden Einteilungsprinzip (Paranoia gegenüber Paraphrenie oder Paranoid) und betrachten, nachdem wir die Erblichkeitsverhältnisse der Deszendenz gesondert durchmustert haben, nunmehr die direkte, kollaterale und indirekte Belastung in diesen 2 Gruppen, so ergibt sich folgendes:

---

[1]) Arch. f. Psychiatrie u. Nervenkrankh. Bd. 65, S. 356.

	Gruppe A 10· Fälle	Gruppe B 16 Fälle
Negative Belastung	1	2
Nur paranoische Belastung (Charakter oder Psychose) . . .	3	
Hysterisch-reaktive melancholisch-schizoide Belastung	1	3
Paranoide Belastung (Psychose)	1	1
Paranoide schizoide oder paranoide schizophrene Belastung .	5	7
Schizoide Belastung		2
Rein schizophrene Belastung	0	0
Epileptische Belastung		1

Trotz aller Relativität der Abgrenzung zwischen Paranoisch — Paranoid — Schizoid — Schizophren springt aus dieser Gegenüberstellung der Mangel einer paranoischen Belastung in der Gruppe derjenigen Wahnbildungen in die Augen, die nach der gebräuchlichen Auffassung des Begriffs der verständlichen Zusammenhänge nicht, und zwar deshalb nicht verständlich sind, weil hier in das Erleben abnorme somatogene Sensationen im weitesten Wortsinne eingehen, während es sich umgekehrt dort um abnorme Reaktionen auf normale seelische oder nervöse Reizkomplexe handelt. Dafür finden wir in dieser Gruppe einen größeren Anteil der Belastung mit Merkmalen des Schizoid und der schizophrenen Abweichungen. Weiter fällt auf, daß wir in keiner der beiden Gruppen eine Belastung nur mit schizophrenen Psychosen antreffen. Wo solche in der Aszendenz oder in indirekten Linien bestand, fand sich daneben immer, meist bei Eltern oder Geschwistern die paranoische bzw. paranoide Ader. Andererseits ist isolierte schizoide Belastung nur bei der größeren 2. Gruppe, nicht aber in der Gruppe der einfühlbaren paranoischen Wahnbildungen verzeichnet.

Betrachten wir die 3 Fälle, in deren Erblichkeitsaufstellung eine rein paranoische Belastung angeführt ist, nun ihrerseits auf die Art der Wahnentwicklung, so ergibt sich eine überraschende Übereinstimmung zwischen Art der erblichen Anlage und Art des Wahns. Aus unserem gesamten Material repräsentieren sich diese 3 Fälle nicht bloß als diejenigen, in denen der Wahn, einerlei ob er mehr in Form einer wieder annähernd zum psychischen Ausgangspunkt zurückkehrenden Reaktion oder einer Entwicklung mit Stillstand bei einem gewissen System abläuft, die Folge lebensepisodisch noch physiologischer Situationen bedeutet, sondern sie stellen darüber hinaus die wenigen Kranken unseres Materials dar, welche in reinster Form die Entwicklung von einem bestimmten Ausgangspunkt aus nur in einer Richtungslinie in reinster Form verwirklichen — d. h. ohne Umschläge in der Wahnrichtung und ohne Beimengungen von Wahnideen anderen Inhalts. Eine Ausnahmestellung unter diesen verständlichen Wahnbildungen aus überwertiger Idee nimmt nur der (übrigens seit 1918 einzige in hiesiger Klinik beobachtete) reine Fall von Querulantenwahn ein, der hinsichtlich der Seitenlinie und der aufsteigenden Linie voll und ganz die phylogenetische Malignität dieser Wahnform bestätigt, die Economo durch Erblichkeitsuntersuchungen solcher Fälle zuerst nachgewiesen hat.

Fahnden wir auf der anderen Seite bei denjenigen Fällen, in denen der zweite, d. h. neben dem paranoischen Charakter ätiologisch maßgebende pathogenetische Faktor für die Wahnbildung in organisch bedingten Sensationen der verschiedensten Sinnesorgane zu suchen ist, nach dem Vorkommen gleicher oder ähnlicher pathogenetischer Faktoren in der direkten, kollateralen und indirekten Verwandtschaft, so ergibt sich das Wesentliche aus folgender Gegenüberstellung:

Fall Keller (Arbeit über Spiritismus, Fall 3): Physikalischer Erklärungswahn für schwere rheumatiforme Dauersensationen (in Jahren keine Progression, hält sich in der Freiheit: homologe Wesensanlage der Eltern und Bruder, daneben starke Belastung mit Alkoholismus und Apoplexie (Vater, 1 Bruder, 1 Tante).

Fall Gellert: Homologe schizoide Charakteranlage bei den Brüdern und 1 Onkel; einleitende Phase: Heiratsgrößenwahn nach Tod der Ehefrau; 2. Phase: Syphilisbeobachtungswahn; 3. Phase: physikalischer Erklärungswahn echter tabischer Reiz- und Ausfallserscheinungen (schwere Parästhesien, Flimmerskotome bei Opticusatrophie). Daneben Belastung mit Apoplexie (beide Eltern an Apoplexie †).

Gegenfall Hausch: Phoneme nach mit akustischer Lokalisationsstörung zur Ausheilung gekommener syphilitischer Acusticuslähmung als Hauptstütze eines sexuellen Beobachtungs- und Verachtungswahns: schizoide und paranoide Aszendenz, daneben schwere alkoholistische Belastung.

Fall Ogrinski: Periodisch exacerbierende halluzinatorische Paranoia (nur akustische Trugwahrnehmungen; 2 verschiedene Arten von Stimmen Vorübergehender vom Inhalt erotischer Verächtlichmachung (Masturbation?); sensitiv-expansives Temperament, Mannweibtyp, ledig. Geschwister schizoide Charaktere, vereinzelt mit syntonem, vorwiegend mit schizoidem Temperament wie beide Eltern. Tante asthenisch reizbar, depressiv, periodisch Phoneme.

Fall Trotz: Primär Eifersuchts- (Ödipus-) Wahn, sekundär, nach Tod der Ehefrau, Erklärungswahn alkoholistischer Halluzinationen im Sinne der Vergiftung: paranoide Belastung von der Mutter her durch Paranoid mit Vergiftungsideen, vom Vater her durch eristisch fahriges, aufschneiderisches Wesen und Alkoholismus.

Wir können also in der einen Reihe der Fälle den für die Wahngenese unerläßlichen zweiten Faktor, den einer neuartigen Sensation auf irgendeinem Sinnesgebiete, bei der direkten oder indirekten Aszendenz nachweisen, bei der anderen Reihe, in der das nicht gelingt, ihn auf irgendeine körperfremde („exogene") Ursache zurückführen, und dazwischen finden wir einzelne Fälle, in denen es auffällig ist, daß zwar dieser 2. pathogene Faktor im wesentlichen exogen bedingt bzw. in dieser Form nicht in der Aszendenz auffindbar ist, andererseits aber doch eine starke direkte und zum Teil auch indirekte alkoholistische Belastung vorliegt. Bemerkenswerterweise handelt es sich hier um Wahnbildungen, die sich psychologisch restlos als Erklärungswahn scharf umschriebener primitiver Halluzinationen auf dem Gebiete des Gesichts oder Gehörs darstellen.

Für die Frage der noch nicht geklärten Beziehungen des halluzinatorischen Wahnsinns der Trinker zur Schizophrenie, die ursprünglich von Bleuler behauptet und später durch Erblichkeitsermittlungen nahegelegt wurden, sind solche Feststellungen von Wert.

Ein Fall, der das Bild dieser Krankheitsform in typischer Ausprägung bietet, ist in unserem Materiale nicht vertreten, da uns in den 4 Beobachtungsjahren in der Breslauer Klinik kein Fall derart zu Gesicht gekommen ist. Um so bemerkenswerter ist seinem phylo- und ontogenetischen Aufbau nach der hereditär oben analysierte Fall Trotz, bei dem in der ersten alkohologen und situativ bedingten Phase ein circumscripter, nach Jahren kaum korrigierter Eifersuchtswahn („Ödipus-Wahn") auftrat, in der 2. Phase nach dem Tode der Ehefrau ein physikalischer Verfolgungswahn im Sinne der Vergiftung wie bei seiner Mutter, beides auf Grund von optischen Halluzinationen bzw. Körpersensationen.

Aus diesen Feststellungen geht zur Genüge hervor, wie sehr wir bei der Erblichkeitsermittlung der verschiedenartigen wahnbildenden Faktoren unser

Augenmerk gerade auf solche Abweichungen richten müssen, die in der vorletzten Phase der Erblichkeitsforschung als unerheblich ausgeschaltet oder zurückgestellt wurden, nämlich diejenigen körperlichen Erkrankungen des Gehirns oder der inneren Organe, welche zu subjektiven oder objektiven psychischen Störungen Anlaß geben und als konstitutiver Aufbaufaktor der Erkrankung der Nachkommen in Betracht kommen.

Wenn man, was natürlich naheliegt, dagegen geltend machen wollte, daß der Faktor Alkoholismus, Arteriosklerose usw. zu polyvalent bzw. zu verbreitet sei, um für die Ursachenverkettung bei den Wahnbildungen als bedeutsam anerkannt werden zu dürfen, so ist dem doch wohl entgegen zu halten, daß diese Faktoren je nach der spezifischen Veranlagung individuell sehr verschieden: bald pathotrop, bald nicht pathotrop wirken. Vermag z. B. der Alkoholismus bei entsprechendem konstellativem Arrangement zur Neuritis zu führen, die bei durchschnittlicher psychischer Verarbeitung körperlicher Unlustsensationen, d. h. von einem normalen Körperlichkeitsbewußtsein als Parästhesien hingenommen werden, so werden diese selben Parästhesien bei empfindlichem Körperlichkeitsbewußtsein je nach der gesamten übrigen Persönlichkeitsanlage bald hysterisch, bald hypochondrisch, bald paranoisch verarbeitet, d. h. in letzterem Falle zum Ausgangspunkt eines wie immer gearteten Erklärungswahns gemacht.

An dieser Stelle einzuschalten wäre nun auch jene Gruppe von Fällen, welche bekanntlich Seelert (unter zweckmäßiger Vermeidung eines neuen Terminus) als paranoide Psychosen im höheren Lebensalter vorläufig zusammengefaßt und in überzeugender Weise als endogen bedingte Reaktion von Haus aus abnormer Persönlichkeiten auf langsam verlaufende organische Hirnprozesse, die mit dem Rückbildungsvorgange des Gehirns ganz vorwiegend der Gefäße im Sinne der Arteriosklerose zusammenhängen, gedeutet hat. Die subjektiv lästigen Sensationen der cerebralen Rückbildungsvorgänge würden also den 2. pathogenetischen Faktor für die Wahnbildung abgeben. Leider stehen eingehende Erblichkeitsuntersuchungen solcher Fälle in aufsteigender Richtung aus[1]). Auch wir selbst können aus unserem Material streng hierher gehörige Beobachtungen nicht beibringen mit Ausnahme der erwähnten Beobachtung Keller, in dem trotz sonst nicht nachweisbarer Arteriosklerose eine Hirnarteriosklerose mit im Spiele sein dürfte, und dem des Gymnasialprofessors (Beobachtung 5 der Spiritismusarbeit), bei dem der pathogenetische Zusammenhang zwischen arteriosklerotisch bedingten Sensationen des Gehirns und Herzens und der Wahnbildung dadurch bewiesen ist, daß derselbe Mann auf der Höhe seines Lebens nach der Geburt seiner einzigen Tochter bzw. Kindes auf ein äußeres Erlebnis mit einer flüchtigen, auf seine sexuelle Potenz bezüglichen Verachtungsidee reagierte[2]).

Das Gegenstück stellt eine andere Beobachtung aus meiner Pathographiensammlung von Wahnkranken dar (Fall Hausch, S. 127), bei der es genau so wie bei jenem in einem für die erotische Geltung wichtigen Lebensabschnitt aus dem paranoischen Charakter heraus auf ein diesbezügliches Außenerlebnis hin zu einem genau so flüchtigen Beziehungswahnkomplex wie dort gekommen war,

---

[1]) Auch der Versuch, in denjenigen von Seelert 1915 veröffentlichten Fällen, die der Breslauer Klinik entstammen, nachträglich Erblichkeitsermittlungen anzustellen, blieb leider erfolglos.

[2]) Leider war es uns in diesem Falle nicht möglich, genaue Erbforschungen anzustellen.

in einem späteren Lebensabschnitt aber objektiv begründete Körpererlebnisse chronischer Natur einen chronischen Beziehungs- und Verfolgungswahn auslösten. Die Verschiedenheit in der Art und im Verlauf der beiden Wahnkrankheiten bei jedem dieser Kranken ist also restlos auf die verschiedene Struktur der in kausal wie verständlich ganz durchsichtiger Weise in den Vordergrund des Bewußtseins tretenden negativen Erlebnisse zurückzuführen. Fast im Sinne eines Naturexperiments stellen sich also beide Wahnkrankheiten als Reaktionen (im weiteren Sinne) eines zu Wahnkrankheiten disponierenden, aber auch im Leben sonst und vor allem im „gesunden" Intervall stets leicht paranoischen Charakters dar.

Mit dieser Gruppe sind die Fälle, in denen die Wahnbildung als Erklärungswahn für spezifische Körperinnenerlebnisse aufgefaßt werden muß, nicht erschöpft. Haben wir es bei den soeben besprochenen Kranken um irgendwelche organische Störungen zu tun, die zu klar bewußten Dysästhesien oder Dysalgesien führen, so bleiben nun noch eine Reihe von Fällen, in denen anderweitig ausgelöste störende Körpererlebnisse den Kern der Wahnbildung darstellen. Eigenartig liegt der Zusammenhang in dem Falle der 30jährigen Ehefrau Gruber, Tochter eines epileptischen Vaters, bei der in der Pubertät große anscheinend epileptische Anfälle auftraten, die nach der Eheschließung allmählich sich bis auf gelegentlich auftretende Auraanfälle mit kurzen tonischen Krämpfen zurückbildeten. Nach jahrelangem Bestand einer durchaus aus der realen Situation verständlichen krankhaften Eifersucht, die zunächst nicht als wahnhaft aufgefaßt werden durfte, entwickelte sich in langsamer systematischer Entwicklung ein Wahn hypnotischer Beeinflussung durch den Ehemann und die Partei seiner vermeintlichen Liebhaberin, der nichts anderes als wie im Falle Keller einen mystischen Erklärungsversuch für die Sensationen während der epileptiformen Anfälle darstellte und seine Stütze in den von ihr induzierten Aussagen ihrer ganz suggestiv an die Mutter gebundenen minderjährigen Tochter fand.

Ganz denselben Zusammenhang fanden wir in der zur Gruppe der Reaktivbildungen gehörigen Beobachtung Roller, einer frühzeitig durch Kastration klimakterisch gewordenen Ehefrau von stets paranoischem Charakter, die seit Jahren allemal dann mit naiven hypnotischen Erklärungswahnvorstellungen hervortritt, wenn sich von uns selbst beobachtete hysterische kleine Anfälle stärker bemerkbar machen. In beiden Fällen ergab die Hereditätsvermittlung außer leichter psychischer Epilepsie des Vaters und neurasthenisch-hysterischem Zustande des Bruders bei der ersterwähnten Kranken keine krankhaften Abweichungen.

Wir sehen also, daß sich der Unterschied der sog. echten Paranoia von bestimmten Fällen der Paraphrenien und Paranoiden des höheren Alters jedenfalls nicht mehr in das Schema: Entwicklung einer Persönlichkeit oder Prozeß bannen läßt, vielmehr auf einen Unterschied des Bewußtseinsfeldes zurückgeht, auf dem sich der paranoisch Veranlagte sein paranoiotropes Erlebnis holt. Ist es auf der einen Seite vorwiegend das Bewußtsein der Außenwelt, um mit Wernicke zu reden, das das Material für den paranoischen Charakter liefert, so hier ausschließlich das „Bewußtsein der Körperlichkeit". Handelt es sich dort um Verarbeitung soziologischer Außenerlebnisse, wenn man will um psychogene Paranoiaformen, so hier um neuartige Körpererlebnisse, also um somatochthone Paranoide.

Jedem, der den gesamten Aufbau chronischer Wahnbildungen rekonstruiert und unvoreingenommen, ohne den Zwang zu einer Einordnung in irgendein nosologisches Schema — etwa des Kraepelinschen mit seiner Teilung von Querulantenwahn, Paranoia, Paraphrenie und paranoider Demenz — immer wieder betrachtet, muß es klar werden, daß diese Teilung dem Formenreichtum nicht gerecht wird, vor allem aber, daß die Fälle, die sich nur mit Gewalt in eines dieser Schubfächer unterbringen lassen, nicht viel geringer an Zahl sind als diejenigen, welche sich dort einordnen lassen. Sehen wir davon ab, daß die Fälle, welche dem Kraepelinschen Entwurf der echten Paranoia in den wesentlichen Zügen von Symptomatik und Verlauf entsprechen, anscheinend so selten sind, daß sie auch in größeren Kliniken bloß alle Jahre einmal zur Beobachtung kommen[1]) und greifen nur einige typische Abweichungen heraus! Da sehen wir wohl systematisierte, logisch scharfe Wahnentwicklungen, die phasenmäßig verlaufen und sich zurückbilden bei Menschen, die äußerlich vollkommen geordnet, von großer Bedächtigkeit und Zurückhaltung sind, ohne jemals einen Affektausbruch zu zeigen, dabei aber doch in ihrem Naturell, ihrer Mischung von Hinterhältigkeit in der Physiognomie und der Steifigkeit ihrer Mimik durchaus als schizoid imponieren. Wir sehen Bilder, die symptomatisch ganz der Kraepelinschen Zeichnung der Paraphrenia confabulatoria entsprechen bei vorher psychisch ganz gesunden, aber primitiv kultivierten weiblichen Wesen plötzlich im Anschluß an einen sexualethisch verständlichen Angstkonflikt im Wochenbett auftreten und nach wenigen Wochen vollkommen wieder verschwinden. Wir sehen Bilder vom Charakter der Paraphrenia systematica bei zweckmäßiger Behandlung außerhalb der Irrenanstalt rascher sich zurückbilden oder länger auf gleichem Stande verharren als manche „psychogene Paranoia" von scharfer Systematisierung. Wir sehen aus den für die bisherige klinische Betrachtungsweise niederschmetternden Katamnesen Meyers über die Fälle, die s. Zt. Kraepelin für die Paraphrenie Modell standen, daß auch länger dauernde paraphrene Zustandsbilder der anderen Unterformen Kraepelins: der Paraphrenia expansiva heilen können, wie Meyer meint infolge engerer Zugehörigkeit zum manischdepressiven Konstitutionskreis. Wir sehen — die 4 von Kretschmer weiter verfolgten Fälle aus der Reihe derer, die Gaupp seinerzeit als „abortive Paranoia" beschrieben hat, zeigen es durch ihren ganz verschiedenen Verlauf und Ausgang („Habitualneurose", „Paraphrenie", „Schizophrenie"), mit resigniert stimmender Eindringlichkeit! — die symptomatisch als „sensitiver Beziehungswahn" beginnenden psychogenen Wahnbildungen gelegentlich die verschiedensten Formen unverständlicher Wahninhalte annehmen oder in schizophrene Endzustände ausgehen. Wir sehen bei den Wahnbildungen, die sich — bei ausgesprochen schizoiden Personen — vorwiegend auf halluzinatorischen Erlebnissen eines höheren Sinnesgebietes aufbauen und daher vielfach auch als Halluzinose bezeichnet werden, wie sehr auch hier (Schröder) periodisches An- und Abschwellen bis zum Verschwinden vorkommen kann. Und schließlich sehen wir gerade bei den arteriosklerotisch oder sonstwie organisch bedingten Erklärungswahnbildungen, wie sehr der Verlauf derselben dem Verlauf der körperlichen Anomalie parallel

---

[1]) Den klassischsten und interessantesten Fall derart stellt die jüngst von Lange mitgeteilte Beobachtung bei einem Seminarlehrer dar (Zeitschr. f. d. ges. Neurol. u. Psychiatrie Bd. 85, S. 171.)

geht, so daß wir darin eine weitere Stütze für die somästhetische Bedingtheit des Wahns erblicken dürfen; die Chronizität vieler dieser Fälle ist umgekehrt gerade durch die Unheilbarkeit und Progressionstendenz der körperlichen Organerkrankungen bedingt, die sich subjektiv in den seltsamen Sensationen spiegeln.

Wenn wir andererseits die allerverschiedensten Wahnbildungen unter dem Gesichtspunkte der Einfühlbarkeit oder Verständlichkeit betrachten, wie viele Zusammenhänge, die bis dahin unverständlich erschienen, werden als „Reaktion" eines „paranoischen Charakters" auf körperliche Sensationen, die um ihrer Neuartigkeit willen Erklärungsversuche herausfordern, zum wenigsten kaum schwerer verständlich als die geläufigste Form der körperlichen Wahnbildung: die der hypochondrischen Ausdeutung.

Aus all dem ergibt sich jedenfalls eines aufs deutlichste: Innerhalb der „paranoiden" Wahnformen der Paraphrenie und dem Paranoid der Schizophrenie kommen genau dieselben Abläufe und Verläufe vor, wie innerhalb der katathymen Wahnkrankheiten der sog. Paranoia und wie innerhalb der Schizophrenie sonst. Dieses scheinbar recht resigniert stimmende Ergebnis wird uns fast selbstverständlich vorkommen, wenn wir ins Auge fassen, daß eben auch das „Material" der Wahnbildungen, die sich auf somästhetische Störungen aufbauen, mögen sie konstitutionell hereditär bedingt oder ein kompliziertes exogenes Gebilde sein, ebenso Schwankungen unterworfen sein kann, wie jede rein körperliche Konstitutionskrankheit, die bei einem Menschen ohne paranoische Anlage auftritt.

Für fast alle von Kleist als Involutions-Paranoia zusammengefaßten und für alle von Serko als Involutions-Paraphrenie bezeichneten Beobachtungen ist die besonders große Rolle, die „Sexualaffekten" resp. sexuellen Motiven dabei zukommt, von diesen Autoren hervorgehoben worden, so daß es wohl gerechtfertigt erscheint, daraus auf eine zentrale Bedeutung derselben zu schließen. Zunächst interessieren. uns in diesem Zusammenhange jene Beobachtungen, in denen nachweislich die Wahnbildung in der Hauptsache oder wenigstens in längeren Phasen, in denen der Wahn nicht von psychogenen Komplexen her einfühlbar ist, auf einen Erklärungswahn für stark gefühlsbetonte Genitalsensationen hinausläuft. Bei der Durchsicht unseres Materials finden sich solche — freilich auch nicht rein — nur in den Beobachtungen Mochert und Rösel.

Bei Frau Mochert, einer viele Jahre in bedrängten sozialen Verhältnissen isoliert mit ihrem bald selbst manifest an Schizophrenie erkrankenden Sohne lebenden Witwe, hatte vorübergehend auf der Höhe des Klimakteriums, das bei der robust gebauten, seelisch überempfindlichen Frau mit starker sexueller Erregung verknüpft war, längere Zeit ein systematischer, gegen ihre Geistlichen gerichteter erotischer Wunsch- und Beachtungswahn bestanden. In der Seitenlinie und in der aufsteigenden Linie, die allerdings nur bis zu den Eltern, von denen die Mutter als autistisch bezeichnet wird, hinauf sich verfolgen ließ, findet sich bei 1 Bruder eine gemischt symptomatisch-reaktive Labilität, doch zeigt die einwandfrei schizophrene Psychose des einzigen Sohnes, dessen Vater und Vatersvater als unkomplizierte Männer geschildert werden, daß sich doch in ihrem Stamme versteckt eine schizophrene Anlage finden muß.

Bei der Patientin Rösel finden sich paranoisch gedeutete Genitalsensationen eng verknüpft mit zahlreichen Stimmen erotischen Inhalts, für die bei ihr eine mäßige Schwerhörigkeit den Boden abgegeben zu haben scheint. Es besteht schizophrene, schizoide und paranoide Belastung in gehäuftem Maße, auch in ihrer Nachkommenschaft.

Hinweise auf Abweichungen im sexuellen Fühlen oder überhaupt in der Sexualkonstitution finden wir in der Literatur bereits bei Kraepelin und Kleist. So erwähnt Kraepelin, daß er bei seinen echten Paranoikern (d. h. also den chronischen Kranken mit den systematisierten und einfühlbaren Wahnbildungen, die der Wahnrichtung nach unter dem Bilde des Verfolgungs-, Eifersuchts- und Größenwahns oder der erotischen Verrücktheit verliefen) in mehreren Fällen gleichgeschlechtliche Neigungen gefunden habe und von den ausschließlich dem weiblichen Geschlecht angehörenden Vertretern der Involutionsparanoia, für die er einen steten inneren Kampf zwischen sexuellen Wünschen und ethischen Forderungen mit verantwortlich macht, hebt Kleist hervor, daß sie ausgesprochen männliche Züge an sich trugen. Dieser stete innere Konflikt zwischen sexuellem Triebleben und Moral, dessen Bedeutung für die Involutionsparanoia Kleist bereits richtig erkannt hat, ohne ihn aber besonders zu unterstreichen, ist dann in Kretschmers Konzeption des „sensitiven Beziehungswahns" für einen ganz überwiegenden Teil der von ihm dazu gerechneten Krankheitsfälle[1]) zum pathogenetischen Mittelpunkt geworden: „Die große Rolle, die gerade sexualethische Verwicklungen" — die Gewissenskämpfe der Masturbanten, die verspätete Liebe alternder Mädchen, die Niederlage gegenüber verabscheuten perversen Neigungen und in Fragen der Ehemoral, führt Kretschmer im einzelnen auf — „bei der Entstehung dieser Krankheit spielen, erklärt sich (einmal) daraus, daß Psychopathen jeder Art zur psychischen Überwertung der Sexualsphäre und zu tatsächlichen qualitativen und quantitativen Abnormitäten des Trieblebens neigen" . . .

Schon vor diesen Autoren hat Freud für die Entstehung der Paranoia Abweichungen der Sexualkonstitution verantwortlich gemacht. „Die bekannten Hauptformen der Paranoia (sc. beim Manne) können alle als Widersprüche gegen den einen Satz: Ich (ein Mann) liebe ihn (einen Mann) dargestellt werden". „Die Paranoischen haben eine Fixierung im Narcismus mitgebracht, der Rückschritt von der sublimierten Homosexualität bis zum Narcismus gibt den Betrag der für die Paranoia charakteristischen Regression an." „In dem Mittelpunkte des Krankheitskonfliktes des Paranoid" (resp. zunächst einmal des Verfolgungswahns)' „steht die Abwehr des homosexuellen Wunsches", „die Bewältigung unbewußt verstärkter Homosexualität".

Schließlich hat Bleuler — insofern sehr zurückhaltend, als er diesen Punkt nicht in die Bilanz der Anlagefaktoren eingestellt hat, welche er für die Entstehung der Paranoia verantwortlich macht — darauf hingewiesen, daß es wahrscheinlich kein Zufall sei, wenn er bei allen „genauer untersuchten Paranoikern, sämtlich Verfolgten eine merkwürdig schwache Sexualität" gefunden habe. Diese Auffassung hat Stekel dann als „Irrlehre" zurückgewiesen: „Die Schwäche der Sexualität verbirgt eine hypertrophe Sexualität, die im Freudschen Sinne polymorph-pervers ist. Entweder ist die Sexualität unterdrückt, weil sie abnorm ist, oder sie wird unterdrückt, um der asketischen Tendenz zur Selbstbestrafung gerecht zu werden, in den meisten Fällen kommen beide Motive zusammen. Die Sexualität des Paranoikers entspricht der des Kindes und steht im Gegensatz zu seinen religiös-moralischen ethischen Hemmungen... Es

---

[1]) „Doch sehen wir die Ätiologie des sensitiven Beziehungswahns keineswegs ... durch die Sexualsphäre monopolisiert".

ist sicher, daß Freud recht hat, und daß die Verfolgungsideen der Paranoiker auf verdrängte homosexuelle Regungen zurückgehen. In der Persistenz der infantilen Phantasie sehe ich die Disposition zur Paranoia. Die Paranoia ist ein persistierender psychosexueller Infantilismus".

Noch weiter wagt sich in der Beziehungssetzung zwischen Paranoia resp. Schizophrenie und Perversion O. Groß vor, den wir hier erwähnen, um die leichtfertige Art festzulegen, mit der gewisse Freudsche Adepten aus wenigen Beobachtungen die weitgehendsten Theorien aufstellen. Ausgehend von der ganz willkürlichen Annahme, daß in jedem Menschen generell ein psychosexueller Antagonistenkomplex im Sinne eines Nebeneinander von heterosexuellem Sadismus und passiver Homosexualität beim Manne, von heterosexuellem Masochismus und lesbischer Aktivität beim Weibe, bestehe, behauptet Groß: „Beherrscht der Sadismus die Entstehung der Psychose, so kommt es zur Paranoia" — der Kranke realisiert in der Psychose die volle Erfüllung seiner unbewußten sadistischen Wünsche —, „ist Masochismus das gestaltende Prinzip, so kommt es zur Schizophrenie".

Diese kurze Übersicht über das, was aus den Darstellungen von Forschern verschiedener Richtung über den uns hier interessierenden Punkt als wesentlich in Betracht kommt, ergibt scheinbar insofern einen Mangel an Einheitlichkeit, als diese Abweichungen von fast jedem dieser Autoren bei einer anderen der heute abgegrenzten nosologischen Gruppe gefunden resp. erschlossen wurden. Kraepelin berichtet von einer „gelegentlichen" homosexuellen Komponente nur bei der von ihm als chronische Paranoia abgegrenzten Gruppe, nicht aber vom Querulantenwahn, der Paraphrenie oder der Dementia paranoides, Kleists Angaben beziehen sich auf die „Involutionsparanoia", diejenigen Kretschmers auf die meist reaktiv verlaufenden Fälle von „sensitivem Beziehungswahn", Freud kam zu seinen Deduktionen auf Grund des bekannten Falls des Senatspräsidenten Scheber, der heute als Paranoid gelten würde, Stekel an Hand von Beobachtungen milder Paranoiaformen.

Angesichts dieser Angaben drängt sich naturgemäß die Frage auf, ob von diesen verschiedenartigen Sexualabweichungen die von jedem dieser Autoren für eine bestimmte Wahnkrankheit behauptete Art nur bei dieser vorkommt und für diese dann etwa auch als pathognomisch angesprochen werden darf oder ob es sich dabei um einen generellen ätiologisch bedeutsamen Faktor aller Wahnbildungen handelt.

Vor allem aber drängen sich eine Reihe von Fragen auf, die wir ungefähr folgendermaßen zu formulieren haben:

1. Welcher Art sind diese Abweichungen, d. h. in welche Kategorie der körperlichen und seelischen sexualpathologischen Abweichungen sind sie einzuordnen?

2. Handelt es sich um erblich bedingte oder um in der Hauptsache exogene, d. h. im Verlaufe der individuellen Entwicklung erworbene Diathesen?

3. In welchem Verhältnis stehen sie zu etwaigen Störungen des gesamten übrigen Trieblebens; anders ausgedrückt: welche Rolle kommt ihnen innerhalb des Persönlichkeitsaufbaus — mit Klages zu sprechen: innerhalb der Qualität des Charakters — zu? Damit eng verknüpft ist die wichtigste

4. Frage: Sind die Abweichungen der Sexualkonstitution nur unerhebliche Begleiterscheinungen einer paranoischen Anlage oder nur Material für die Wahnbildung des paranoischen Charakters oder wirklich ein ursächlich notwendiger Faktor?

Indem wir zu diesen Auffassungen an Hand der eigenen Erfahrungen Stellung nehmen, ist zunächst festzustellen, daß wir für die von Stekel, Mäder u. a. übernommene Annahme Freuds keine Anhaltspunkte haben finden können. Wie man sich überhaupt „den Rückschritt von der sublimierten Homosexualität bis zum Narcismus", den nach Freud der Paranoiker mache, vorstellen soll, darüber hat uns Freud nichts gesagt. Da er jede Angabe darüber vermissen läßt, aus welchen Mitteilungen oder Beobachtungen er zu seinen Behauptungen kommt, können wir in ihnen vorläufig nur eine Gedankenspielerei erblicken. Ich habe jedenfalls noch nie bei meinen eingehenden Analysen der Wahnkranken auch nur eine Bemerkung gehört, die solche Schlußfolgerungen nahelegte, wie sie Freud behauptet und seine Schüler nachbeten. Auf eine Stellungnahme zu Groß' Behauptung, daß der Paranoia ein verdrängter Sadismus zugrunde liege, kann verzichtet werden. Wenn andererseits Kraepelin bei manchen seiner „echten" Paranoiker eine gleichgeschlechtliche Neigung gefunden hat, so ist zunächst im Auge zu behalten, daß es sich dabei wohl um das Gegenteil von dem handeln würde, worauf Freud abhebt: denkt dieser an eine Sublimierung oder Verdrängung einer dem Kranken nicht bekannten Homosexualität, so spricht umgekehrt Kraepelin geradlinig von einer solchen Umkehr in der Richtung auf das Sexualobjekt. Daß das eine oder andere für alle Wahnkranken zutrifft, müssen wir auf Grund unserer Erfahrungen jedenfalls bestreiten, auch wenn unter unserem Material Fälle, die wir dem Kraepelinschen Schema der chronischen Paranoia einreihen könnten, nur wenige vertreten sind.

Wichtiger als Kraepelins Angabe, und zwar deshalb, weil sie auf somatologische Feststellungen bezüglich der Sexualkonstitution hinausläuft, ist die Angabe Kleists, daß seine weiblichen Kranken mit „Involutionsparanoia" ausgesprochen männliche Züge aufwiesen. Daß diese Annäherung der sekundären Geschlechtsmerkmale an den andersgeschlechtlichen Typus nicht bloß bei der „Involutionsparanoia" relativ häufig vorkommt, und zwar nicht nur, wenn auch anscheinend öfters, beim weiblichen als Mannweiblichkeit, sondern auch beim männlichen Geschlecht in der Form der Weibmännlichkeit, geht aus unseren Beobachtungen deutlich hervor. Wir finden derartige sexuelle Zwischenstufen in bezug auf die Sekundärmerkmale der Körperformen, voran des Knochengerüsts, des Gesichtsreliefs, der Hautbeschaffenheit und der Psychomotilität bei allen möglichen Wahnkrankheitsformen, sowohl bei chronischer Paranoia als auch bei den „Paraphrenien" und den halluzinatorischen Paranoiden, wir finden sie sowohl bei den Kranken von expansivem Naturell, als auch bei solchen von mehr weichem, „verhaltenem" Temperament. Gelegentlich besteht eine Kreuzung derart, daß z. B. morphologisch mehr männlich imponierende Frauen psychomotorisch übertrieben weiblich resp. weiblich-infantil erscheinen, so daß man geradezu von einer Mischung von somatosexuellem homologem Infantilismus mit Virilismus oder Feminismus sprechen könnte. Inwieweit darüber hinaus noch andere Variationen in der Korrelation der morphologischen Geschlechtsmerkmale, der psychosexuellen Einstellung und dem psychischen Verhalten in nicht sexueller Hinsicht vorkommen mögen, lassen wir dahingestellt. Ernste und systematische Erforschung dieser Korrelation ist jedenfalls für die ätiologische Erkenntnis der Wahnkrankheiten unbedingt erforderlich.

Über die Bedeutung, die dem Sexualfaktor bei der Wahnbildung zukommt, gibt die Tatsache einen Aufschluß, daß unter meinen 31 Fällen von reinen Wahnkrankheiten nur 4mal eine Beziehung der Sexualität zum Zentrum des Wahns nicht deutlich wurde und 2mal diese Beziehung eine nur indirekte war, insofern der Wahn bei der Geschwisterserie Korn durch eine Syphilis ausgelöst war und um den Ansteckungskomplex psychisch zentriert blieb.

Wir stehen dieser Tatsache gegenüber vor der entscheidenden Frage, ob und bis zu welchem Grade aus dem Vorherrschen von Inhalten, die sich auf die Sexualität beziehen, auf eine krankhafte Anlage der die Sexualität bestimmenden psychosomatischen Apparate der komplizierten und heute erst in ihren Umrissen erkennbaren Korrelationsbeziehungen zwischen verschiedenen Blutdrüsen des Stammesinnern und der Hirnanhänge, den Sexualdrüsen und dem Telencephalon geschlossen werden darf. In Rückschlag gegen eine Phase der Psychiatrie, die den Akzent ausschließlich auf die Inhalte der Wahnbildungen gelegt hat, hat man diese bekanntlich als ganz nebensächlich für die Auffassung vom Wesen der Paranoia zur Seite geschoben. Wir halten diese Auffassung für kaum weniger einseitig und damit dogmatisch wie die erstere. Wir erinnern an das tiefgründige Wort von Griesinger: „Jedes Individuum holt sich seine geistigen Wunden auf dem Kampfplatz, den ihm die Natur und die äußeren Umstände angewiesen haben" und „jeder hat wieder einen anderen Punkt, an dem er am verletzlichsten ist". Wenn also ein bestimmtes „Thema", ein affektbetonter Vorstellungskreis, der einem der wenigen das Leben aller Menschen in den allerverschiedensten Stärkegraden und Relationsverbindungen beherrschenden entspricht, mehr minder dauernd während einer Wahnkrankheit im Mittelpunkt des Denkens, Fühlens und Wollens steht, so wird man doch wohl berechtigt sein, und nicht den Boden der Wissenschaftlichkeit verlassen, wenn man von diesen krankhaft überwertigen Inhalten auf eine diesbezügliche „Lebenswunde" schließt. Wir verfahren gerade streng naturwissenschaftlich, wenn wir uns bemühen, die vorherrschenden Komplexe der Wahnbildung auf ihre Verwurzelung innerhalb aller „Psychismen" dieser Personen zurückzuführen und für eben diese wieder die somatologische Grundlage resp. Anlage aufzudecken; anders ausgedrückt: von den Inhalten zu der psychischen Konstitution und von dieser zu der somatischen Konstitution analytisch vorzudringen. Mögen wir auch auf diesem Wege noch nicht alle wesentlichen Aufbauelemente aufdecken, aus dem einfachen Grunde, weil bei einer Reihe von Fällen andere pathogene Momente modifizierend auf den so nachgewiesenen pathogenen Komplex einwirken oder mit ihm in der Richtung anderer Bildsynthesen zusammenwirken, so ergibt sich daraus zwar eine analytische Komplikation, keineswegs aber die Berechtigung, die zuerst festgestellten Aufbaulinien als falsch zu bezeichnen.

Betrachten wir das Sexualleben derjenigen Kranken, bei denen der zentrale Inhalt ihres Wahns sich nicht direkt auf erotische Komplexe bezieht, so ergibt sich, daß es sich 2mal um lange schon im Witwenstand lebende Frauen, 1mal um eine mit 38 Jahren klimakterische Frau mit irreponibler Retroflexio uteri (die dasselbe klinische Bild bietet, wie die eine jener beiden ersteren), 3mal um alte Junggesellen oder Jungfrauen, 1mal (dem Querulanten unseres Materials) um einen erst in späteren Mannesjahren verheirateten Mann handelt. Analysieren wir andererseits das Sexualleben der übrigen 25 Kranken, unter denen sich übrigens nur 4 Männer befanden, so geben außerordentlich häufig bald Angaben der Kranken selbst, ihrer Ehegatten oder ihnen näherstehenden Verwandten, bald die Eigenart ihrer Physiognomik, insbesondere bei spezifischen Anlässen, bald der körperliche Habitus eindeutige Hinweise auf eine meist seit der Pubertät bestehende schiefe Einstellung zum Sexuellen, oder es kommen Besonderheiten der Sexualkonstitution im Körperbau zum Ausdruck. Nicht selten läßt sich beides: psychische und somatische Zeichen einer ungewöhnlichen Sexualformel nachweisen. Vor allem finden wir Störungen in der zeitlichen Entwicklung des Trieblebens bald in der Form sexueller Frühreife, bald in der des psychosexuellen Infantilismus, der sich z. B. einfach in dem Ausbleiben der „sexuellen Aufklärung", im Befangenbleiben in kindlichen Sexualvorstellungen bis in die 30er, ja 40er Jahre des Lebens oder bis in die Zeit nach der Eheschließung äußert, bald in einem Neben- bzw. Nacheinander von Frühreife und psychosexuellem Infantilismus oder in Störungen der Triebstärke (Frigidität, Hypererotismus) oder schließlich in abnormen Bindungen an bestimmte unerreichbare Triebziele mit effektiver Frigidität. In dieser Tatsache liegt einer der Gründe für das starke Überwiegen von ledigen Personen unter allen Wahnkranken. Die schiefe Einstellung zum Sexualleben andererseits, die wir gerade bei den Verheirateten in besonders durchsichtiger Weise bis in die Kindheit zurück verfolgen können, bedingt es ihrerseits, daß fast alle Ehen der Kranken schon in der prämorbiden Zeit von einem oder beiden Ehegatten als „unglücklich" bezeichnet oder daß Angaben etwa dahin lautend gemacht wurden, daß die Frauen als „zimperliche Jungfern" durch die Ehe gegangen seien.

Nicht so selten finden wir eine eigenartige Kombination einzelner oder aller jener Abweichungen in scheinbar gegensätzlichem Verhältnis, z. B. in der Anordnung: Frühreife, Triebverhaltung, Frigidität gegenüber dem Gatten, gesteigerte Libido, Objektidealisierung usf.

Bei der Mehrzahl der weiblichen Fälle unseres Materials, bei denen durch die Ehe eine sexuelle Befriedigung in normaler Weise hätte erfolgen können, läßt sich auf Grund nicht bloß der Angaben der Kranken, sondern der Aussagen ihrer Ehepartner überwiegend wahrscheinlich machen, daß die konstitutionellen Abweichungen auf dem Gebiete des Sexuallebens dadurch („konstellativ") verstärkt wurden, daß der andere Gatte seinerseits ein schizoider Sexualneurotiker war und infolge seiner Störung des Trieblebens, vor allem im Sinne einer Verminderung der Triebstärke oder der Frigidität gegenüber der auf dem Wege zur Paranoia befindlichen Ehegattin oder der Störung des Erregungsablaufs (Ejaculatio praecox), die Möglichkeit einer normalen Befriedigung bei dieser endgültig schwand. Hier führte zweifellos der dauernde Ausfall der normalen Entladung der Libido, die infolge moralischer Schranken nicht auf anderem Wege abgeleitet wurde, endgültig zur Wahnbereitschaft.

Vielleicht ebenso wichtig für den pathogenetischen Aufbau mancher Wahnkrankheit weiblicher Personen ist neben der dadurch bedingten Nichtbefriedigung des eigentlichen Sexualtriebs die Nichtbefriedigung der dem weiblichen Geschlecht eigenen sonstigen Primitivtriebe, wie beispielsweise des Muttertriebs.

In einer nicht geringen Zahl von weiblichen Kranken wird man vielleicht den zur Zeit der Wahnentwicklung auftretenden chronischen Frauenleiden, die u. U. zu gehäuften erfolglosen Operationen an Scheide oder Gebärmutter führten, eine die abnorme Sexualeinstellung verstärkende Wirkung zuerkennen dürfen.

Gleiche oder ähnliche Abweichungen des sexuellen Trieblebens werden konstellativ in anderen Fällen durch die äußeren Veränderungen des Ehelebens (Tod des anderen Ehegatten oder dauernde Trennung von diesem) verstärkt. Eine weitere vorläufig nicht klar durchschaubare Beziehung zwischen den Funktionen der Generationsdrüsen und der Pathogenese einzelner Wahnkrankheiten wird durch die Tatsache nahegelegt, daß in den Serien, in denen ein Elter wahnkrank, ein Kind schizophren oder ebenfalls wahnkrank war, die Erkrankungen beider in den Zeiten der generativen Umbildung (Klimakterium, Pubertät) zum akuten Ausbruch kamen. Eine besondere Wirkung müssen wir dem häufigen Aufflackern der libidinösen Erregung im Präklimakterium der Frauen, vielleicht auch mancher Männer zusprechen. In dem einen und anderen Falle unseres Materials lernten wir alkoholische, tabische u. a. exogene Einflüsse auf die Libido als prädisponierende Momente kennen.

Was nun die 2. Frage anlangt, ob die Störungen der innersekretorischen Sexualfunktionen, deren große Bedeutung in der ätiologischen Koeffizientenrechnung sich aus zahlreichen nicht zu übersehenden körperlichen und seelischen Anzeichen ergibt, ihrerseits bereits vererbt sind, etwa derart, daß die Wahnbildung von unmittelbaren oder mittelbaren Blutsverwandten sich in ähnlicher Richtung bewegt oder zu sexualbiologisch bedeutsamen Zeitpunkten (Pubertät, Klimakterium) zum Ausbruch gekommen ist, wie beim Probanden, stehen aus der Literatur bisher keine Erfahrungen zur Verfügung.

Durchmustern wir nach dieser Richtung unser Material, so ergibt sich folgendes:

Von den Fällen der Gruppe I, in denen es sich um Wahndelirien vom Inhalt der Heiratserhöhung bei sexuell unbefriedigten und stark befriedigungstriebigen weiblichen Wesen handelte, somit der Zusammenhang zwischen Erotik und Wahn ohne weiteres durchsichtig ist, und andererseits genealogisch nichts nachweisbar war, können wir hier absehen.

Fall Ehrhardt: reaktiver sexueller Verachtungswahn:

Mutter und Schwester postpuerperal-reaktive Psychose von mehrwöchiger—monatiger Dauer, bei letzterer Verwirrtheitszustand, Wechsel von eknoischen religiösen und depressiven Zuständen mit Vorherrschen sexueller Versündigungsideen, Vatersbruder bis zum Tode 23 Jahre in Anstalt. Diagnose: „halluzinatorischer Wahnsinn nach Infektionskrankheit auf Boden von Imbecillität".

Prob. (weibl.): psychosexueller Infantilismus: Heiratsdrang, sexualethische Verhaltung, gesteigerte Libido, Sympathicotonie.

Fall Arnold: reaktiver masturbatorischer Beziehungswahn:

Vater klimakt.-alkoholischer Eifersuchtswahn; Onkel pubertäre Psychose; Großtante klimakterische Psychose.

Prob. (männl.): psychosexueller Infantilismus, Sympathicotonie.

Fall Gräm: reaktiver Eifersuchtswahn:

Vater: Eifersuchts- und Erfinderwahn.

Prob.: frigider Basedowiker.

Fall Thiel (Zeitschr. f. d. ges. Neurol. u. Psychiatrie Bd. 85, S. 317): reaktiver Wahn, daß der tote Ehegatte lebt, zu religiöser Mission bestimmt:

Schwester: religiös gefärbte Schizophrenie; 1 Onkel: milder Eifersuchtswahn.

Prob.: (weibl.) Überstarke verhaltene Erotik; Basedow.

Fall Stempel: Heiratserhöhungswahn einer Schizophrenen:

Tante überreligiöse, überspannte alte Jungfer.

Prob. (weibl.): psychosexueller Infantilismus, männlicher Typus.

Fall Probst: paranoide Schizophrenie (systematisierter Vergewaltigungswahn):

Vater: „klimakterischer" Eifersuchtswahn. Mutter: klimakterische Paraphrenie (circumscripte Halluzinationen der Vergewaltigung der Tochter). 1 verheiratete Schwester „hysterisch", 1 ledige Schwester heboide alte Jungfer.

Prob. (weibl.): sexuelle Frühreife und Masturbation; psychoerotisches Trauma in der Kindheit; sexualethische Verhaltung.

Fälle Hass: Geschwisterserie. Bruder: Querulantenwahn. Schwester: klimakterischer Erklärungswahn. (Verfolgung durch weibliche Wesen).

Tante: klimakterischer Eifersuchtswahn (Kastrationsversuch gegen den Ehegatten).

Probb.: Bruder: Heirat in späten Mannesjahren. Schwester: alte Jungfer, ausgesprochener Mannweibtypus; konstitutionell männerfeindliche Einstellung, absolut negativistisch gegen Exploration über Sexualleben.

Fall Schall: Eifersuchtswahn im Senium (ohne senile Züge):

1 Schwester seit Kindheit aus eigener Initiative im Kloster (Oberin). 1 Schwester klimakterisch halluzinatorischer Wahn, durch ihren Arzt geliebt, verführt, verhext zu werden, Abscheu vor dem Ehemann; genitale Sensationen.

Prob. (weibl.): hysterisch verschroben; Herrschsucht, starke erotische Bindung an die Söhne; überspannter „Blaustrumpf"; Begeisterung für Mathematik, Metaphysik usw.

Fall Fischler: klimakterischer Heiratserhöhungswahn („echte Paranoia" (einer Witwe, Bruder konstitutionelle Eifersucht.

Prob. (weibl.): klimakterisch, seit 12 Jahren Witwe; Andeutung vom Mannweibtyp; sexuelle Frühreife, Heirat mit 16 Jahren, Frigidität gegen den Ehemann; verhaltener Liebesdrang, noch heute backfischhaft.

Fall Haff: Wahn-Liebe und Liebes-Intrigantenwahn:

Vater starke Erotik (Rektor einer Frauenschule). Mutter konstitutionelle Eifersucht. Schwester alte Jungfer, frigide Gelehrtennatur.

Prob. (weibl.): Lehrerin, alte Jungfer; sexuelle Frühreife; starke konstitutionelle Erotomanie (verhaltene Dirnennatur), männliche Züge.

Fall Schelling: Wahn der Bezichtigung sexueller Vergehen und der sexuellen Vergewaltigung.

1 Bruder, 1 Onkel, 1 Schwester und 1 Tante alte Junggesellen bzw. Jungfrauen.

Prob. mit 38 Jahren zartgliedriger Blaustrumpf, frigid, negativistisch gegen den Ehemann.

Fall Hausch: sexualmoralischer Beziehungs - und Verfolgungswahn, ausgehend von Halluzinationen bei zentraler Hörstörung.

Prob.: Ehefrau mit psychosexuellem Infantilismus, Frigidität und „Zimperlichkeit". Mutter sexualethisch überspannt (Liebesbeziehungswahn), Tante klimakterische Paraphrenie. Erythrophobie; Ehemann schwerer Sexualneurotiker.

Betrachten wir demgegenüber unter gleichem Gesichtspunkt die Sexualkonstitution derjenigen Fälle mit Wahnsystembildungen erotischen bzw. sexuellen Inhalts, deren Blutsverwandtschaft keine sexualkonstitutiv abnormen Züge erkennen lassen, so ergibt sich folgendes:

Fall Klein: Anfall konfabulatorischer Paraphrenie im Puerperium; sexualethisch bedingter Konflikt mit Angst; 4 Geburten innerhalb $3^1/_2$ Jahren im vorgerückten Alter; Vermeidung der Konzeptionsverhütung aus überwertiger Auslegung religiöser Gebote, große Angst vor der letzten Geburt. Kindlich primitive Persönlichkeit aus primitivstem zivilisatorischem Milieu.

Fall Rösel: Episoden von hypnotischem Erklärungswahn für hysterische Anfälle im Vorklimakterium; seit 3 Jahren „reaktive" Frigidität und Kohabitionsverweigerung gegenüber dem stark schizoiden Ehemann, der trotz relativer Impotenz Probandin „betrügt".

Fall Boß: Anfall sexuellen Beziehungs- und Verachtungswahns einer alten Jungfer im Klimakterium, Mutter schwer degenerative, schizoide Hysterica, von jeher erotisch gespalten: frigide bei erotischer Geltungssucht und Überspanntheit.

Fall Huld: Erotischer Verachtungs-, dann Heiratserhöhungs-, zuletzt Prinzessinnenwahn: psychosexueller Infantilismus (gezierter Backfischtyp mit 30 Jahren), 12 Jahre verheiratet, Frigidität gegenüber dem verschrobenen, sexualneurotischen (alter Junggeselle!) Ehemann bei gesteigerter Libido (Spontanorgasmen).

Fall Gruber: Wahn ehelicher Untreue und hypnotischer Erklärungswahn epileptischer Reizerscheinungen; 10 Jahre Ehe. 4 Kinder, psychosexueller Infantilismus, Frigidität gegen Ehemann, gesteigerte Libido.

Fall Trotz (Mann): klimakterischer Ödipuswahn, Alkoholismus.

Fall Ogrinski: Circumscripter halluzinatorischer Beobachtungswahn sexueller Inhalte: sexuelle Frühreife, religiös überspannte alte Jungfer, Mannweibtypus, orgastisch-religiöse Eknoiaanfälle.

Fall Mocher: Klimakterischer Wahn der Verfolgung durch geliebten Pfarrer, nach langem Witwenstand; Vergewaltigungswahn, Paraphrenie: konstitutionell gesteigerte Libido bei Verhaltung durch religiöse Überspanntheit, klimakterisch orgastische Erregungszustände. Mannweibtypus.

Fall Thiel: Wahn, daß der kriegsgefallene Ehemann lebe, zu religiöser Mission berufen sei: Basedow, sexuell-ethische Verhaltung, gesteigerte Libido; backfischhaft überschwängliche Geziertheit mit 38 Jahren!

Fall Gellert: (Mann): Heiratswahn nach Tod der Ehefrau bei beginnender Tabes im Klimakterium.

Wenn schon unsere Kenntnis der Besonderheiten und Abweichungen des Sexuallebens bei den wahnkranken Probanden selbst in den Anfängen steckt und mit großer Vorsicht erst weitere vorurteilslose Erfahrungen gesammelt werden müssen, so ist es begreiflich, daß nur in besonders günstigen Fällen über eventuelle diesbezügliche Abweichungen bei der Blutsverwandtschaft zu erfahren ist. Trotzdem wird man künftig diesem Punkte doch unbedingt eine größere Aufmerksamkeit schenken müssen.

Was nun die wichtigste Frage: die Rolle der gestörten Sexualkonstitution im Verbande der pathogenetischen[1]) Faktoren der Wahnbildungen anlangt, so gilt es zunächst zu einigen naheliegenden Einwänden Stellung zu nehmen, die sich gegen die ursächliche Bedeutung derselben richten:

Man könnte geltend machen, daß die Annahme einer maßgebenden Rolle der Sexualkonstitution dadurch hinfällig werde, daß die Wahnkrankheiten auch bei vorhandener Anlage dazu in der Mehrzahl der Fälle erst in den Jahren der abnehmenden Sexualität zum Ausbruch kommen. Demgegenüber ist hervorzuheben, daß wir Wahnbildungen der allerverschiedensten Form doch öfters, als man früher meinte, schon in früheren oder späteren Jahrzehnten als im Zeitalter der sexuellen Involution sich bis zur selben Anordnung der Symptome entwickeln sehen, wie in den typischen Lebensjahren, vor allem aber, daß gerade der Beginn der Rückbildung der Sexualität besonders geeignet erscheint, eine mehr latente Abweichung in dieser Richtung, die, wie gesagt, nicht „grob sinnlich" zu sein braucht, dem betreffenden Individuum deutlicher zum Bewußtsein zu bringen und zum Gegenstand jenes vorbewußten Nachdenkens zu machen, das der Konzeption des Wahns vorangeht.

---

[1]) Eine Trennung der pathogenetischen Faktoren von den prädisponierenden im Sinne Birnbaums durchzuführen, dürfen wir heute noch nicht wagen.

Man könnte ferner sagen, daß die von uns bezeichneten Abweichungen im erotischen Fühlen und in der sexuellen Triebbefriedigung, die „noch nicht einmal" in ausgesprochenen Perversionen bestehen, wie sie beispielsweise von einer Reihe von Autoren als conditio sine qua non der Zwangsneurose behauptet worden sind, sich auch außerhalb der Wahnkrankheiten finden und vielleicht bei stillen Psychopathen, vor allem weiblichen Geschlechts, die nicht paranoisch oder überhaupt geisteskrank würden, relativ häufig beobachtet werden könnten. Ein solcher Einwand entspringt indessen u. E. einer prinzipiellen Verkennung der Rolle, die einer abnormen Sexualkonstitution nicht bloß für die Pathogenese der Wahnbildungen, sondern auch aller sonstigen Charakterkrankheiten zukommt. Daß ursprüngliche, d. h. in der Anlage des komplizierten Systems innerer Drüsen, das die Sexualformel des Menschen bestimmt, gelegene Abweichungen der Erotik sich nicht einfach in der von dieser Anlage vorgezeichneten Weise entladen, sondern unter dem Bilde von allerlei Sexualneurosen zum Vorschein kommen, zeigt deutlich, daß zwar die abnorme Sexualkonstitution eine Grundbedingung dieser Neurosen ist, daß aber daneben eine spezifische andere Anlage oder besser eine andere dauernde Grundeinstellung des betreffenden Menschen hinzukommen muß, damit das eigenartige Gebilde der Sexualneurose entsteht. An diesem Beispiel erkennen wir die Schwierigkeit einer Unterscheidung der beiden Anlagen unter dem Gesichtspunkte ihrer Wertigkeit. Ist die abnorme Sexualkonstitution oder die andere pathotrope Anlage pathogenetisch höherwertig? Wenn wir nicht dogmatisch werten, müssen wir antworten, daß offenbar beide gleich wichtig sind und daß es auch mißlich ist, ihre Wertigkeit etwa nach dem voraussichtlichen zeitlichen Primat der einen oder der anderen zu bestimmen. Denn so selbstverständlich es auch zunächst zu sein scheint, daß ein Mensch zuerst eine bestimmte abnorme Sexualkonstitution haben müsse, ehe er eine Sexualneurose bekomme, so gewinnt doch bei genauerer Überlegung auch die andere entgegengesetzte Auffassung an Gewicht, wonach die abnorme Sexualkonstitution für die betreffende Person überhaupt keinen Krankheitswert gewonnen hätte, wenn diese nicht mit einer besonderen seelischen Anlage resp. inneren Einstellung an die ersten dunklen erotischen Erlebnisse herangetreten wäre und sie schon in spezifischer Weise psychisch verarbeitet hätte. Es ist klar, daß angesichts der von frühester Jugend auf erfolgenden pädagogischen und durch die Sitte bedingten Einwirkungen auf die Triebentfaltung keine dieser beiden Auffassungen streng beweisbar ist. Dieser Umstand ist es ja u. a. auch, der der wissenschaftlichen Anerkennung der Psychoanalyse immer wieder Abbruch tut und jeder Sorte „wilder Psychoanalyse" Vorschub leistet.

Wenn wir ohne diese Skepsis an die Wahnkrankheiten herantreten, so fällt doch auf, bei welch' großer Zahl von Fällen, und zwar — was von Wichtigkeit ist — solchen, die ganz verschiedenen Formen: der „Paranoia", der „Paraphrenie", dem schizophrenen resp. halluzinatorischen Paranoid angehören, sowohl aus der prämorbiden Zeit als auch in der Krankheit selbst, seelische Wesenszüge hervortreten, die letzten Endes auf eine schon früh im Leben einsetzende gewohnheitsmäßige Verhaltung der sexuellen Triebe durch überspannte moralische Hemmungen zurückgeführt werden müssen. Bei einzelnen dieser Fälle, in welchen die Besonderheit der sozialpsychologischen Struktur der verschiedenen Lebenssituationen, in denen die Kranken von Kindheit auf sich entwickelt hatten, durchschaubar war, kann wohl kein Zweifel sein, daß die Überspannung der moralischen Hemmungen durch die Erziehung von einem der Elter auf die Nachkommenschaft übertragen wurde und unter verschiedenen Geschwistern gerade in der Anlage des später kranken Nachkommen einen besonders günstigen Boden fand.

Auffallend häufig finden wir bei unseren Kranken, auch bei den männlichen, und wiederum bei ganz verschiedenartigen Wahnformen, Züge wie Prüderie, überspannte Scheu vor allen Vorstellungen der körperlichen Äußerungsformen des sexuellen Trieblebens, bei weiblichen Personen sehr häufig eine bis zu den extremsten Graden gehende ablehnende Einstellung gegen die im Generationsalter stehenden Angehörigen des anderen Geschlechts, Männerscheu, -furcht, -trotz, -verachtung, trotz lebhaftem, zum Teil allerdings wohl durch die Erzieher gezüchtetem Heiratswunsch, kurz eine höchst eigenartige Doppelstellung zum anderen Geschlecht, die aber keineswegs einer homosexuellen Triebumkehr, sondern im Gegenteil der Verhaltung eines starken heterosexuellen Triebs, populär ausgedrückt verschmähtem Liebesleid entspricht. Damit steht wohl auch in Zusammenhang die häufig anzutreffende frühzeitige und geradezu triebhafte Hinwendung zu kirchlichen resp. religiösen, zu metaphysischen, ästhetischen oder ethischen Vorstellungskomplexen und entsprechender Betätigung auf diesen Gebieten. Bei manchen ist dies nicht bloß durch das Erziehungsmilieu nicht gezüchtet, sondern steht in auffallendem Gegensatz zu dem tatsächlich viel tieferen Kulturniveau desselben resp. der Familie, aus dem die Kranke stammt, so daß sie dadurch bald mehr als überfeinerter, bald mehr als gesuchter und überspannter Idealismus, Geziertheit, Verbildetheit, „Blaustrümpfigkeit" u. dgl. imponiert.

Mit all dem hängt es zweifellos zusammen, daß unter den wahnkranken Weibspersonen unverhältnismäßig viele alte Jungfern vertreten sind, mögen sie ihr Lebtag mehr erotisch zurückhaltend oder, besonders in jüngeren Jahren, eher dirnenmäßig gelebt oder gefühlt haben. Man versteht aber auch, daß die Verheirateten oder Verwitweten unter den späteren Wahnkranken fast immer auch altjüngferliche Naturen sind, so wie unter den Männern die Prototypen der Hagestolze und alten Junggesellen mit ihrer verdrängten und verbogenen Erotik, auch wenn sie verheiratet sind, vorherrschen.

Diese doch in durchsichtiger Weise um die Erotik der Kranken zentrierten Wesenseigenschaften finden wir nun regelmäßig mit anderen eigenartigen Zügen der geistigen Persönlichkeit untrennbar verknüpft, welche schon in älteren Darstellungen der Paranoia-Anlage oder des paranoischen Charakters, freilich mehr intuitiv erfaßt, erwähnt werden.

Von der scharfen Erfassung des „paranoischen Charakters" oder richtiger der Persönlichkeitsstruktur der Paranoiker haben wir den letztlich maßgebenden Einblick in die Genese der Wahnbildung zu erwarten. Immer noch ist aus äußeren Gründen unser Blick zu sehr auf den Aufbau der Persönlichkeit zur Zeit der manifesten Krankheit eingestellt, wenn meist schon der Kranke eine Verteidigungsschale um sein Wahnsystem gebaut hat und seinerseits in Reaktion auf die Reaktionen seiner Umwelt gegenüber den sinnfälligeren Äußerungen seines Wahns der Kern der Krankheit je nach seinem Temperament durch sekundäre Beimengungen verändert ist, die sich psychologisch im großen ganzen auf die beiden Mechanismen der Dissimilation und der Verarbeitung der Erlebnisse in den Wahn zurückführen lassen. Bei jeder Beurteilung des sog. prämorbiden Charakters müssen wir dies streng im Auge behalten, wollen wir uns nicht gefährlichen Täuschungen über die wesenhaften Züge aussetzen. Alle die geradezu proteusartigen Verschiedenheiten der Bilder, die man bislang von dem paranoischen Charakter, aus dem auf irgendwelche neuartige Außen- oder Innenerlebnisse hin die Krankheit: Wahn herauswachsen soll, entworfen hat, sind letzten Endes auf die großen Schwierigkeiten zurückzuführen, die sich dem Vordringen in den Kern dieser Persönlichkeiten, der im wahrsten Sinne als der „paranoische Charakter" zu gelten hat, entgegenstellen.

Krüger hat vor einigen Jahren sehr gewissenhaft aus den Schilderungen früherer Autoren alle die Wesenseigenheiten zusammengetragen, die man als kennzeichnend für die promiscue als „paranoische Konstitution", „paranoische Veranlagung", „paranoischen Charakter" bezeichnete Persönlichkeitsartung des späteren Paranoikers, d. h. also vor der Zeit der Krankheitsmanifestation als spezifisch angegeben hat. Auch wer ohne psychiatrische Bildung diese geradezu verwirrende Sammlung von „Charakterzügen" mit kritischem Blick liest, kann wohl zu keinem anderen Schluß kommen, als dem, daß in diesem Sammelsurium fast aller nur denkbaren Übertreibungen menschlicher Eigenheiten entweder die Bilder ganz verschieden angelegter Persönlichkeiten zusammengeworfen sind, mithin jeder Versuch, daraus einen einheitlichen paranoischen Charakter zu konstruieren, von vornherein völlig illusorisch wäre, oder aber nur die bunt schillernden Außenseiten, gewissermaßen nur die Fassaden dieser Persönlichkeiten hiermit erfaßt sind. Es ist selbstverständlich, daß für den wissenschaftlichen Forscher nur die letztere Alternative annehmbar ist. Dann würde für die von Krüger zusammengetragenen scheinbaren Grundzüge der „paranoischen Konstitution" das vernichtende Urteil gelten, das Kraepelin nicht lange vor Krüger in dem Satz formuliert hat, daß von einer einheitlichen paranoischen Veranlagung (sc. der „echten" Paranoiker) vorderhand nicht die Rede sein könne, wenngleich von vornherein bei ihnen vielfach persönliche Eigentümlichkeiten vorhanden seien, die ihnen die Einfügung in das Gesellschaftsleben erschweren müßten. In diesem Urteil Kraepelins sind u. E. nun zwei für die Pathogenese der Wahnkrankheiten maßgebende Unterscheidungen nicht genügend berücksichtigt. Trifft es zu, daß der Kernpunkt der paranoischen Persönlichkeitsstruktur sich auf das soziale Erkennungsmerkmal einer schweren Einordnung in das Gesellschaftsleben zurückführen läßt, so muß gesagt werden, daß hierin einmal ein so allgemeines Zeichen psychopathischer Anlage liegt, daß es gerade für die Sorte von Psychopathen, die Paranoiker werden, nicht spezifisch genug ist, daß es andererseits aber auch für die prämorbide Lebenszeit der später an den Wahnprozessen der sog. Paraphrenie Erkrankenden und den schizophren endigenden Kranken mit circumscripter Wahnbildung gilt. Zweitens aber müssen wir gegenüber dieser Formulierung Kraepelins zunächst einmal den begrifflichen Unterschied zwischen der bisher sogenannten paranoischen Anlage und dem, was man sich eben gewöhnt hat, „paranoischen Charakter" zu nennen, klar ins Auge zu fassen. „Die Anlage zur Paranoia" — oder wenn wir den Satz auf alle die übrigen Wahnkrankheiten ausdehnen, die Anlage zur Wahnkrankheit überhaupt —

„braucht nicht das gleiche zu sein wie der paranoische Charakter“: in diesem Satze Bleulers liegt eigentlich das Kernproblem der heutigen Paranoialehre versteckt. Hat man doch bekanntlich schon seit langem bemerkt, daß es Menschen gibt, die, wie Merklin einmal sagte, sich „zeitlebens auf die Paranoia zu“ oder noch besser am Rande der Paranoia bewegen, aber keine Paranoiker im Sinne Wahnkranker werden, sondern als paranoische Sonderlinge über entscheidende Lebensstrecken hin gewohnheitsmäßig eine paranoische Einstellung zu wichtigen Lebensreizen oder Lebensfragen zeigen. Und zwar gilt dies offenbar nicht bloß, wie Bleuler sagt, für diejenigen, die mit Vorliebe die Handlungen der Umgebung auf sich beziehen und übel auslegen, d. h. also auf die Beziehungssüchtigen, sondern in gleicher Weise für alle übrigen Formen der wahnhaften Disposition und Wahnerkrankung. Wenn man sich gewöhnt hat, bei dem Wort „paranoischer Charakter“ gemeinhin an einen gewohnheitsmäßig mißtrauischen Menschen zu denken, so beruht dies darauf, daß man von jeher bei dem Begriff Paranoia zunächst an die verschiedenen Sorten des Beziehungs- und Beeinträchtigungswahns als die praktisch wichtigsten und die spezifische paranoische Einstellung am sinnfälligsten zur Erscheinung bringenden Wahnformen gedacht hat. Und doch liegt in dem habituellen Mißtrauen nur eine Art paranoischen „Charakters“ vor. Wir werden also theoretisch von vornherein die Disposition oder Chance, daß ein Mensch auf irgendwelche inneren oder äußeren Reize im Verlaufe des Lebens aus diesem seinem paranoischen Charakter gewissermaßen heraus und in einen Wahnprozeß eintritt, von der „gewohnheitsmäßigen“ paranoischen Eingestelltheit zu trennen haben oder richtiger: wir haben hier 2 verschiedene Typen vor uns, zwischen denen mannigfache Zwischentypen existieren.

Es ist nun nach den Gründen dieser verschiedenen Schicksale solcher Persönlichkeiten zu fahnden. Halten wir uns bei unserer Betrachtung rein im Seelischen und sehen von der zwar höchst wichtigen, aber in diesem Zusammenhang falsch angebrachten Frage der körperlichen, cerebral-innersekretorischen Verursachung aller Wahnkrankheiten ab, weil wir sie bislang beim Paranoid nicht besser bestimmen können als bei den Paraphrenien oder der sog. echten Paranoia, so ist es nach allem, was wir bisher über die Vorgeschichte der mit diesen verschiedenen Wahnformen behafteten Kranken wissen, wohl berechtigt, diese Untersuchung auf alle diese Formen gemeinsam zu richten. Während der paranoische Charakter eines Menschen nicht notwendig zur Paranoia führen muß, der paranoische Charakter also ohne die Anlage zur Paranoia bestehen kann, kommt die Paranoia-Anlage gesetzmäßig in einem wenn auch u. U. noch so versteckten, paranoischen Charakter zum Ausdruck. In der Anlage zur Paranoia steckt mithin implizite der paranoische Charakter, daneben aber ein zweiter Faktor, der zu gegebener Zeit die Entgleisung in die Paranoia bedingt.

Die gewohnheitsmäßige paranoische Verarbeitung aller Lebensreize[1]), die wir etwa bei Beziehungssüchtigen finden, setzt eben — offenbar infolge der

---

[1]) worunter Kehrer übrigens etwas anderes versteht, als was Kretschmer mit „Charaktergewöhnung“ bezeichnet. Unter Charaktergewöhnung versteht dieser Autor (u. E. nicht zweckmäßig, weil der Ausdruck eine Tautologie bedeutet) „die grundsätzlichen Richtungen des Gemüts und Willens“, „Schlußsteine des Charakteraufbaus“, „die Gesetzmäßigkeiten, die im Seelenleben des Individuums durch die Wiederkehr der durch seine Fähigkeiten bedingten Reaktionsformen entstehen“.

dauernden Veränderung der Reizschwelle im Sinne der Reizabstumpfung — die Wahrscheinlichkeit, auf eines Tages eintretende neue Lebensreize in eine s. v. v. paranoische Verkrampfung zu verfallen, auf ein Minimum herab. Auch wenn die paranoische Reagibilität an sich gegenüber der Norm erhöht erscheint, ganz ähnlich wie es bei allen anderen Gewöhnungen, z. B. den Leidenschaften und Suchten, der Fall ist. Bei den gewohnheitsmäßig paranoischen Persönlichkeiten finden wir eine Nivellierung der Reizschwelle, die zwar zu paranoischen Reaktionen auf psychische Außenerlebnisse oder bestimmte somatogene Innenerlebnisse disponiert, prozeßhafte Wahnbildungen, die durch diese oder ihnen ähnliche Reize ausgelöst werden könnten, aber mehr minder ausschließt. In diesem Falle also würde an sich zu erwarten sein, daß die Persönlichkeit bei aller paranoischen Eingestelltheit sich doch dauernd in einem labilen Gleichgewicht befindet, durch das diese Art paranoischer Persönlichkeiten hinsichtlich der Qualität des Charakters im Klages schen Sinne etwa der Gruppe der haltlosen oder asthenischen Psychopathen mit geringer Selbstdurchsetzung gerade gegenüber den spezifisch verarbeiteten Lebensreizen annähert. Insofern hier die Besonderheit des Charakters mit seiner allgemeinen Schwächlichkeit, die im eigentlichen Sinne auch die Entwicklung zu einer kraftvollen Persönlichkeit verhindert und das betreffende Individuum auf einer gewissen (infantilen, pubertären usw.) Entwicklungsstufe festhält, seinen Träger geradezu vor der Möglichkeit eines Wahnprozesses schützt, ist ihm jene besondere Artung der ,,paranoischen Charaktere'' entgegengesetzt, für den die Entwicklung der Persönlichkeit auf Grund eines fortgesetzt von innen heraus erfolgenden Wechselspiels von Niederlegung von Erfahrungsmaterial und Weiterverarbeitung der durch einen seelischen Verschmelzungsprozeß veränderten früheren Erfahrungen zur soziologischen Mißbildung wesentlich ist.

Die für die Paranoialehre wichtige Frage, die Kretschmer als eines der Probleme von Gaupps Arbeit über die ,,abortive Paranoia'' aufstellt: ,,In welchem Grade tragen bestimmte Charaktere die prognostische Möglichkeit einer Prozeßerkrankung in sich?'' werden wir, auch wenn hier der Begriff des ,,Prozesses'' anders (nämlich im Sinne der Paraphrenie und der paranoiden Schizophrenie) gemeint ist, nach unserer Auseinandersetzung dahin beantworten: in dem Maße, als in der Qualität des Charakters als dem System der Triebfedern von Haus aus Unterschiede bestehen.

Einen Einblick in das Verhältnis der paranoischen Veranlagung zum paranoischen Charakter bekommen wir, wenn wir diejenigen Fälle einheitlich betrachten, in denen ein affektbetontes Erlebnis einen manifesten Wahn zur Auslösung gebracht hat. Man macht in der Ursachenlehre mit Recht theoretisch einen strengen Unterschied zwischen einer echten Reaktion, die unmittelbar nach einem solchen in Gang kommt, den Inhalt der Psychose in verständlicher Weise bestimmt und ohne eine wesentliche Veränderung der Persönlichkeit nach sich zu ziehen oder höchstens unter Hinterlassung einer unschädlichen seelischen Lebensnarbe wieder abläuft, und den Entwicklungen und Prozessen. Halten wir uns streng an diesen Unterschied, so zeigt sich bei eindringlicher Analyse, daß diejenigen Fälle, in denen eine Wahn-,,Reaktion'' durch ein ganz unerwartetes, gewissermaßen elementar hereinbrechendes Erlebnis hervorgerufen wird, sehr selten sind. Wir können hier auf das Beispiel der sog. Schreckneurosen und -psychosen verweisen, bei denen der Schreckreiz auch viel seltener als es scheint, gänzlich unerwartet kommt, wie z. B. bei einem Eisenbahnunglück.

Z. B. ist es bei der Mehrzahl der Schreckpsychosen der Kriegsteilnehmer überwiegend wahrscheinlich gewesen, daß für die Verarbeitung eines (angegebenen) Schreckerlebnisses die vorher schon vorhandenen psychologischen Momente des Überdrusses mit der unleidlichen Dauersituation des Frontkampfes, und vor allem auch der latenten Einstellung der Erwartung auf Elementarerlebnisse von der Struktur des Schreckreizes maßgebend waren.

Wenn wir auf Grund aller analytischen Ermittlungen im Einzelfall uns in gleicher Weise die Wahnreaktionen ansehen, so vermissen wir dies Moment der „Einstellung“, der heimlichen Erwartung eines kommenden negativen Erlebnisses von starkem Gefühlswert in kaum einem Falle. Durchmustere ich (Kehrer) meine Beobachtungen unter diesem Gesichtspunkt genauer, so finde ich nur in einem Falle (der Beobachtung Ehrhardt) diese innere Erwartung nicht unmittelbar auf Inhalte von der Art des nachher tatsächlich die Wahnbildung in Gang bringenden „psychischen Trauma“ eingestellt.

Indem hier tatsächlich eine Verwandte der Kranken hinter deren Rücken Nachforschungen anstellte und eines Tages der ahnungslosen Liebhaberin die Enthüllung machte, daß ihr Partner, an dem sie hing, sie gar nicht heiraten könne, weil er schon verheiratet war, bedeutete in der Tat ein in dieser Form unerwartetes Erlebnis.

Aber auch hier bestand eine sozusagen negative innere Erwartung, insofern die Betreffende die Liebesbeziehungen zu dem Manne innerlich sehr lebhaft als ein vom rigorosen sittlichen Standpunkte nicht zu billigendes Verhältnis fühlte. Ich bin an anderer Stelle[1]) weitläufiger auf die psychologischen Beziehungen zwischen Erlebnis und Charakter eingegangen und habe eindringlicher noch als Kretschmer auf die ganze Relativität des Unterschieds zwischen reaktiver Entwicklung und Selbstentwicklung hingewiesen. Besonders betonen möchte ich sie heute noch für den Querulantenwahn, deshalb, weil dieser von Kraepelin bekanntlich in der letzten Auflage seiner Psychiatrie so sehr als eine durch ein bestimmtes Außenweltserlebnis ausgelöste Wahnkrankheit angesehen wurde, daß er sie in seinem System von der Paranoia abgetrennt und unter die „psychogenen Seelenstörungen“ eingereiht hat. In einem kürzlich beobachteten klassischen Falle derart, dessen interessante Familientafel ich umstehend[2]) kurz wiedergebe, bestätigte sich die Richtigkeit unserer im Gegensatz zu der Kraepelinschen stehenden Auffassung, welche schon durch die bedeutsamen Erblichkeitsforschungen Economos unhaltbar geworden ist, dadurch, daß dieser in schwerster Weise mit Zügen von Streitsucht, Rechthaberei, Menschenfeindlichkeit belastete Mann schon lange vor dem aktualisierenden Erbschaftsprozeß aus der ihn geradezu mit Genugtuung erfüllenden Überzeugung von der Vergewaltigung des Staatsbürgers durch die „heutige“ Handhabung der Prozeßordnung seitens der Richter, ein inneres Register vermeintlich tatsächlicher Rechtsbeugungen, von denen er durch mündliche Überlieferung oder aus den Zeitungen Kenntnis erhalten hatte, sich angelegt und mit mehreren Querulanten, die ihren „Fall“ in entsprechenden Broschüren propagandistisch dargestellt hatten, in Verbindung

---

[1]) Arch. f. Psychiatrie u. Nervenkrankh. Bd. 65, S. 374ff. und Zeitschr. f. d. ges. Neurol. u. Psychiatrie Bd. 85, S. 30.

[2]) Der Raummangel verbietet es leider, die Familientafeln aller unserer übrigen Kranken vollständig wiederzugeben.

Additional material from *Die Veranlagung zu Seelischen Störungen*
ISBN 978-3-642-90613-8, is available at http://extras.springer.com

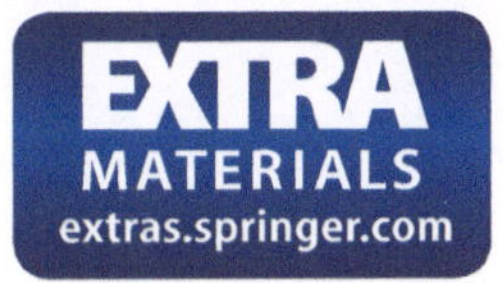

getreten war. Weiter aber trat er in diesen Prozeß, bei dessen Verhandlung er die ersten einwandfrei wahnhaften Auslegungen machte, nach einem heftigen Zwist mit seinem ebenso streitsüchtigen Bruder ein, gegen den sich zuerst der Wahn rechtlicher Benachteiligung im gemeinsam geführten Handelsgeschäft richtete. Man sieht also gerade hier, und wir glauben, daß dies auf alle Fälle von Querulantenwahn zutrifft, daß die Beziehungen zwischen Wesensanlage, die im Charakter ihren Ausdruck findet, und Erlebnis genau dieselben sind, wie bei allen Wahnbildungen, welche scheinbar durch ein reales Umwelterlebnis hervorgerufen werden, richtiger ausgedrückt um ein affektbetontes Erlebnis oder einen Kreis solcher Erlebnisse zentriert bleiben, der auf reale und an sich richtig erfaßte Reize der Außenwelt zurückgeht.

Für alle diese Wahnkranken gilt, wie für jeden Menschen: Sie treiben schicksalsmäßig i. e. auf Grund ihrer spezifischen Wesensanlage, kraft ihrer konstitutionellen Art der Lebenstriebe und der Be- und Verarbeitung aller Lebenserfahrungen, welche sie in den soziologischen Kreisen und Schichten machen, in die sie durch die Familie hineingeboren und erzogen werden und dann bald mehr konstitutionell: aus „Neigung", bald mehr konstellativ: aus „Zufall" hineingewachsen sind (Beruf, Gesellschaft usw.), halb lustvoll wie die Motte zum Licht, das sie reizt und verbrennt, bestimmten höherwertigen Umweltreizen zu, aus denen sich die ihren Standpunkt zur Umwelt „verrückenden" Konflikte formen. Die Erfahrung lehrt uns nun, daß es vereinzelte komplizierte Fälle gibt, in denen es bei einer geordneten Paranoia bleibt, aber der Wahninhalt nicht durch psychogene, d. h. Umweltsreize, sondern durch somatogene Innenweltsreize bestimmt wird und dadurch einen wenigstens vom Seelischen her unverständlichen Charakter annimmt. Für die Auffassung vom Wesen des Wahns überhaupt sind derartige Fälle von ausschlaggebender Bedeutung. Seelert hat, wie erwähnt, mit guten Gründen die Erklärung für die Paranoide der höheren Lebensalter in einer unbehaglichen Stimmungslage und einer Änderung der affektiven Ansprechbarkeit gesucht, die durch die cerebrale, vorwiegend arteriosklerotische Hirninvolution erzeugt werde. Ohne diese Wirkungsweise leugnen zu wollen, die auf Dauerstörungen der für die Vitalgefühle in Betracht kommenden Hirnapparate zurückzuführen sind, wird man daneben doch mindestens auch die Tatsache, daß die Wahnkomplexe dieser Kranken sich restlos als Erklärungswahnvorstellungen für chronische Sensationen der niederen Sinnesorgane (Geruch, Geschmack, „Körperfühlsphäre") auffassen lassen, eine irgendwie mit der Involution zusammenhängende Reizung der zugehörigen corticalen Sinnesflächen als ätiologisch gleichwertigen, aber an anderer Stelle des Gehirns angreifenden somatogenen Faktor der Wahnbildung heranziehen dürfen. Neuere Fälle der Literatur wie eigene Beobachtungen sprechen jedenfalls durchaus für diese Auffassung. So wenn Weidner beobachtet hat, daß bei einer Person von hypoparanoischem Wesen, die an Hirntumor erkrankte, die Vergiftungsideen, welche von der Kranken fälschlich auf Morphium zurückgeführt wurden, sich vom Hirndruck abhängig zeigten, der durch Liquorabfluß durch die Nase reguliert wurde.

Für die ganze Gruppe der Involutionsparanoia Kleists scheint wiederum mehr der von Seelert betonte Zusammenhang der gesamten Stimmungslage, die ja freilich letzten Endes aus der Zusammenstimmung der Vitalgefühle, unter denen die ,,Gefühlsempfindungen" der Körperfühlsphäre eine ausschlaggebende Rolle spielen, pathogenetisch entscheidend zu sein. Alle Beobachtungen sprechen dafür, daß bei diesen klimakterisch erkrankenden Frauen eine eigenartige Mischung von Lust- und Unlustgefühlen in der Genitalsphäre, die durch die beginnende Genitalinvolution bedingt ist und sehr häufig durch Genitalleiden verstärkt wird, neben den negativen Erwartungsaffekten des ,,gefährlichen Alters", den Kern solcher Stimmungslagen abgibt. Aus den Komplexen dieser spezifischen paranoischen Charaktere läßt diese die zahlreichen erotischen Wahnvorstellungen herauswachsen, welche im Mittelpunkt der ,,Involutionsparanoia" oder ,,-paraphrenie" stehen. Die Tatsache, daß gerade der seinerseits psychotisch werdende Teil der Nachkommenschaft dieser Kranken durchweg ebenfalls in einem Umwälzungsalter, in der Pubertät, erkrankt, legt doch sehr den Gedanken nahe, daß hier ein krankheitsauslösender Faktor in einer hereditären Krankheitsanlage des generativen Hormonsystems zu suchen ist. Über die pathogenetische Faktorenverstrickung im einzelnen sind wir uns freilich bei diesen Fällen heute noch keineswegs ganz klar. Daß es hier nicht angeht, den Hauptteil der Wahnvorstellungen als Erklärungswahn aufzufassen, stellt sie in gewissen Gegensatz zu den oben gekennzeichneten, entspricht aber auch der Tatsache, daß die genitalen Sensationen, die von solchen Kranken gelegentlich berichtet werden, empfindungsmäßig offenbar ganz unbestimmt sind, dafür als ,,Leibgefühle" um so stärker auf die körperliche Gestimmtheit wirken. Es scheint also, daß das umgekehrte Verhältnis, das bezüglich der Bewußtseinswertung zwischen den empfindungsmäßig deutlicheren Sensationen der Körperfühlsphäre und den empfindungsmäßig unbestimmten Vitalgefühlen besteht, bestimmt, ob der Wahn psychologisch darauf hinausläuft, daß Unlustsensationen dem allgemeinen menschlichen Kausalitätsbedürfnis entsprechend von einem gegen die Umwelt stets mißtrauisch eingestellten Menschen von primitiver Rationalität im Wahn ihre subjektiv befriedigende Erklärung finden oder ob durch die negativen Vitalgefühle die mißtrauische Einstellung kraft des Affektzuwachses bis zu dem Grade der Kritiklosigkeit gesteigert wird, daß die latent überwertigen Komplexe (der Beeinträchtigung u. dgl.), die sich auf das Verhältnis zur Umwelt beziehen, vorwiegend erotisch und sexualmoralisch gefärbten wahnhaften Charakter annehmen.

Wir kommen damit zu einer der wichtigsten Fragen der Paranoia-Genese: der nach der Wertigkeit des affektiven oder Stimmungsfaktors in der Bilanz der Aufbaukoeffizienten. Es erübrigt sich, dieses seiner Zeit rein von der nosologischen Seite her in Angriff genommene Problem historisch von seinem Anfange bis in die Jetztzeit zu verfolgen. Man erinnert sich, daß es Specht zuerst auf die von ihm sogleich bejahte Frage zugespitzt hat, daß die Paranoia eine durch gegenseitige Verschiebung der Grundsymptome bedingte Variante des damals als affektive Psychose schlechthin geltenden manisch-melancholischen Irreseins aufzufassen sei.

Wenn auch heute die Anschauung, daß gewissermaßen alles, was an Stimmungsarten bei der Wahnbildung von Belang ist, aus dem manisch-melancholischen Kreise stammt, nämlich als ,,eine Art manisch-melancholischer Mischzustand" (Ewald) aufzufassen sei, abzulehnen ist, es sei denn, daß man, wie Ewald jede Stimmungs- und vor allem jede Temperamentsart wie deren krankhafte Ausartungen nach der positiven oder negativen Seite als manisch oder melancholisch gerichtet oder aus beiden gemischt auffassen wollte, so rückt doch heute die Frage, ob eine krankhaft veränderte Stimmungslage für den Wahnaufbau überhaupt erforderlich (also ein „pathogenetischer" Faktor) sei oder nur unterstützend („prädisponierend") wirke, und ob vielleicht dieser Zusammenhang, bei der einen, jener bei einer anderen Gruppe von Fällen zutreffe, in den Mittelpunkt der Diskussion.

Es ist kein Zweifel, daß sie einheitlich so lange nicht beantwortet werden kann, als über die wichtigsten Punkte des Persönlichkeitsaufbaus, über die Beziehungen zwischen den verschiedenen Seiten der Persönlichkeit (Charakter, Temperament usw.) zueinander keine Einigung besteht.

Wir nehmen diese Frage am besten von den Erfahrungen bei jenen Fällen aus in Angriff, bei denen nicht sowohl in zirkulären oder periodischen manischen oder melancholischen Anfällen auch homologe Wahnvorstellungen hervortreten, sondern bei entsprechender positiver (hypomanischer, eknoischer) oder negativer Grundstimmung solche Wahnvorstellungen im Vordergrund stehen. Wir wollen uns dabei an diejenigen Fälle halten, die eingehend genug untersucht sind, wie die von Eisath, Seelert, Bostroem, Wigert und Gaupps Fall Wagner (die wir hier als bekannt voraussetzen). Bei näherem Zusehen ergibt sich in all diesen, genau so wie ich es an anderem Orte[1]) an dem Bostroemschen und Gauppschen Beispiele gezeigt habe, daß der Kern der zentrierenden, und zwar immer katathymen Wahnidee aus früheren Lebensphasen stammte, in denen keine manisch-melancholischen Anfälle bestanden, dagegen die überwertigen Ideen in wachtraumähnlichen Zuständen geboren wurden, um im Verborgenen weiter gehalten bei jeder autochthonen Stimmungsanomalie üppig ins Kraut zu schießen. Es gilt für alle diese Fälle, was durchaus zutreffend Eisath aus seiner Beobachtung schließt: „Der systematisierte paranoische Wahn war aus dem katathymen Komplex unter der Affektwirkung hervorgegangen, die manisch-depressiven Affekte waren für die Wahnbildung mehr nebensächlich und zufällig. Als nach jahrelangem Bestand der größte Teil der Wahnideen richtiggestellt war, blieb ungefähr jener Rückstand überwertiger Ideen übrig, welcher nach dem affektbetonten Erlebnis mit katathymer Verstimmung lange vorher bestanden hatte." Ich (Kehrer) bestreite also keineswegs, daß bei Menschen mit zirkulären oder periodischen Anfällen von reiner Manie oder Melancholie oder manisch-depressiven Mischzuständen, die im Intervall gesund erscheinen oder nur zyklothym sind, in ganz derselben Weise wie gelegentlich bei Kombination mit einer spezifischen anderen Anlage Zwangsgebilde, bei paranoischer Anlage paranoische Gebilde von relativ guter Systematisierung hervortreten. Dagegen muß ich bestreiten, daß sich genealogisch aus dem reinen manisch-melancholischen Mycel, psychologisch aus manisch-depressiver Dyskolie und Temperament Wahnkomplexe herleiten lassen, möge man so komplizierte „Mischzustände" derart konstruieren als sich denken läßt. Die autochthonen Stimmungsschwankungen, die wir in reiner Form in der reinen Manie und Depression antreffen, sensibilisieren, mobilisieren und manifestieren eben nur schlummernde Trieb- (Wunsch-, Furcht-) Komplexe. Solche können aber niemals in den psychologischen Kategorien oder Schichten der Stimmung

---

[1]) Zeitschr. f. d. ges. Neurol. u. Psychiatrie Bd. 74, S. 190.

oder des Temperaments als solchen gesucht werden. Natürlich besteht bei jedem, auch bei dem nach außen hin ruhig und besonnen, evtl. sogar „synton" erscheinenden Paranoiker, wie bei jedem Menschen eine bestimmte eigenartige Affektlage, niemals eine Affektleere oder Affektindifferenz, sondern ein weiter gar nicht analysierbarer Tonus der Vitalgefühle, genannt Stimmung. Dennoch ist es unmöglich, aus dieser Stimmung allein das Paranoische „abzuleiten", d. h. auf dem Wege der Einfühlung abzuleiten und darum allein könnte es sich handeln, wenn man die paranoische Stimmungslage auf einen manischmelancholischen Mischzustand zurückführen will. Die Wurzel aller Wahnbildung, genau so wie die aller Zwangsvorgänge, mögen sie noch so sehr von manischen oder melancholischen Elementen begünstigt werden, kann nur in der zentralen Anlage der Persönlichkeit gesucht werden, in dem „System der Triebfedern" als der „Rangordnung der Motive und der persönlichen Richtung des Strebens und Handelns", kurz dem, was in der u. E. umfassendsten und tiefgründigsten aller · Charakterologien, in der von Klages, als Qualität des Charakters oder von v. Monakow als „Horme" bezeichnet wird. An dieser Stelle der Persönlichkeit, wo die niedersten und die höchsten, die sinnlichsten und die sublimsten Antriebe menschlicher Vitalität, bzw. Betätigung bei aller ihrer Mannigfaltigkeit in ihrem gegenseitigen Getriebe verankert sind, in diesem charakterologisch Letzten und Ursprünglichsten — nicht wie z. B. Lange meint, in einem neben dem Charakterologischen „Etwas" — müssen wir die seelischen Wurzeln für jede Wahnbildung suchen. Daß diese Wurzel sich in dem innersten Kern der Persönlichkeit gleichsam nur mit zartester Hand aufdecken läßt, darf uns nun nicht hindern, in jedem Falle an der richtigen Stelle zu suchen. Es ist eine originäre Bruchstelle im Gefüge der die spezifische Individualität der Persönlichkeit bestimmenden Lebenstriebe, jener vitalen, die Stellung des Menschen zu seinem Ich und der Welt, vor allem seiner Umwelt entscheidenden Kräfte, welche zu der originären „Ver-Rücktheit" des Ich gegenüber der Welt führt — eine Grundeinstellung, die weder als Gefühls- noch als Vorstellungskomplex noch als Kombination beider sich fassen läßt, sondern nur als eine letzte Einheit der sich aus Konstitution und Konstellation entwickelnden Persönlichkeitsqualität. Wer das einmal richtig durchschaut hat, hat auch die Erklärung für die ganze Mannigfaltigkeit der Formen, in denen diese Verrücktheit im Paranoischen, Paraphrenen, Paranoiden, im Liebes- wie im Querulantenwahn, im Sensitiv- oder im Wunschparanoiker, nach außen hin in die Erscheinung tritt. Wir haben aber auch die Erklärung für alle die häufigen — etwa die Hälfte aller Wahnkrankheiten ausmachenden — Fälle, die ihre Verrücktheit während kürzerer oder längerer Lebensstrecke in 2, ja in 3[1]) verschiedenen dieser Masken zeigen. Das will also sagen, daß mit all den unterschiedlichen Formen, in die die Wahnbildungen bisher in der ersten klinischen Phase rein nach soziologischen Maßstäben, neuerdings in „cha-

---

[1]) Am typischsten in Langes Fall (a. a. O.) des Seminarlehrers, der hinter heiteroffener, natürlicher, gerechter und wohlwollend-herzlicher Außenseite, die ihn ungewöhnlich beliebt machte, ein heimlicher Wunschparanoiker war und im Anschluß an ihn verletzende Lebenserfahrungen zuerst in langen Jahren einen Beziehungswahn, zuletzt im hohen Alter einen Querulantenwahn entwickelte. Über seine eigentliche heimliche Lebenswunde hat er nie etwas enthüllt. Und die Sexualität? Er heiratete nach dem 30. Jahr auf Drängen seiner Schwester eine Freundin derselben, die bald nach der Hochzeit mit einem außerehelichen Kinde niederkam; das bildete den Funken für den Beziehungswahn.

rakterologischer Absicht" — eingeteilt wurden, eben doch nur die Syndrome
2. Ordnung bzw. ihre sozialen Folgen herausgehoben werden, wenn man will,
Formen der Reaktion der Persönlichkeit auf den paranoischen Kern oder Stachel,
nicht aber das paranoische Mycel selbst erfaßt ist.

Wenn das neueste ,,Paranoia-Schema", das Kretschmer für die psychogenen
Wahnreaktionen und -Entwicklungen aufgestellt hat und das sich mit heuristi-
schem Gewinn in die Paraphrenie hinein verfolgen läßt, doch noch nicht voll
befriedigen kann, obwohl es gegenüber der bis dahin gültigen Einteilung nach
den soziologischen Wahninhalten einen prinzipiellen Fortschritt bedeutet, so
liegt dies eben nur darin, daß in ihm ein wesentlicher Punkt bestimmter Seiten
solcher wahnkranker Persönlichkeiten, ein wesentliches ,,charakterologisches"
Moment, aber doch nicht das entscheidende des Charakters als Qualität erfaßt
ist. Bei näherem Zusehen wird man sich der Einsicht nicht verschließen können,
daß durch Unterscheidung in Kampf- (expansive), Gewissens- (sensitive), Wunsch-
und Einbildungs-Paranoiker[1]) im wesentlichen solche Besonderheiten im Aufbau
dieser kranken Persönlichkeiten herausgehoben werden, die als Eigenheit des Temperaments und Naturells, der Stimmungslage und der Gedankenverarbeitung zu
kennzeichnen sind oder, um mit Klages zu sprechen, der Struktur und Materie,
d. h. die Schalen, nicht aber die Qualität, i. e. der Kern der Persönlichkeit. Wir
dürfen wohl nicht zweifeln, daß Kretschmer mit seinem Entwurf auf halbem
Wege stehengeblieben ist, offenbar um nicht ganz mit den herrschenden klinischen Einteilungen zu brechen. Daher in diesen 4 Formen die alten Bilder: der
Querulantenwahn, 2 verschiedene Unterformen der Kraepelinschen Paranoia,
nämlich der Beziehungs- und Größenwahn, und die Haftparanoia der wahnhaften
Einbildungen Birnbaums zu Eckpfeilern der Einteilungsfigur geworden sind und
an Stelle der rein soziologischen Typisierung nur eine charakterologische Grundie-
rung erfahren haben. Eine erfreuliche Folge dieser Typisierung erblickt man z. B.
darin, daß der Querulantenwahn, Kleists Involutionsparanoia, wenigstens soweit es sich um die wesenhaften Vertreter desselben handelt, und auch andere,
die auf ein vermeintlich erlittenes schreiendes Unrecht, etwa das der verschmähten
Liebe, mit Wahn und Kampf bis aufs Messer reagieren möchten, als unter charakterologischen Gesichtspunkten einheitliche Gruppe zusammengefaßt werden.
Aber daß der eine das subjektive Unrecht im Kampfwahn nach außen abreagiert,
der andere im Gewissenswahn nach innen und der dritte in der Transzendenz
des Wunschwahns, das ist durch die individuelle Struktur und Materie der Persönlichkeit, nicht ihre Qualität, die ,,Horme", bedingt. Daß umgekehrt der
Sensitive, daß der Expansive, daß der Primitive oder richtiger vielleicht: Menschen von solcher Kolie, Temperament, Naturell und Mentalität wie der
sensitiv, expansiv, primitiv veranlagte Mensch[2]) auf ein subjektiv überwertiges

---

[1]) Zur besseren Übersicht sei hier die Kretschmersche Tafel wiedergegeben:

<pre>
                          Expansive Gruppe
                          Kampfparanoiker.
Primitive Gruppe: wahnhafte Einbil-   Wunschparanoiker
dungen der Degenerierten (Birnbaum)   (Kraepelin)
                     Sensitiver   Sensitiv-
                     Wahnsinn   paranoiker
                          Sensitive Gruppe.
</pre>

[2]) Ich (Kehrer) vermeide absichtlich die Bezeichnung: der sensitive usf. Charakter.

Unrecht nicht eine Zwangsneurose, nicht einen epileptoiden Zustand, nicht eine hysterische Komplexabsperrung bekommt, das eben beruht in letzter Linie auf der inneren Einstellung seines im Laufe des Lebens aus der Kindheit über die Pubertät in die Reifejahre entwickelten und gewachsenen Systems seiner Triebfedern.

Kretschmer bringt schön die Beziehungen zwischen einem soziopsychologischen Aktualerlebnis, der unglücklichen Liebe, und den „Charakterarten" zur Anschauung, wenn er schreibt: „Das Erlebnis einer heftigen heimlichen, aussichtslosen Liebe" — und dasselbe gilt für jede ins Triebleben eingreifende, Triebe hemmende Erschütterung — „ist an sich schon geeignet, tiefste seelische Erschütterungen hervorzubringen und damit für Psychopathen zur Krankheitsursache zu werden. Und doch, wie grundverschieden sind die krankhaften Reaktionen, die eine solche Liebe hervorruft. Sie wird sich bei den Primitiven in gefährlichen Torheiten oder explosiven Affekthandlungen entladen, sie kann sich in einen hysterischen Dämmerzustand verkriechen, die Intrigante wird sie in einem giftigen anonymen Ränkespiel und die Querulantin in einen endlosen Verleumdungsprozeß, die Asthenische in einer müden Depression verwinden; für die sensitive Persönlichkeit ist sie eine beschämende Niederlage." Sehr richtig! Aber wir müssen weiter zurückgehen: Daß es überhaupt schon zu der heimlichen, aussichtslosen, zur „unglücklichen" Liebe kam, das deutet an sich schon auf eine Einseitigkeit der Triebfixierung, die an sich eben auf einer Triebvergewaltigung des einzelnen durch die Einwirkungen der Orts-Zeitmoral auf einem Konflikt zwischen Trieb und Zeit-Sitte beruht.

Und nun können wir eine einschneidende Frage beantworten, die jüngst Lange angesichts eines sehr instruktiven Falles wirklich echter Paranoia gestellt hat, eines Mannes (s. Anm. S. 154), der sein Lebtag auf dem Wege zum Wunschparanoiker war, auf der Höhe seines Lebens auf ein die sexualmoralische Einschätzung treffendes Erlebnis mit einem chronischen Beziehungswahn und an seinem Lebensabend auf eine Zurücksetzung seines Berufsstolzes mit einem Querulantenwahn reagierte: „Soll man den Kranken als Sensitiv-, als Wunsch-, als Kampfparanoiker ansehen?" fragt Lange da sehr richtig — „muß man nicht vielmehr die seelische Wurzel für alle drei abgrenzbaren paranoischen Entwicklungen in der Persönlichkeit suchen?" Wir suchen sie und hätten sie auch in diesem Falle wohl sicher finden können in dem festen System seiner Triebfedern, seinem Daimonion, das ihn bei aller äußeren „Syntonie" „verrückt" durchs Leben gehen ließ. Das „Etwas", das Lange in solchen Fällen „neben dem Charakterologischen" sucht, das eben ist das Charakterologische, das „verrückte" Arrangement im System seiner Triebfedern. Was nun aber der Langesche Fall in Reinkultur lehrt, schöner noch als all die verschiedenen und wie wir sahen sehr häufigen Doppel-, Ketten- und Umschlagwahnbildungen[1]), das ist, daß diese „Verrücktheit der Qualität" unverändert durch alle Lebenslagen und -phasen hindurchgehen kann, ja wir müssen nach unseren heutigen Erfahrungen wohl bei der Mehrzahl aller einmal wahnkrank werdenden Men-

---

[1]) z. B. Doppelwahn: Eifersuchts-, dann Erfinderwahn; Kontrastbildung: Verfolgungs-, dann Größenwahn; Wahnanastomosen: Beachtungswahn, dann religiöser Größenwahn, zuletzt Synthese aus beiden in einem übergeordneten Wahn (Fall Ehrhardt); Kettenwahn: Wunschparanoia — Beziehungswahn — Querulantenwahn.

schen sagen, hindurchgeht: die paranoische Starrheit der Komplexverkrampfung, während sich die Reaktionsweisen der „Struktur" nach den Lebenssituationen wandeln.

Die bis heute befriedigendste Anschauung vom **Aufbau der Wahnkrankheiten** gewinnen wir m. E. durch eine Übertragung der **Birnbaum**schen Begriffe von der Wertigkeit der Ursachenkoeffizienten auf den im allgemeinen Teil dargestellten Entwurf des Aufbaus der seelischen Persönlichkeit von **Klages**, den ich (**Kehrer**) für unsere Zwecke modifiziere: Es ergibt sich dann nebenstehendes im Groben orientierende **Schema**.

Dieses Schema bedarf nun noch gewisser, bildlich nicht darstellbarer Zusätze und Einschränkungen. Zunächst einmal müssen wir betonen, daß die Entscheidung, ob gewisse Funktionsänderungen „pathogenetisch" oder nur prädisponierend sind, noch nicht spruchreif ist.

Wir wollen das an folgenden Beispielen darlegen: **Kretschmer** hat für seine Fälle von sensitiver Anlage den Beweis zu erbringen versucht, daß irgendeine reizbare Schwäche der nervösen Anlage im Leben dieser Personen hinzukommen muß, damit sie für ein Komplementerlebnis wahnfähig werden. In seinen ersten Schilderungen führte er diese reizbare Schwäche auf eine endogene Nervosität, d. h. eine konstitutionelle Diathese

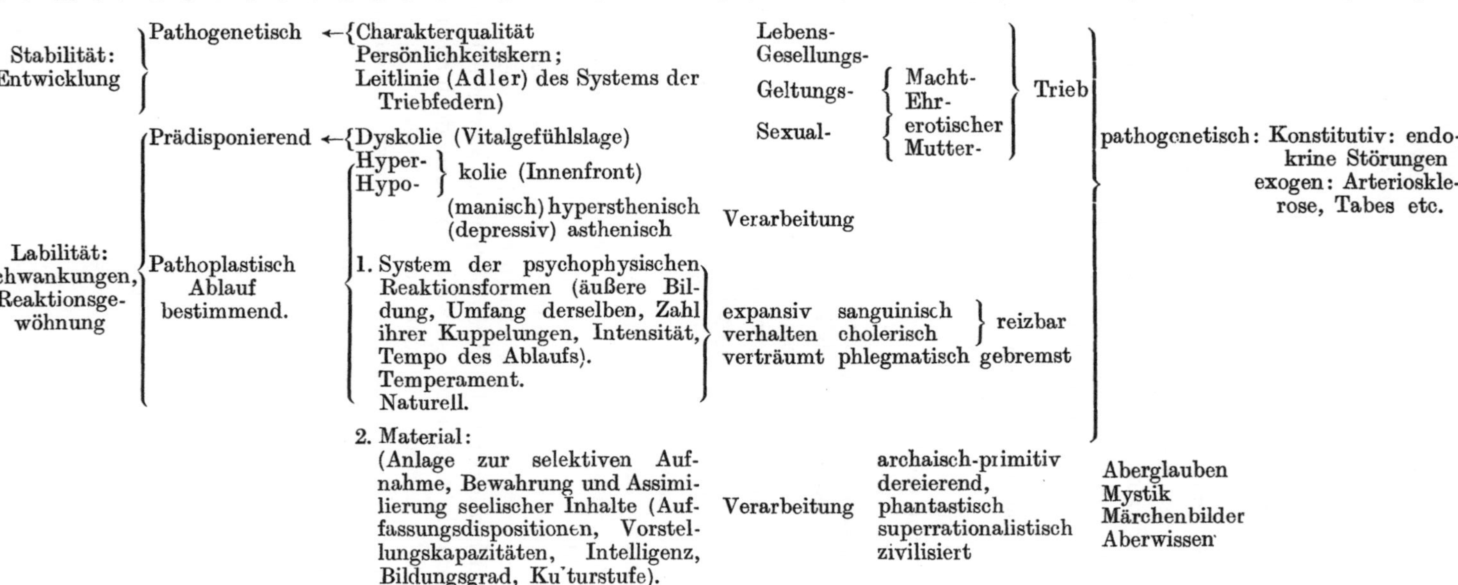

zurück, später nahm er an, daß auch exogene Ursachen, z. B. die Folgen eines Hirntraumas (Kopfschuß od. dgl.) psychomotorisch durch die Herabsetzung der Entladungsfähigkeit mit der Folge der Affektstauung, psychosensorisch durch die Erhöhung der affektiven Reizbarkeit die Wahndisposition so erhöhen, daß nur bestimmte Erlebnisse, die auch sonst bei der sensitiven Anlage stärker wirken müssen, als bei „Normalen"' zur Wahnreaktion führen würden. Pathogenetisch ähnlich — bis zu einem gewissen Grad als Gegenstück zu den Kretschmerschen Fällen — aufzufassen dürfte z. B. auch jener situative katathyme Größenwahn sein, welcher während des Krieges im emotionell-hyperästhetischen Nachstadium des Typhus beobachtet wurde.

Für die von Kehrer beobachteten Fälle reaktiver Wahnbildung (Fall Arnold, Fall Ehrhardt, Fall Thiel, Fall Gram u. a.) habe ich wahrscheinlich gemacht, daß diese Erhöhung der Wahndisposition durch die thyreotoxische Veränderung von Kolie und Temperament hervorgerufen wird. Nach den Erfahrungen beim Basedow bin ich mir indessen noch nicht klar, ob dieselbe Veränderung der affektiven Reizbarkeit nicht schon ihrerseits pyschogen: durch das pathotrope Erlebnis ausgelöst ist.

Ein ähnlicher Zusammenhang ist auch in den Fällen „autochthoner expansiver" Wahnphasen vom Typus der Beobachtungen Bostroems, Eisaths, Wigerts keineswegs von der Hand zu weisen. Lehrt uns doch unvoreingenommene Beobachtung, daß auch die rein manischen oder depressiven Anfälle von Kranken, die noch relativ reinste Vertreter des manisch-melancholischen Irreseins zu sein scheinen, viel öfters durch starke psychische Reize ausgelöst werden, als es die „Einheitspsychiatrie" lehrt.

Da die Richtungslinie der pathogenetischen Wechselwirkung also doch recht schwer bestimmbar ist, bedarf es noch größerer Beobachtungsreihen, um zu ermitteln, ob das Moment veränderter affektiver Reagibilität in diesen Fällen pathogenetisch, d. h. eine conditio sine qua non ist oder nur prädisponierend wirkt.

Wenn wir die unaufhaltsame Progression bei der Kampfparanoia, voran beim gewöhnlichen Querulantenwahn, gegenüber der meist ganz schleichenden und hinsichtlich der Wahnbildung an gewissen Punkten still stehenden Wunschparanoia vergleichen, so wird man darin doch auch die Wirkung eines verschiedenen Temperaments und Naturells erblicken müssen, kraft deren der erstere seiner Wahnbildung immer neue Reizstoffe zuführt, während der andere auf seinen eigenen Schatz an inneren Erlebnissen und Bildern zum Ausbau seines Wahns angewiesen ist

VII. Die Veranlagung zu den endogenen Seelenstörungen.

Von

Ernst Kretschmer-Tübingen.

Es sollen hier die Forschungsergebnisse der letzten Jahre hinsichtlich der Veranlagung zu Epilepsie, manisch-depressivem Irresein und Schizophrenie besprochen werden, einschließlich gewisser Rand- und Nachbargebiete im Bereich der paranoiden Psychosen, überhaupt der Degenerationspsychosen (Schröder, Kleist) und der angeborenen Psychopathien. Hinsichtlich des Begriffs der Veranlagung werden wir uns auf Heredität, Persönlichkeitstypus und Körperkonstitution beschränken müssen. Die spezielle Vererbungsforschung ist mit Hinblick auf die erst in letzter Zeit erschienenen Zusammenfassungen von Rüdin und von Hoffmann etwas gedrängter behandelt, die Beziehungen zu den Fragen der inneren Sekretion werden mit Hinweis auf die Referate von Heinrich Fischer (Gießen) hier nur kurz gestreift. Ein überblickbares Bild läßt sich nur entwerfen, wenn man die Literatur der letzten Jahre, seit der intensiven Neuaufnahme der Veranlagungsforschung in den Mittelpunkt rückt und die ältere Literatur nach Bedarf mit heranzieht. Immerhin seien die interessanten älteren Kontroversen über das Veranlagungsproblem, wie sie von Tiling und Gaupp auf der einen, Neißer und Wernicke auf der anderen Seite geführt wurden, als bedeutungsvolle Vorläufer heutiger Fragestellungen hier ausdrücklich genannt. — Da die Dinge auf unseren Forschungsgebieten überall noch in vollem Fluß sind, so seien auch polemische Erörterungen nach Möglichkeit zurückgestellt; die ruhige empirische Arbeit wird durch theoretisches Für und Wider, durch vorschnelle Kritik und durch laute Debatten erfahrungsgemäß selten gefördert; man muß die Dinge erst ruhig sich entwickeln lassen, um zu sehen, was dabei herauskommt; ihr Wert oder Unwert wird sich dann von selbst herausstellen. Es soll uns genügen, den Leser über den Stand der eigentlichen Forschungsarbeit, der bis jetzt vorliegenden wichtigeren Untersuchungen und Nachuntersuchungen ungefähr orientiert zu haben.

A. Die genuine Epilepsie.

Hinsichtlich der Anlage zur genuinen Epilepsie ist von den älteren Untersuchungen nur ein Teil verwertbar; nicht weil es an Untersuchungen, Zahlen und Statistiken fehlte, sondern deshalb, weil die einzelnen Untersucher meist ohne gemeinsamen Plan, ohne gegenseitige Fühlungnahme mit verschiedenen Epilepsiebegriffen und verschiedenen statistischen Methoden gearbeitet haben, so daß man aus dem Widerspruch nicht herauskommt. Es ist ganz dieselbe Gefahr unorganisierten Arbeitens, die jetzt wieder bei den Nachuntersuchungen der neueren Heredität- und Körperbaustatistiken droht. Die zusammenfassende und richtunggebende Organisationsarbeit, die hingegen neuerdings das **Rüdinsche Institut** für psychiatrische Vererbungsforschung leistet, ist deshalb ganz besonders zu begrüßen.

Am Rüdinschen Institut hat **Snell** jüngst die bisherigen statistischen Arbeiten gesammelt, woraus bis jetzt wenigstens so viel hervorzugehen scheint, daß die Art der Belastung bei genuiner Epilepsie sich von der Art der Belastung bei sonstigen endogenen Psychosen zahlenmäßig erheblich unterscheidet.

Hinsichtlich des speziellen Vererbungsmodus der genuinen Epilepsien scheinen verschiedene Typen vorzukommen. **Hoffmann** fand an dem Rüdinschen Material unter 27 Epileptikerkindern nur 3 Epilepsien; überhaupt fand er nur äußerst selten genuine Epilepsie zugleich bei Eltern und Kind. Er neigt daher, wie offenbar auch **Rüdin** selbst, zur Annahme vorwiegend recessiver Vererbungsmechanismen. Daneben finden sich vereinzelt ganz andersartige, sehr dominant aussehende Epileptikerstammbäume, wie der von **Oberholzer**, wo die Epilepsie in regenerativ abnehmenden Stärkegraden nacheinander 4 Generationen ergreift. Sollten sich mehrere getrennte Vererbungsmodi bei den genuinen Epilepsien sicher differenzieren lassen, so würde der Schluß auf das Vorhandensein mehrerer getrennter epileptischer Veranlagungstypen naheliegen.

Die Frage nach der Anlagebeziehung bestimmter **Persönlichkeitstypen** zur Epilepsie wurde vor allem durch die Arbeit von **Römer** angeschnitten. **Römer** veröffentlichte schon vor längerer Zeit einen großen und gut beschriebenen Epileptikerstammbaum, in dem das gehäufte und in 2 großen Zweigen der Familie immer wiederholte Auftreten bestimmter Psychopathentypen auffällt: nämlich von Persönlichkeiten mit Neigung zu starker motorischer Erregbarkeit, gewalttätigem Jähzorn und zu periodischer Trunksucht. Man hat diesen Symptomenkomplex auch mit dem Ausdruck „epileptoide Psychopathie" bezeichnet. Bei einer statistischen Nachprüfung, die wir an unserer Klinik begonnen haben und die bis jetzt etwa 30 Nummern umfaßt, tritt ebenfalls neben der vielfachen Trunksucht das Stigma des explosiven Jähzorns bei den nächsten Blutsverwandten z. T. stark hervor. An diesem explosiv epileptoiden Psychopathentypus dürfte also etwas Richtiges gesehen sein. Die Frage ist weniger, ob es ihn gibt, als vielmehr, ob er der einzige Psychopathentypus ist, der zu den genuinen Epilepsien in Anlagebeziehungen steht. Man müßte vor allem genauer sehen, wie weit sich auch andere charakterologische Syndrome des Epileptikers in seine nichtepileptische Blutsverwandtschaft hineinverfolgen lassen, z. B. die pedantische Umständlichkeit, die Bigotterie, der gutmütig egozentrische Optimismus. Die feinere hereditäre und psychopathologische Herausarbeitung eines Konstitutionskreises epileptoider Psychopathien dürfte eine dankbare Aufgabe darstellen.

Neben der engeren Konstitution hat die Frage der **Keimschädigung** bei der Epilepsie ein erhebliches Interesse, speziell wegen der Beziehungen zwischen Epilepsie und Alkohol. Diese Beziehungen sind altbekannt, wenn ich nur an das teilweise Ineinanderspielen von Epilepsie und **Dipsomanie** erinnern darf, wie es schon von **Gaupp** und **Kraepelin** betont, neuerdings wieder von **Economo** an Hand von Stammbäumen aufgezeigt wurde. Das häufige Zusammenvorkommen von Alkoholismus und Epilepsie in derselben Familie ist unbestreitbar. Die Frage ist nur: ist der Alkoholismus in diesen Fällen die Ursache der Epilepsie oder ist umgekehrt die epileptoide Familienveranlagung die Ursache des Alkoholismus? Anders ausgedrückt: ist die Epilepsie der Kinder auf eine Keimschädigung durch den Alkoholismus der Erzeuger zurückzuführen oder sind der Alkoholismus des einen und die Epilepsie des anderen Familienmitgliedes parallele Ausflüsse derselben epileptoiden Familienkonstitution? Wauschkuhn hat am Rüdinschen Institut diese Frage an einer Auslese reiner Alkoholiker nachgeprüft. Es ergab sich, daß unter den Nachkommen solcher einfachen, klinisch unkomplizierten Alkoholisten Epileptiker und Schwachsinnige, wenn überhaupt, so doch jedenfalls verschwindend wenig zu finden waren. Hieraus ergibt sich, daß Alkoholismus der Eltern schwerlich für sich allein, sondern höchstens als Mitursache neben sehr wesentlichen anderen Momenten für die Epilepsie der Nachkommen verantwortlich gemacht werden kann. Auf die Frage der luetischen Keimschädigung sei hier nicht näher eingegangen.

Von mehr neurologisch interessierenden Erbzusammenhängen der Epilepsie wurden die Beziehungen zur Migräne öfters betont. Der von Steiner u. a. hervorgehobene Erbzusammenhang zwischen Epilepsie, Linkshändigkeit und nervösen Sprachstörungen ist deshalb wichtig, weil er daran erinnert, neben den heute etwas einseitig bevorzugten endokrinen Gesichtspunkten auch den konstitutionellen Bau des Gehirns bei der Anlage zur Epilepsie nicht zu übersehen, wie dies auch Reichardt kürzlich bezüglich der übrigen endogenen Psychosen mit Recht betont hat. Am besten wird man bei allen endogenen Psychosen der Kompliziertheit der Tatsachen gerecht werden, wenn man mit Kleist u. a. die Wechselwirkung von Gehirnanlagen und endokrinen Anlagen ständig im Auge behält[1]).

Auf die mit der Konstitution eng zusammenhängenden endokrinen Fragestellungen gehe ich hier nicht ein, weil sie von H. Fischer (Gießen) ausführlich referiert wurden. Es sei nur bemerkt, daß sich unter den genuinen Epileptikern unserer Statistik eine nicht unbeträchtliche Teilgruppe von dysplastischen Körperbautypen findet, bei denen z. T. eine dysglanduläre Bedingtheit naheliegt. Dieses reichliche Hervortreten dysglandulärer Körperbaustigmen haben die Epileptiker mit der Schizophreniegruppe gemeinsam; beide unterscheiden sich dadurch somatisch von der zirkulären Gruppe. Zunächst gibt es unter den Epileptikern eine Reihe von Hypoplastikern, einfachen körperlichen Kümmerformen. Sodann auch prägnantere Typen, speziell aus der dysgenitalen Gruppe, Infantilismen, Eunuchoidismen, Feminismen, teils als geschlossene Symptomkomplexe, teils als sporadische Einsprengungen. Die Beziehungen zum Eunuchoid hat speziell H. Fischer in gründlichen Spezialstudien behandelt.

Besonders eindrucksvoll sind sodann einzelne Fälle von dysplastischer Verfettung, die bei jungen Mädchen in der Pubertätszeit einsetzt und die häufig mit Genitalhypoplasie und Menstruationsstörungen einhergeht; im Verlauf dieser Pubertätsverfettung treten dann die epileptischen Anfälle hervor; hier gibt es auch wieder Parallelen und Übergangsformen zum schizophrenen Formenkreis.

Die Häufigkeit athletischer Körperbautypen mit auffallend plastischer Muskelentwicklung bei den Epileptikern ist den klinischen Beobachtern schon immer aufgefallen und hat sich auch bei unserer Körperbaustatistik bis jetzt

---

[1]) *E.* und *F. Minkowski* haben an einem großen Epileptikerstammbaum auf das gehäufte Auftreten von Kindersterblichkeit im Erbgang der Epilepsie aufmerksam gemacht.

bestätigt. Dagegen scheinen Astheniker, die nicht zugleich hypoplastisch sind, im Gegensatz zu den Schizophrenen selten zu sein.

Kehrer erwähnt bei Epileptikern ein häufiges Vorkommen schwärzlicher Augen-, Haar- und Hautfarbe, an Addison erinnernd, ferner krause Haare und sympathicotonen Augenglanz.

B. Dementia praecox und manisch-depressives Irresein.

Die Frage der konstitutionellen Veranlagung zur Dementia praecox und zum manisch-depressiven Irresein ist in den letzten Jahren literarisch und auf Kongressen wiederholt so ausgiebig diskutiert worden, daß es sich wohl nicht empfiehlt, hier nochmals in aller Breite die ganze Materie nach der theoretischen Seite hin durchzusprechen. Ich übergehe zunächst das theoretische Für und Wider, wie es vor allem im Anschluß an die Kongreßreferate von Wilmanns und von Ewald ausführliche Erörterung gefunden hat und gebe nur kurz die Resultate der bisherigen konkreten Nachprüfungen des Problems.

1. Die zykloiden und schizoiden Psychopathen.

Da ist zunächst die Frage der zykloiden und schizoiden Konstitutionskreise, als der psychopathischen Randgebiete des manisch-depressiven Irreseins und der Dementia praecox. Bleuler und Rüdin haben zu dieser Frage die Erfahrungsresultate jahrelanger eigener Spezialuntersuchungen auf dem Gebiete der schizophrenen Psychologie und der Erbzusammenhänge der endogenen Psychosen zum Ausdruck gebracht und sie haben sich beide mit Entschiedenheit auf den Boden der zykloiden und schizoiden Persönlichkeitstypen gestellt.

Bezüglich der zykloiden[1]) Psychopathien sind die hypomanischen Temperamente wohl allgemein anerkannt, während die Mittellagen und die depressiven Temperamente vielfach noch nicht richtig gesehen werden. Vor allem wird der Begriff des schwerblütigen (depressiven) Psychopathen vielfach noch zu weit ausgedehnt; das gutmütige, schwerfällig-weiche Kolorit der dem zirkulären Formkreis nahestehenden Depressiven wird vielfach noch nicht auseinandergehalten von ganz anderen Formen konstitutioneller Verstimmung, von autistischen Hypochondern, von gespannten, innerlich zerrissenen Nervösen u. dgl. Doch sind in neueren Lehrbuchdarstellungen von Reichardt und von Kurt Schneider diese Unterschiede bereits schärfer erfaßt. Auch die klare Erfassung der gesunden zyklothymen Temperamente, besonders auch der ruhigen Mittellagen, ist für die psychiatrische Herednitätsforschung unerläßlich. Es scheint nach noch im Gang befindlichen Untersuchungen an unserer Klinik, daß solche gesunde zyklothyme Pykniker öfters einen stark modifizierenden, teils hemmenden, teils färbenden Einfluß auf die Psychosen ihrer von der anderen Elternseite her belasteten Nachkommen ausüben, daß sie speziell auch eine hereditäre Mitursache für die Entstehung atypischer Schizophrenien, speziell der periodischen Katatonie und der Paraphrenia expansiva abgeben können.

---

[1]) Bleuler bevorzugt den Ausdruck „synton", der für die gesunden zyklothymen Mittellagen und die leichten sonnigen Hypomanien ausgezeichnet gewählt ist; speziell für die ersteren Formen, also für die Masse der gesunden Pykniker dürfte er sich rasch einbürgern. Dagegen fällt es schwer, die schweren Manien und Melancholien in diese Bezeichnung mit hereinzunehmen, da für diesen Zweck das Normale und Ausgeglichene in dem Wort zu stark vorschlägt.

Dieselbe Gefahr der zu weiten Ausdehnung und dadurch Verwischung des Begriffs besteht noch stärker auf dem Gebiet der schizoiden Psychopathien. Daß die Psychopathentypen im Umkreis der Dementia praecox ihr eigenartiges, wohl diagnostizierbares Kolorit haben, hat schon Kraepelin erkannt und es ist durch verschiedene Spezialuntersuchungen der letzten Jahre immer wieder bestätigt worden. Von der Ausdehnung gewisser charakterologischer Stigmen der Schizoiden in die Normalpsychologie hinein ist hier nicht die Rede. Es wäre aber ein grobes Mißverständnis, wenn man glaubte, daß deshalb nun auch innerhalb des Psychopathischen der Begriff Schizoid weiter, ja sogar über die Mehrzahl aller psychopathischen Persönlichkeiten hin ausgedehnt werden dürfe. Es ist ein großer Unterschied, ob man, wie Bleuler und ich und viele andere, sagt: das, was man im Psychopathischen Schizoid nennt, hat auch in der Normalpsychologie seine Parallelen, oder ob man die Behauptung aufstellt, man müsse innerhalb des Psychopathologischen selbst dem Begriff Schizoid eine größere Ausdehnung geben. Schizoide Psychopathen darf man rein empirisch nach der Häufigkeit des Vorkommens in Präpsychose und nächsten Blutsverwandtschaft der Schizophrenen vor allem nennen die Gruppen der schon von Kraepelin herausgehobenen affektlahmen Musterkinder, die mimosenhaft zarten hyperästhetischen Autisten, andererseits gewisse Gruppen von kalten, schwierigen Egoisten, exzentrischen Idealisten und verschrobenen Sonderlingen. Von diesen wohlcharakterisierten und klinisch wohlbekannten autistisch-psychästhetischen Kerngruppen verliert sich der schizoide Typus, wie es im Wesen jedes Typus liegt, ohne Grenzen, durch alle Grade von Schattierung, allmählicher Verdünnung und Vermischung hindurch in dem weiten Gebiet der konstitutionell uncharakteristischen Alltagspsychopathen. Auch in dem Aufbau solcher verschiedenartiger psychopathischer Persönlichkeiten werden sich öfters noch schizoide Teilkomponenten nachweisen lassen. Dadurch darf man sich aber nicht verleiten lassen, all diese verschiedenartigen Bilder beliebiger Neurastheniker, Hysteriker, Schwindler, Erregbarer u. dgl. in den Begriff „schizoide Psychopathie" einzubeziehen. Einen schizoiden Psychopathen werden wir nur einen solchen nennen, bei dem die oben angedeuteten psychischen, körperlichen und hereditären Charakteristica in überwiegendem Maße vorhanden sind. An unserer Klinik ist die Bezeichnung „schizoide Psychopathie" im praktisch diagnostischen Tagesgebrauch immer nur sehr sparsam, für einen kleineren Bruchteil der Psychopathen verwendet worden. Sonst verliert sie jeden prägnanten Sinn[1]).

Es sind einige psychopathischen Gruppen, in die der schizoide Konstitutionstypus teilweise hineinreicht, in letzter Zeit näher untersucht worden. Meggendorfer, Rüdin, Hoffmann und ich rechnen hierher eine Teilgruppe des sog. moralischen Schwachsinns, besonders solche Formen, die in Art eines angedeuteten heboiden Schubs die vorher vorhandenen moralischen Gefühle in der Pubertät allmählich verlieren. Hier schließen sich sodann gewisse, schon von Wilmanns in ihrer Beziehung zum schizophrenen Formkreis erkannte indolente Bummler- und Landstreichertypen an.

Außer dieser Teilgruppe unter den soziologisch Defekten stehen dem

---

[1]) Meine schon in der 1. Aufl. „Körperbau u. Charakter" (S. 134 u. a. O.) formulierten ausdrücklichen Warnungen und Vorbehalte in dieser Richtung sind leider vielfach übersehen worden, weshalb ich hier nochmals ausdrücklich darauf zurückkomme.

schizoiden Formkreis noch nahe größere Teilgruppen unter den paranoiden Persönlichkeiten, wie dies Bleuler schon immer betont hat. Bonhöffer spricht mit gutem Recht besonders von einer schizothymen Konstitution bei gewissen Typen paranoider Sektierer und Okkultisten und betont die Wesensverwandtschaft des zu übersinnlichen Wahrnehmungen und Willensbeeinflussungen disponierten Bewußtseinszustandes des Okkultisten mit den psychischen Spaltungsvorgängen des Schizophrenen.

Es kann nun natürlich keine Rede davon sein, daß sich das große Gesamtgebiet der Alltagspsychopathen, Dégénérés und Nervösen einfach in Schizoide, Zykloide, Epileptoide und vielleicht einige sonstige degenerative Spezialformen glatt zerlegen ließe. Hier ist für die Enthusiasten ebenso große Vorsicht am Platze, wie für die eifrigen Kritiker, die schließlich beide nur noch Psychopathentypen dieser Art oder gar nur noch schizoide Psychopathen sehen möchten. Man muß sich doch darüber klar sein, daß viele unserer klinischen Typisierungen der Psychopathen, wie Haltlose, Schwindler, Querulanten, moralisch Schwachsinnige usw. soziologische Gruppenbildungen sind, die ihrer Natur nach sich so wenig mit Konstitutionsgruppen decken können, wie etwa die Schuhmacher oder die Drogisten oder die Bahnsteigschaffner ihre eigene oder ausschließliche Konstitution haben. Der gleiche soziologische Effekt, den wir dann mit dem klinischen Sammelnamen: Schwindlertum oder Alkoholismus oder moralischer Schwachsinn bezeichnen, kann meist auf sehr verschiedenen Wegen zustande kommen. Auf Wegen, in denen die verschiedensten Erbkombinationen mit exogenen körperlichen Frühschädigungen und Milieueinflüssen sich vermischen.

So haben wir z. B. in letzter Zeit die Konstitutionstypen unserer chronischen Alkoholiker regelmäßig registriert: wir finden darunter in unserem Milieu regelmäßig eine große Gruppe mit pyknischem Skelettbau und einem habituell zyklothymen, in der Mittellage sich befindlichen Temperament: hier entspringt der Alkoholismus einem weichen, zerfließend gutmütigen Charakter; es sind dies Geselligkeits-, Vereins- und Stammtischmenschen mit einer philiströsen, materialistischen Genießerhaftigkeit, die ganz allmählich in den unmäßigen Alkoholkonsum hineingleiten. Dann trifft man eine konstitutionell gänzlich anders geartete Gruppe schizoider Alkoholiker, auf die schon K. Binswanger aufmerksam machte: schwierige, nervös verstimmte, einspännige Leute, die ihre Komplexe und inneren Schwierigkeiten durch Alkohol zu entspannen suchen, oder ebenfalls dem schizophrenen Formkreis nahestehende gleichgültig indolente, halbdefekte Bummler- und Vagabundennaturen. Endlich findet man die wieder ganz anders gearteten periodischen Dipsomanen, die nach einer Statistik von Economo etwa zu einem Drittel zirkuläre, zu einem Drittel epileptische, zu einem Drittel eine uncharakteristisch psychopathische Belastung zeigen.

Man sieht also hier bei den Alkoholikern, ganz ähnlich wie bei den Heredimitätsuntersuchungen von Meggendorfer über den moralischen Schwachsinn, wie ganz verschiedene Konstitutionskreise von getrennten Seiten her in einen bestimmten soziologischen Psychopathentypus einstrahlen, sich in ihm teilweise in deutlich erkennbaren Untergruppen ausprägen, vielfach aber auch unter sich und mit körperlich exogenen und Milieuwirkungen so durchmischen und überlagern, daß es bei dem fertigen Psychopathen dann nicht immer mehr möglich ist, genau abgrenzen zu wollen, wie viel von diesem unausgeglichenen Persönlichkeitstypus sich ursprünglich von dem schizophrenen Onkel, wie viel von der hypomanischen Mutter, wie viel von einem früheren Kopftrauma, einer chronischen Alkoholschädigung, einer schlechten Erziehung herleitet. Ich weiß mich hier, wie in den meisten anderen Konstitutionsfragen, durchaus einig mit Rüdin, wenn er sagt, daß die verschiedenen Vererbungskreise ihre Typen z. T. in andere ausschicken, ja daß im gleichen psychopathischen Individuum sich Züge verschiedener Typen mosaikartig zusammenfinden können.

Reiß konnte gerade diesen Gesichtspunkt an einem größeren Material von Zuchthausinsassen statistisch herausheben. Auch er fand darunter zwar prägnante Teilgruppen von hereditär und charakterologisch betrachtet schizoiden und epileptoiden Verbrechern, dazwischen aber eine große Masse solcher Menschen, bei denen die soziologische Abnormität nicht auf einer einseitigen Konstitutionskomponente allein basierte, sondern wo sie durch einen Vererbungszufall, durch eine ungünstige Kombination charakterologischer Teilkomplexe von Vater- und von Mutterseite her entstanden war, wo etwa der Charakter eines leichten Genießers und Heiratsschwindlers sich aus dem hypomanisch gefärbten Temperament der Mutter in Vermischung mit der sentimentalen Eitelkeit des ehrsüchtigen Vaters ableitete usw.

Diesen Punkt, die hereditäre Durchmischung der Konstitutionskomponenten und ihre Wechselwirkung mit exogenen Faktoren muß man auf allen Gebieten im Auge behalten, wenn man nicht in ein zu einseitiges und weitgetriebenes Typisieren verfallen will. So wie in den Mendelschen Züchtungsversuchen spaltet auch in der menschlichen Vererbung selbstverständlich immer nur ein gewisser Prozentsatz von ausgeprägten Grundtypen zwischen zahlreichen Mischformen heraus.

Neben den großen Konstitutionskreisen spielen gerade für die Psychopathien und Neurosen noch eine Reihe mehr umschriebener Varianten und Defekte konstitutioneller Teilkomponenten eine erhebliche Rolle. Ich darf hier nur an die zahlreichen Infantilismen, Pubertätsentwicklungshemmungen und Perversionen auf dem Gebiet der Sexualanlage erinnern, die sich z. T. mit einer gewissen Selbständigkeit familienweise vererben, und die auch teilweise in körperbaumäßigen Korrelaten, Genitalhypoplasien, leichten Eunuchoidismen, Maskulinismen, Femininismen und hypoplastischen Infantilismen ihre endokrinen Zusammenhänge verraten. Konstitutionelle Unebenmäßigkeiten des Sexualtriebes spielen neben anderen Faktoren eine erhebliche Rolle in der Genese eines Teiles der Zwangsneurosen, z. B. in der von Strohmayer und von Hoffmann beschriebenen Form sadistisch-masochistischer Teilkomponenten.

Einen bestimmten Typus von Pubertätsentwicklungshemmungen bei einer Teilgruppe konstitutioneller weiblicher Hysterien habe ich öfters festgestellt und zwar parallel auf körperlichem und psychischem Gebiet, und in engem Zusammenhang mit dem aus ihnen sich entwickelnden psychologischen Aufbau der hysterischen Symptome. Solche genauere konstitutionelle Feststellungen bestätigen den auch außerhalb der Psychoanalyse von Janet bis Kraepelin immer wieder erneuten klinischen Eindruck infantilistischer Komponenten im Aufbau jedenfalls bestimmter Teilgruppen der Hysterie. Diese Pubertätsentwicklungsstörungen im Hysteriegebiet zeigen manche Gemeinsamkeiten und reichliche Grenzbeziehungen zu denen der Schizophrenie — ich erinnere, abgesehen von körperlichen Stigmen, nur z. B. an die in beiden Kreisen so häufige überdauernde Fixierung an die Mutter oder die mangelhafte Realistik des erotischen Empfindens — ohne daß man deshalb diesen Typus von Hysterischen in ihrer Gesamtkonstitution einfach den Schizoiden gleichsetzen möchte; vielleicht lassen sich hier trotz mancher Verwandtschaft zum Schizoiden selbständigere Spezialtypen charakterisieren. Dieses Gebiet der Entartungshysterien bedarf noch sehr der genaueren Durchforschung, vor allem auch hinsichtlich seiner Vererbungsverhältnisse, ehe hier ein abschließendes Urteil möglich ist.

Bis jetzt läßt sich nach Durchprüfung größerer Serien von Entartungshysterien folgendes zusammenfassend sagen: In dem psychophysischen Gesamtquerschnitt ihrer Konstitution gleichen sich Schizophrene und Hysterische in einem gewissen Bruchteil der Fälle in folgenden Punkten:

1. Sie haben gemeinsam eine gewisse Neigung zu Pubertätsentwicklungsstörungen, die ihrerseits dann der Prädilektionsboden für den Ausbruch beider Seelenstörungen werden. Diese Pubertätsentwicklungsstörungen zeigen sich beide Male:

a) auf körperlichem Gebiet in einer Neigung zur Retardation, zu einem verspäteten, schwierigen und unebenmäßigen Einsetzen der einzelnen Sexuszeichen und zu Hypoplasien und Infantilismen im Allgemeinhabitus und wohl z. T. auch im lokalen Genitalbefund (in letzterer Hinsicht wären durchgeführte gynäkologische Serienuntersuchungen, wie sie bei den Schizophrenen vorliegen, auch bei den Hysterischen erwünscht).

b) auf seelischem Gebiet in einem verlängerten Persistieren typischer Juvenilismen, wie der überdauernden Fixierung an die Mutter, der mangelhaften Realistik des erotischen Empfindens, der pathetischen Lebensauffassung, der Neigung zu Phantasiespielen und Tagträumereien.

2. Hysterische wie Schizoide gehören zu den „nervösen Temperamenten", wodurch sie sich ebenso von den in einer ganz anderen Schwingungsebene reagierenden Zykloiden, als auch von den in Ruhe, wie Affektexplosion viel massiver gebauten Epileptoiden gemeinsam unterscheiden. Die Intelligenten unter den Hysterischen wie unter den Schizoiden zeigen daher beide oft eine gewisse Feinnervigkeit der seelischen Struktur. Gewisse Flügelgruppen der Hysterischen, wie z. B. der Typus der „kalten Kanaille", nähern sich auch in den psychästhetischen Verhältnissen, der Gegenspannung zwischen Kälte und Überempfindlichkeit, an die schizoiden Gruppen an. Im Seelenleben beider Gruppen von „Nervösen" finden wir die starke Neigung zur Bildung von „Komplexen" im Sinne von Jung und Bleuler, und im Zusammenhang damit bei den intelligenteren Schizophrenen und Hysterischen einen Reichtum und eine Weitverzweigtheit der psychotischen Inhalte, die zu der Spärlichkeit und Einförmigkeit zirkulärer oder epileptischer Psychoseinhalte wieder in entschiedenem Kontrast steht.

Andererseits unterscheiden sich aber die Hysterischen von den Schizoiden im Durchschnitt ganz erheblich in folgenden Punkten:

1. Die hysterischen Pubertätsentwicklungsstörungen gleichen sich häufiger im höheren Lebensalter aus.

2. Vor allem aber unterscheidet sich das Gesamttemperament vieler Hysterischer bekanntlich durch seine enorme Flüssigkeit, Labilität und Suggestibilität ganz außerordentlich von der Zähigkeit, Pedanterie, Steifigkeit und Konsequenz, die gerade gewissen schizoiden Kerngruppen eignet; die oft so spielerische Art der Hysterischen steht in scharfem Gegensatz zu der tiefen humorlosen Ernsthaftigkeit vieler Schizoiden. Der Autismus (Bleuler) ist ein Kardinalsymptom der Schizoiden, nicht aber der Hysterischen.

Ob diese unterscheidenden Eigentümlichkeiten vieler Hysterischer sich auf hypomanische Einschläge in einer sonst mehr schizoiden seelischen Struktur zurückführen lassen, wie Bleuler und auch Kehrer anzunehmen geneigt sind, oder ob hier noch andere Momente mitwirken, wird sich nur durch umfassende Hereditäts- und Konstitutionsstatistiken sicher entscheiden lassen. Bleuler sagte geradezu: „Die Hysterie ist eine schizoide Reaktion bei gehobenem Selbstgefühl und manieähnlicher Beweglichkeit der Affektivität". Er betont, daß er an seinem Material diese letzteren Komponenten oft auf einen submanischen Typus hereditär habe zurückführen können. Kleist dagegen betont, gestützt auf Hereditätsuntersuchungen von Medow und von Persch, die Selbständigkeit der hysterischen Veranlagung, als eines eigenen, als solcher vererbbaren Typus.

Inzwischen wird man sich mit der Feststellung begnügen müssen, daß der schizoide und der entartungshysterische Konstitutionskreis eine Anzahl von Aufbauelementen gemeinsam zu haben scheinen, während sie in anderen stark auseinanderweichen. Und es wird der zukünftigen Forschung vorbehalten bleiben müssen, zu entscheiden, ob man den Hysteriker als selbständigen Konstitutionstypus (bzw. Gruppe solcher Typen) aufrechterhalten oder in bestimmte Legierungen wird auflösen können.

2. Die speziellen Vererbungsverhältnisse.

Bezüglich der speziellen Vererbungsverhältnisse der zirkulären und schizophrenen Psychosen darf auf das ausgezeichnete Referat von Rüdin hingewiesen werden, dem man in den meisten Punkten voll wird zustimmen können. Bezüglich des manisch-depressiven Irreseins fanden sowohl Rüdin als Hoffmann eine höhere direkte Erblichkeit als bei Dementia praecox. Beide Forscher sind daher geneigt, das Hereinspielen dominanter Vererbungsmechanismen, wenn auch natürlich nur in komplizierter Form, beim manisch-depressiven Irresein anzunehmen.

Über die Vererbungsweise der Dementia praecox liegen, eröffnet durch die bekannten Untersuchungen von Rüdin, einige gründliche und umfassende Arbeiten von Rüdin, Hoffmann und Kahn vor, denen sich eine Untersuchung von Lange trotz ihrer polemischen Färbung in den Resultaten vielfach anschließt. Rüdin hat festgestellt, daß direkte Forterbung von Dementia praecox von den Eltern auf die Kinder nicht häufig, die direkte ununterbrochene Forterbung durch mehr als zwei Generationen aber ganz außerordentlich selten, ja überhaupt nicht sicher belegt ist. Vielmehr findet sich als häufigster Fall das Abreißen des schizophrenen Erbgangs in direkter Linie und die kollaterale Belastung der Schizophrenen in der Seitenlinie (z. B. durch Onkel oder Geschwisterkind). Ein recessiver Erbgang der Dementia praecox ist also nach Rüdin mit großer Wahrscheinlichkeit anzunehmen. Wiederum handelt es sich hier wohl sicher nicht um den einfachsten Mendelfall, sondern wahrscheinlich um das Zusammentreffen mehrerer sich ergänzender pathogener Faktoren von Vater- und Mutterseite. Bei alledem bleibt zu bedenken, daß nicht nur der Autismus und die Triebschwäche vieler später Schizophrener, sondern auch der sehr frühzeitige Beginn der meisten schizophrenen Erkrankungen die Erzeugung von Nachkommenschaft in einer so großen Zahl von Fällen verhindert, daß dadurch eine schlüssige vererbungstheoretische Beurteilung sehr erschwert ist.

Hoffmann hat diese Frage dann weiter gefördert. Er fand unter den Nachkommen Schizophrener etwa 60% Schizophrene und Schizoide (unter Vorwiegen der Schizoiden), dagegen unter den Nachkommen Zirkulärer nur 8—9% Schizophrene und Schizoide. Umgekehrt fand er unter den Nachkommen Zirkulärer gegen 60% Zyklothymiker, darunter etwa 40% Zirkuläre und Zykloide.

Rüdin hat außerdem die Dementia-praecox-Geschwister der verschiedensten psychotischen Probanden ausgezählt, wobei sich ergab, daß die Zirkulären viel weniger Dementia-praecox-Geschwister haben, als die Schizophrenen selbst, vielmehr nur ungefähr so viel, wie die Paralytiker und die anderen Psychosen. Beide Untersuchungen, die Rüdins und Hoffmanns, erhärten die wesentliche konstitutionelle Verschiedenheit des schizophrenen und zirkulären Erbkreises, sie zeigen, daß überhaupt eine hereditäre Anlage im Spiel ist.

Kahn hat das Resultat der Ehen schizophrener Ehepaare an 8 Fällen untersucht und das interessante Ergebnis zutage gefördert, daß neben 4 Ehepaaren mit lauter schizophrenen und 3 mit bis jetzt nur schizoiden Kindern bei einem Ehepaar 2 gesunde, nicht einmal schizoide Nachkommen in bereits vorgerücktem Lebensalter vorhanden waren. Ein erstaunliches, bis jetzt theoretisch noch nicht deutbares Beispiel von Regeneration.

Im übrigen hat auch Kahn in umfangreichen Erhebungen die hereditäre Rolle des schizoid psychopathischen Elementes mit dem charakterologischen Leitmotiv der psychästhetischen Proportion bestätigt; auch Lange scheint sich diesen charakterologischen Resultaten Kahns zu nähern. Kahn betont mit Recht die kontinuierliche, fast dominant aussehende Forterbung des schizoid psychopathischen Elements in den Familien, im Gegensatz zu dem sprunghaften Abreißen des Dementia-praecox-Erbgangs selbst. Kahn möchte so weit gehen, zwei gemischte Komponenten, eine für Schizoid und eine noch zu ihr hinzukommende für schizophrene Prozeßpsychose, scharf zu unterscheiden, während Bleuler und ich, vor allem auf Grund der klinischen Beobachtung, das Gemeinsame an beiden, die häufige Unmöglichkeit zu entscheiden, wo das Schizoid aufhört und die Schizophrenie anfängt, stärker betont haben. Ich glaube, daß man sich heute begnügen muß, diese Fragestellung aufzuwerfen. Für ihre Entscheidung reicht heute das Tatsachenmaterial nicht aus, die rein logische Folgerung aber läßt mehrere Möglichkeiten offen. Einig sind sich jedenfalls alle diese Spezialuntersucher über die irgendwie geartete wichtige Rolle des Schizoids im Erbgang der Schizophrenie. Die schizoiden Psychopathen bilden eine Art mehr oder weniger kontinuierlicher Vererbungsbrücke, die die in die Familienstammbäume vereinzelt eingestreuten schizophrenen Psychosen, vielleicht nach Art von Heterozygoten, verbindet. Die Rolle der zykloiden Psychopathen in dem allerdings etwas anders gearteten Erbgang der zirkulären Psychosen kann man in manchen Punkten damit vergleichen.

Auch außerhalb dieser speziellen Untersuchungen von Kahn ist in letzter Zeit aus mehr begrifflichen oder mehr gefühlsmäßigen Erwägungen heraus öfters gesagt worden, ein verblödeter Schizophrener müßte „etwas ganz anderes sein", als ein schizoider Psychopath. Sofern als man damit nicht mehr sagen will, als daß ein umgestürztes Haus etwas anderes wäre, wie ein aufrechtstehendes, wird man damit eine Selbstverständlichkeit ausdrücken, die niemand bestreitet. Soll damit aber etwas Diskussionsfähiges gesagt sein, so müßte man die Frage genauer so stellen: Muß nach den seither vorliegenden Beobachtungen das Agens, was den schizophrenen Prozeß[1]) erzeugt, ein qualitativ anderes sein, als das, was die Entwicklungsstörungen des schizoiden Charakters verursacht, oder kann es sich nur quantitativ unterscheiden? Hierauf wäre folgendes zu antworten: Es gibt Hormone des menschlichen Körpers (z. B. von Nebenniere, Schilddrüse), die in kleinen Quantitäten unentbehrliche Regulative für das Gleichgewicht und die Entwicklung des gesunden Organismus darstellen. Ist die im Blut kreisende Dosis dieser Stoffe etwas größer, so resultieren eigentümlich psychopathische und nervös labile Konstitutionstypen. Steigt die Dosis noch mehr, so kann eine schwere Vergiftung und der Tod die Folge sein. Nun ist ein toter Mensch sicherlich „etwas ganz anderes", als ein lebendiger. Trotzdem ist in unserem Beispiel das Agens, das zu dem verschiedenen Endresultat geführt hat, nur ein quantitativ verschiedenes gewesen. Ebensogut wäre es denkbar, daß das Eintreten der normalen Pubertätsumwälzung, der vertieften schizoiden Pubertätseinknikkung und endlich der schizophrenen Pubertätskatastrophe von ihren leichtesten bis zu ihren schwersten Formen nur durch quantitative Unterschiede in dem Zusammenspiel der Anlagefaktoren bedingt wären.

Dieser Gesichtspunkt bleibt auch unverändert bestehen, wenn es uns gelänge, unsere hirnanatomischen Kenntnisse über die schizophrenen Prozesse weiter zu vertiefen und etwa gesetzmäßige destruktive Veränderungen nachzuweisen. Nehmen wir mit Kleist an, es handle sich bei den schizophrenen Psychosen z. T. um heredodegenerative Systemerkrankungen des Gehirns, die ihrerseits mit endokrinen Erbminderwertigkeiten in Korrelation stünden, so wäre sehr leicht zu denken, daß eine auf Erbanlage beruhende stabile Minderausbildung des betreffenden cerebral-endokrinen Korrelationssystems den gesunden einseitigen Schizothymiker, seine erhöhte Labilität und Funktionsschwäche den schizoiden Psychopathen erzeugte, seine noch minderwertigere Anlage aber zu immer schwereren endotoxischen Wirkungen bzw. zu anatomisch immer faßbarer werdenden groben Systemdegenerationen in immer demselben erbschwachen Gehirn-Drüsensystem führte, ein Vorgang, dem dann die schweren schizophrenen Prozeßpsychosen klinisch entsprächen. So wie etwa dieselbe chronische Alkoholnoxe bei leichterer Einwirkung das „rein funktionelle" Bild der „alkoholischen Charakterveränderung" ohne nachweisbares grobes Gehirnsubstrat, bei stärkerer Einwirkung aber die schwersten organischen Bilder der Alkoholdemenz hervorrufen kann.

---

[1]) Einfachheitshalber sei hier immer von „dem" schizophrenen Prozeß und „dem" schizoiden Charakter gesprochen, ohne etwas darüber aussagen zu wollen, ob es sich dabei um etwas Einheitliches oder um zusammengesetzte Gruppen, und entsprechend um eine oder um verschiedene ursächliche Konstellationen handelt.

Jedenfalls wird jeder gute Beobachter zugeben müssen, daß es mit unseren heutigen Hilfsmitteln durchaus unmöglich ist, an einer kontinuierlichen Serie von Fällen, die von den normalen Pubertätsumwandlungen über die noch etwas krisenhafter verlaufenden schizoiden Pubertätseinknickungen und die leichtesten Heboide hinüber zu immer schwereren schizophrenen Prozeßpsychosen führt, — an dieser Reihe den Punkt anzugeben, wo die „Entwicklung" aufhört und der „Prozeß" anfängt. Wer aber trotz dieser offenbaren konkreten Unmöglichkeit trotzdem rein begrifflich den Unterschied zwischen „Entwicklung" und „Prozeß" über seinen guten relativen Orientierungswert hinaus verabsolutieren möchte, der würde sich dem Verdacht aussetzen, daß er das „Prozeßhafte" jeder normalen Lebensentwicklung unerfaßt ließe, das nicht nur Kontinuierliche und Aufbauende, sondern auch zeitweise wieder jäh Abbrechende und Zerstörerische, was der psychophysische Ablauf der normalen Lebenskurve Gesunder, besonders auch ihre Pubertätsentwicklung aufweist. Man kann sich das besonders gut klarmachen an den schönen Untersuchungen von Homburger über die Entwicklung der menschlichen Motorik, der gerade den Gesichtspunkt gut herausgearbeitet hat, wie ein bereits fertig und harmonisch in sich balancierter kindlicher Typus der Psychomotilität in der Pubertät unter Einbruch erheblicher Unebenmäßigkeiten und motorischer Disfunktionen auf Nimmerwiedersehen zerstört wird, um sich nachher ganz anders und unter endgültigem Verlust auch sehr wertvoller Bewegungsqualitäten („kindliche Grazie") wieder aufzubauen.

Rein heuristisch ist es zurzeit entschieden zweckmäßiger und psychologisch ergiebiger, nach einer längeren Phase der scharfen Trennung des schizophrenen und des gesunden bzw. psychopathischen Seelenlebens nun auch wieder mit neuen und vertieften Fragestellungen eine Vergleichung gewisser Gemeinsamkeiten in den beiderseitigen psychologischen Mechanismen zu versuchen. Darüber hinaus aber möchten wir unsererseits möglichst wenig in den Streit uns einmischen, ob die Schizophrenie „etwas prinzipiell anderes" sei als die schizoide Form der Psychopathie, oder ob die Symptomgruppen, die man zweckmäßigerweise vorerst einmal mit dem heuristischen Kennwort „Schizophrenie" und entsprechend „Schizoid" zusammengefaßt hat, etwas biologisch Einheitliches oder nur eine vorläufige Zusammengruppierung mehrerer unter sich verwandterer Formen seien. Wir halten eine allzu weit ausgesponnene theoretische Diskussion hierüber bei unserem heutigen Kenntnisstand für unfruchtbar. —

Auch zwei ganz neu erschienene Nachuntersuchungen über die Blutsverwandten von Schizophrenen und über die präpsychotische Charakterologie der Schizophrenen selbst von A. Schneider und von Gruhle vermögen, obgleich in der charakterologischen Differenzierung nur einige gröbere Unterschiede, nicht aber die feinere Persönlichkeitsfärbung erfassend, doch einiges Wesentliche an ihrem Material herauszuheben. So findet Gruhle „die umweltfeindlichen Charaktertypen („einsam-launenhaft", „dickköpfig-abgeschlossen", „lenksam-schüchtern") an den Schizophrenen beträchtlich mehr, als man bei gleichmäßiger Verteilung erwarten müßte", er hat dies auf Grund einer mit schematischer Durchzählung einzelner Charaktereigenschaften gewonnenen Statistik an 139 Schizophrenen zahlenmäßig belegt. Speziell die Charaktereigenschaften „schüchtern", „einsam" und „schwernehmend" fanden sich in mehr als 50% der Fälle. Ähnlich findet auch A. Schneider an 201 Familienangehörigen in Dementia-praecox-Familien die schizoiden Charaktere (21,8%) für sich allein so häufig, wie alle anderen Formen von Psychopathie (Hysteriker, Zykloide, Haltlose, reizbare Epileptoide usw.) zusammengenommen (22,3%)[1]. Das Auftreten nicht schizoider Psychopathien in Dementia-praecox-Familien hängt nach seiner Beobachtung „in der Mehrzahl der Fälle damit zusammen, daß angeheiratete Familien, in denen zirkuläre Erkrankungen, Epilepsie und diesen Erkrankungen nahestehende Psychopathien erblich sind, ihre Mitgift in die Dementia-praecox-Familien hineintragen." In Übereinstimmung mit Kahn stellt Schneider die Neigung zu direkter gleichartiger Vererbung schizoider Psychopathien an 7 bzw. 10 Familien fest. —

Nun anhangsweise noch ein paar Worte über die paranoiden Geistesstörungen, nämlich die paranoischen Reaktionen und Entwicklungen und die Paraphrenien, soweit sie zum zirkulären und schizophrenen Formkreis Beziehung haben. Wilhelm Mayer hat vor einiger Zeit die Paraphreniefälle Kraepelins nachuntersucht und ihre überwiegende Tendenz, später doch noch in eine schizophrene Symptomatik überzugehen, zunächst rein klinisch nachgewiesen. Dieselbe starke Beziehung der Paraphrenien zum schizophrenen Formkreis tritt auch in den Heredität sunter suchungen Hoffmanns deutlich hervor, ähnlich übrigens für den Querulantenwahn in den Untersuchungen von Economo u. a., so daß man sagen muß: Die Anlage zur Schizophrenie und die Anlage zu paraphrenen Erkrankungen müssen auf weite Strecken hin mindestens außerordentlich nahe verwandt sein.

Auf der anderen Seite aber dürfen wir auch die Beziehungen zwischen den paranoiden Symptomkomplexen und dem zirkulären Formkreis nicht vernachlässigen, wie sie aus rein klinischen Erwägungen heraus ja schon Specht betont hat. Eine umfassende Konstitutionsuntersuchung ergibt Anlagebeziehungen nach der zirkulären Seite hin nicht für alle paranoiden Gruppen gleichmäßig, aber doch sehr deutlich für bestimmte Spezialformen; und zwar hauptsächlich für gewisse Formen von Querulantenwahn, für die Paraphrenia expansiva und die sog. „periodische Paranoia". Von der letzteren wird bei den „überkreuzten Psychosen" im Zusammenhang mit den periodisch remittierenden Schizophrenien noch zu reden sein. Speziell bei der expansiven Paraphrenie sahen wir in den letzten Jahren wiederholt dem manisch-depressiven Irresein konstitutionell sehr nahestehende Formen, bei denen sich mit einer klinischen Neigung zu typischer Ideenflucht und leichten Periodenschwankungen ein sehr zyklothymes, heiter geselliges, offenes Temperament und ein pyknischer Körperbau verband. Die Analyse der Heredität gab hier gelegentlich schönen Aufschluß über die Zusammensetzung der konstitutionellen Faktoren, z. B.:

---

[1] A. Schneider findet bei stark der Hälfte (55,9%) seiner Familienangehörigen von Schizophrenen keine abnormen Züge. Der Prozentsatz der uncharakteristischen Fälle hängt einmal davon ab, welche Verwandtschaftsgrade man in der Statistik verarbeitet, sodann aber vor allem von der Geschicklichkeit und Gründlichkeit des Explorierenden, die überhaupt die Kernfrage für alle charakterologische Forschung bildet, ebenso sehr natürlich von der Intelligenz, Willigkeit und Orientiertheit der Berichterstatter. Gerade aus den beiden letzten Gesichtspunkten ergibt sich, wie vorsichtig man in der statistischen Verwertung der als „ohne Besonderheit" bezeichneten Fälle sein muß.

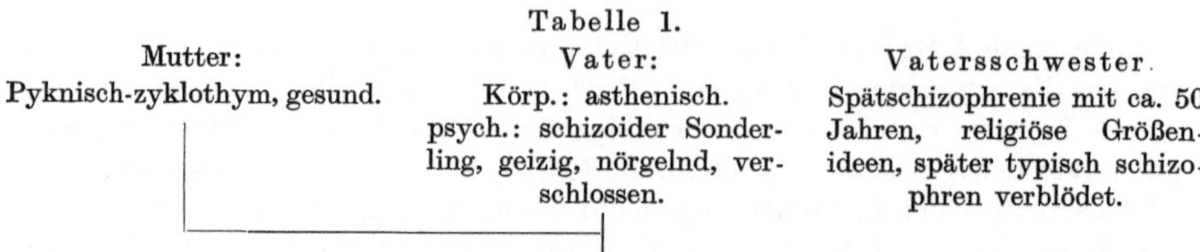

Tabelle 1.

Mutter:	Vater:	Vatersschwester.
Pyknisch-zyklothym, gesund.	Körp.: asthenisch. psych.: schizoider Sonderling, geizig, nörgelnd, verschlossen.	Spätschizophrenie mit ca. 50 Jahren, religiöse Größenideen, später typisch schizophren verblödet.

Patientin:

Körp.: Pyknisch. Temperament: vorw. hypomanisch. In jüngeren Jahren 2—3 mal einfache Depression, auch in der späteren Paraphrenie leichte depressive Phasenschwankungen.

Chronische Paraphrenia expansiva im mittleren Lebensalter: genau derselbe religiöse Größenwahn, wie bei der schizophrenen Vatersschwester, dabei aber typisch hypomanische Stimmungslage mit leichten Phasenschwankungen.

Auch vom Querulantenwahn ließen sich ähnliche Konstitutionsreihen vorlegen, die vom schizophrenen bis zum zirkulären Flügel hinüberreichen: Am einen Ende der Reihe das magere, asthenische Männchen, trocken und pedantisch, mit dem verschrobenen juristischen Formalismus und dem stereotypierten Wahnsystem — auf der anderen Seite zornmütige Kämpfernaturen mit dem saftigen, ans Hypomanische anklingenden affektiven Turgor, mit pyknischem Körperbau und Neigung zu cyclischen Phasenschwankungen.

Betrachten wir die Heredität allein, so fällt auf, daß die bei einem Bruchteil der paranoiden Psychosen im klinischen Bild, Temperament und Körperbau so deutlich durchkommenden zyklothymen Komponenten in der Heredität meist nicht auf der kranken, sondern auf der gesunden Seite erscheinen, d. h. nicht in Form von belastenden zirkulären Psychosen, sondern in Form von gesunden, pyknisch-zyklothymen Blutsverwandten, wie in obigem Beispiel. Soweit wir Belastung mit Psychosen haben, scheint sich reichlich und fast ausschließlich Dementia praecox zu finden. Dieses Resultat hat sich bei den Untersuchungen von Economo über den Querulantenwahn ebenso herausgestellt, wie bei den Paraphrenen Hoffmanns. Es wäre sehr dankenswert, wenn diese eigentümlichen Heredilätsverhältnisse der Paranoiden noch an einem größeren statistischen Material durchgeprüft würden, ob sie etwas Gesetzmäßiges enthalten. Interessant ist, daß in den Familiendiagrammen Economos der Querulantenwahn meist nicht im Gefolge, sondern umgekehrt wie eine Art hereditäre Vorstufe der Dementia praecox erscheint. In der Aszendenz seiner Querulanten sind Psychosen selten, bei den Geschwistern schon häufiger, und von den Kindern der Querulanten sind ungefähr $^1/_3$ an Psychosen erkrankt, und zwar fast ausschließlich an Dementia praecox.

Überblicken wir also das Gesamtgebiet der paranoiden Psychosen, von denen wir Kürze halber nur die Paraphrenien und den Querulantenwahn herausgehoben haben, so ergibt die Konstitutionsuntersuchung ein mit dem klinischen Bilde sehr gut sich deckendes Resultat. Wir sehen von der einen Seite her den schizothymen, von der anderen Seite den zyklothymen Konstitutionskreis in das Gebiet der paranoiden Psychosen deutlich und weithin einstrahlen. Dabei sind aber die Beziehungen zum schizothymen Kreis nach den bisherigen Untersuchungen in vieler Hinsicht die stärkeren und ausgebreiteteren, was vor allem in der gehäuften Belastung mit Dementia praecox und in der klinischen Tendenz der Fälle selbst, zuletzt doch noch in Schizophrenie auszumünden, zum Ausdruck kommt.

Die Frage ist naheliegend: wird von dem Gebiet der paranoiden Psychosen, rein konstitutionell und nicht klinisch betrachtet, ein selbständiges Konstitutionsradikal übrig bleiben, oder werden sich diese Fälle teils als eigentümlich gefärbte abortive Spätschizophrenien, teils als schizo-zyklothyme Legierungen auflösen lassen? Diese Frage wollen wir heute nicht entscheiden, da wir noch nicht genügend große Materialserien besitzen. Manche Beobachtungen scheinen aber eher dafür zu sprechen, daß wir in der zahlenmäßig ohnehin kleinen Gruppe der vorwiegend endogenen Paranoiden, vor allem den Paraphrenien nur ein konstitutionelles Rand- und Mischgebiet, nicht aber einen selbständig definierbaren Konstitutionskreis vor uns haben. Auch wenn sich dies bestätigen sollte, würde die praktisch-klinische Einteilung der paranoiden Psychosen, ihre relativ selbständige Heraushebung in Untergruppen etwa im Sinne des Kraepelinschen Systems dadurch nicht berührt werden, da die paar großen konstitutionellen Haupttypen für die Bedürfnisse der praktischen Systematik nach Unterteilung nicht ausreichen, da somit die charakteristisch definierbaren Konstitutionsmischungen stets ihre eigene Bezeichnung und Beschreibung ebenfalls behalten müssen, und überhaupt das Konstitutionelle nicht der einzige Gesichtspunkt der klinischen Systematik sein darf. In diesem Sinne wird es auf alle Fälle berechtigt bleiben, von einer paranoiden oder hypoparanoischen (Kleist) Veranlagung als einem fließend verbundenen Typus innerhalb des degenerativen Gesamtgebiets zu sprechen.

3. Der Körperbau.

Erfreulicherweise liegen heute zum Körperbauproblem schon eine ganze Reihe von Nachuntersuchungen vor, die in ihren Grundzügen gut übereinstimmen. Sämtliche bisher veröffentlichten oder mir direkt mitgeteilten Untersuchungen, soweit sie auf Messungen beruhen und genaue Angaben machen, sind in nachfolgender Tabelle zusammengestellt, in der die Zahlen die Prozente der Häufigkeit der einzelnen Körperbautypen bedeuten[1]).

Man sieht aus dieser Tabelle, daß sämtliche Untersuchungen in den vier kardinalen Punkten konvergieren:

1. dem starken Vorwiegen der asthenisch-athletischen Gruppe über die pyknische Gruppe bei den Schizophrenen,

2. dem starken Vorwiegen der pyknischen Gruppe über die asthenisch-athletische Gruppe bei den Zirkulären.

3. der Häufigkeit von Dysplastikern bei den Schizophrenen.

4. der verschwindenden Seltenheit von Dysplastikern bei den Zirkulären.

Diese vier Grundtatsachen sind in erster Linie festzuhalten. Sie dürfen heute in groben Umrissen für weite Stammesgebiete als gesichert gelten. Dagegen empfiehlt es sich nicht, schon auf feinere Einzelheiten in den Resultaten der verschiedenen Forscher einzugehen. Vor allem ist vor einer stärkeren Bewertung der absoluten Prozentzahlen bei dem heutigen Stand der klinisch-psychiatrischen Diagnostik dringend zu warnen. Der manisch-depressive und der schizophrene Formkreis werden bekanntlich von den einzelnen Psychiatern sehr verschieden weit abgegrenzt. Bei verschiedener klinischer Abgrenzung muß auch der Prozentgehalt an Körperbauformen sich in einem gewissen Spielraum

---

[1]) Die Untersuchung von Beringer und Düser-Heidelberg ist unabhängig von der meinigen entstanden; sie bezieht sich vorwiegend auf dysglanduläre Störungen; die in unserer Tabelle unter der Rubrik „dysplastisch" eingefügte Zahl umfaßt die von Beringer und Düser als „eunuchoid", „infantil" und feminin bezeichneten Fälle.

Tabelle 2.

	Kretschmer, Tübingen	Beringer u. Düser, Heidelberg	Ewald, Erlangen	Sioli, Kloth u. Meyer, Bonn	Olivier, Düren	Verciani, Lucca (Mittelitalien)	Henckel, Anthropolog. Institut München	Jakob u. Moser, Königsberg	van der Horst, Groningen (Holland)	Michel u. Weeber, Feldhof b. Graz (Steiermark)	Wyrsch, St. UrbanLuzern (Schweiz)	v. Rohden u. Gründler, Nietleben b. Halle
Schizophrene:												
asthenisch-athlet.	70,3			67,4	64,8	59,3	86	54,2	66	74,5	76,0	72,3
dysplastisch . . .	19,4	20,5		9,3	7,2	10,8	11	12,5		6,4	8,9	15,5
pyknisch	2,9		nur ganz vereinzelt	23,3	23,2	22,9	2	14,9	4	18,4	9,4	6,8
Zirkuläre:												
asthen.-athletisch	10,6			16,6		15,2	30,1	8,3	12	25,8	0	12,1
dysplastisch . . .	0			0		0	0	0		0	0	0
pyknisch	84,7		häufig, ungefähr ähnlich wie Kretschmer	83,3		84,5	57,6	87,5	77	74,2	100	84,6

verschieben. So scheint es nach den bisherigen Durchzählungen an unserem Tübinger Material, daß der Prozentgehalt der manisch-depressiven Gruppe an Pyknikern und pyknischen Mischformen um ungefähr 30% sich verschiebt (von 65% auf über 90%), je nachdem wir die torpiden Melancholien, die stark wahnbildenden Formen usw. in die Diagnose manisch-depressives Irresein mit einbeziehen, oder nur die einfachen klassischen Formen. Ähnlich, wenn auch nicht ganz so stark, verschieben sich die Prozentverhältnisse bei den Schizophrenen, je nachdem wir z. B. die periodischen Katatonien und die paraphrenen Psychosen mitrechnen oder nicht; der Prozentgehalt des schizophrenen Formkreises an Pyknikern wird größer, wenn wir die letzteren Formen mit einbeziehen, als ohne sie.

Günstiger liegen die Verhältnisse bezüglich der Körperbautypen selbst, sofern die Körperbaudiagnosen immer in einem festen Skelett von Maßzahlen ihren Rückhalt haben. Doch muß auch hier erst, wie in der übrigen klinischen Medizin, eine feste differentialdiagnostische Konvention und eine gemeinsame Schulung einer größeren Zahl von Untersuchern geschaffen sein, bis man an die Ver-

gleichung feinerer Einzelheiten gehen kann. — Bis dahin wird man nur feststellen dürfen, was die einzelnen Untersucher „viel häufiger" oder „viel seltener"
gefunden haben, ohne aus den genauen Prozentzahlen Schlüsse, etwa auf
rassenmäßige Unterschiede in der Zusammensetzung des Materials der einzelnen
Untersucher ziehen zu dürfen[1]).

Ist also der eine gemeinsame Angelpunkt in den Resultaten der verschiedenen Untersucher in den charakteristischen Verteilungsunterschieden zwischen
„asthenisch-athletisch" und „pyknisch" auf die beiden Psychosekreise gegeben,
so dreht sich der andere Hauptunterschied um die eigentümliche Häufung von
dysplastischen Mißwuchsformen im schizophrenen und ihre ebenso auffallende
Seltenheit im zirkulären Formkreis. Dieser letztere Unterschied wird übrigens
auch schon auf Grund des klinischen Gesamteindrucks ohne speziellere Messungen
von Rehm und dann von Wuth hervorgehoben. Auch hier geht die Übereinstimmung der Resultate schon jetzt bis in Einzelheiten, besonders wenn man die
ganz unabhängig voneinander gemachten Parallel untersuchungen von Beringer-Düser und von mir vergleicht. Charakteristisch ist in beiden Fällen
das reichliche Hervortreten von Stigmen der dysgenitalen Gruppen, von Femininismen, Jnfantilismen und Eunuchoidismen unter den Schizophrenen. Die Häufigkeit von schwacher Terminalbehaarung bei dichtem, persistierendem Haupthaar
ist beiden Untersuchungsreihen gemeinsam, ebenso das reichliche Auftreten von
Bildungsfehlern, speziell Hypoplasien am Genitale, und die Neigung der Schizophrenen zu sexuellen Triebanomalien, speziell zu Triebschwäche und Onanie. Die
Häufigkeit von Genitalhypoplasien bei schizophrenen Frauen ist auch von
Hauck u. a. durch gynäkologische Spezialuntersuchungen gezeigt worden (s. u.).
Sacristan (Madrid) betont die große Anzahl von dysplastischen Typen, die er
gerade unter seinem weiblichen Schizophreniematerial beobachtet, hebt speziell
auch schöne Fälle von Maskulinismus heraus; wie denn auch sonst, nach seinen
bisherigen Mitteilungen[2]), die Verteilung der Astheniker und Pykniker in seinem
spanischen Material analoge Verhältnisse zu bieten scheint, wie bei uns, und
zwar sowohl unter den Geisteskranken wie unter den Gesunden.

Neben den dysgenitalen Gruppen bilden einfache hypoplastische Kümmerformen den größeren Teil der schizophrenen Dysplastiker.

Was die Art der Untersuchungstechnik betrifft, so haben die einen
Untersucher die offizielle anthropologische Messung gewählt, nämlich Henckel,,
als Schüler des Anthropologischen Institutes München, und die Königsberger
Autoren; die anderen haben meist mit dem von mir angegebenen, deskriptiv umfassenderen, metrisch vereinfachten Schema gearbeitet. Die wesentliche Übereinstimmung der mit beiden Methoden gewonnenen Resultate zeigt, daß beide

---

[1]) Eine soeben erscheinende Nachuntersuchung von *Möllenhoff* bringt zwar auch die
charakteristischen Verteilungsunterschiede der Körperbautypen auf die beiden psychiatrischen
Formkreise; doch ist die diagnostische Auswertung des Körperbaus eine ganz ungenügende. Die
Vermutung, daß die Körperbauunterschiede nur auf dem durchschnittlich verschiedenen Lebensalter der Erkrankung zwischen Zirkulären und Schizophrenen beruhten, ist durchaus irrtüm-
lich. Unsere Tabellen und Kurven (s. Abb. 2 u. 4 und Tab. 4) zeigen für die jugendlichen, wie
für die höheren Lebensalter je dieselben Maßunterschiede. Ein Gang durch die Wachsäle einer
großen Heilanstalt lehrt uns, daß die schweren frühen Schizophrenien im höheren Lebensalter
meist gar nicht pyknisch, sondern immer asthenischer werden.

[2]) Bis jetzt brieflich, spätere Veröffentlichung in Aussicht gestellt.

Wege zum selben Ziele führen. Eine wichtige Bedeutung kommt dieser technischen Frage nicht sowohl wegen der Zuverlässigkeit der klinischen Resultate zu, die beidemal durchaus ausreichende sind, als vielmehr wegen der Vorteile, die eine möglichste Vereinheitlichung der Untersuchungstechnik zwischen Anthropologen und klinischen Konstitutionsforschern an sich bedeuten würde. Dies ist eine Frage, die natürlich nicht nur den Psychiater, sondern ebensosehr den Internisten berührt. Einen dankenswerten Schritt auf diesem Wege stellt das von Martin in Fühlung mit mir herausgegebene ,,Beobachtungsblatt für klinisch-psychiatrische Typenforschung, Ausgabe 1922'' dar[1]), das in seinem somatometrischen Teil die genaue anthropologische Technik gibt, während der deskriptive Teil wesentliche Punkte meines früheren großen Schemas mit enthält. Dieses Blatt hat die Vorzüge und Nachteile einer Kompromißlösung; es kann für Forschungszwecke an Stelle meines früheren großen Schemas[2]) verwendet werden, besonders wenn man es in dem nicht vollständigen deskriptiven Teil da und dort nach diesem ergänzt. Neben diesem sehr umfangreichen Schema wird der Kliniker für den fortlaufenden ärztlichen Untersuchungsbedarf ein kurzes Merkblatt[3]) nicht entbehren können; auch hier wird man einheitlichkeitshalber Wert darauf legen, daß die Maße, soweit dies mit Tasterzirkel und Bandmaß möglich ist, den anthropologisch eingebürgerten Meßpunkten entsprechen.

Für Freunde einer rein mathematischen Behandlungsweise des Konstitutionsproblems habe ich die charakteristischen Unterschiede zwischen dem Körperbau der Zirkulären und der Schizophrenen an Hand von Häufigkeitskurven einiger wichtiger Körpermaße dargestellt[4]).

Der Unterschied dieser Methodik von der anderen besteht darin, daß hier der Körperbau überhaupt nicht typisiert wird, sondern daß hier von der Gesamtmasse der Zirkulären und der Gesamtmasse der Schizophrenen, ohne Rücksicht auf ihren körperlichen Habitus einfach die notierten Einzelmaße bzw. die daraus errechneten Indices in Häufigkeitskurven zusammengeordnet werden.

---

[1]) Verlegt bei Buchdruckerei Stein, München, Gabelsbergerstr.
[2]) Körperbau und Charakter, 3. Aufl., S. 2.
[3]) Körperbau und Charakter, 3. Aufl., S. 7.
[4]) Ausgewertet wurde zunächst das männliche Patientenmaterial der Tübinger Klinik. Das Heilanstaltsmaterial wurde entsprechend durchgeprüft, aber in die hier dargestellten Kurven nicht mit aufgenommen, um ein in Materialauslese, Ernährungsweise, Erkrankungsstadium usw. möglichst gleichförmiges Material zu haben. Die Heilanstaltsfälle zeigen unter sich wieder analoge Verhältnisse. Die klinischen Diagnosen wurden an unserer Klinik von den einzelnen Abteilungsärzten gemeinsam mit dem Direktor in der bei uns eingebürgerten Weise nach dem Kraepelinschen System rein nach dem psychischen Befund gestellt und schriftlich festgelegt, die Körperbaumessungen wurden in davon getrennten Sitzungen von mir unter Mithilfe eines jüngeren Kollegen vorgenommen und ebenfalls schriftlich fixiert. Die Statistik wurde im Sommer 1923 an den letzten Jahrgängen (seit Herbst 1919) vorgenommen. Zur Kontrolle der Häufigkeitskurven wurden außerdem zahlreiche Durchrechnungen in Form von Durchschnittswerten der betr. Körpermaße vorgenommen. Und zwar wurden verglichen die Gesamtdurchschnittswerte sämtlicher Zirkulären gegen sämtliche Schizophrene (ohne Typensortierung). Außerdem wurden je gesondert gegeneinander durchgerechnet: die Lebensalter unter 30, zwischen 30 und 60 und über 60 Jahren, ferner die Handarbeiter für sich und die Intellektuellen für sich, unter den ersteren wieder die Nahrungsmittelgewerbe für sich allein usf. Auf diese Weise gelingt es unschwer, die konstitutionellen Grundfaktoren von den Zufälligkeiten des Lebensalters, der Ernährungsweise, der Berufstätigkeit zu isolieren.

Abb. 1. Kopfumfang der Zirkulären und Schizophrenen. 142 Fälle ♂ (Zirk. 69, Schiz. 73).

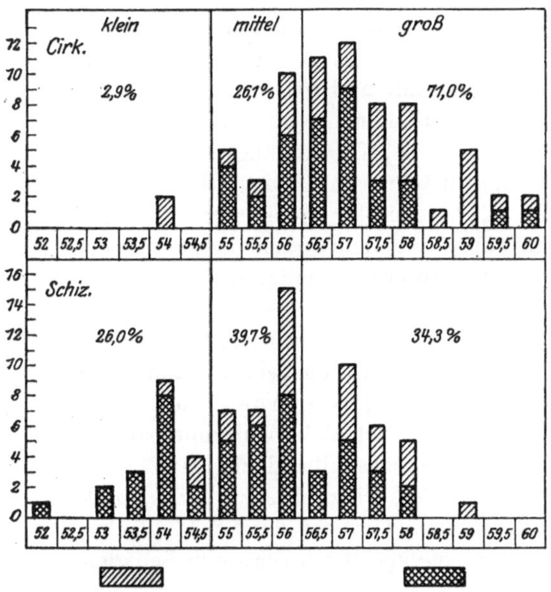

Abb. 2. Brustumfang. 152 ♂ (Zirk. 73, Schiz. 80).

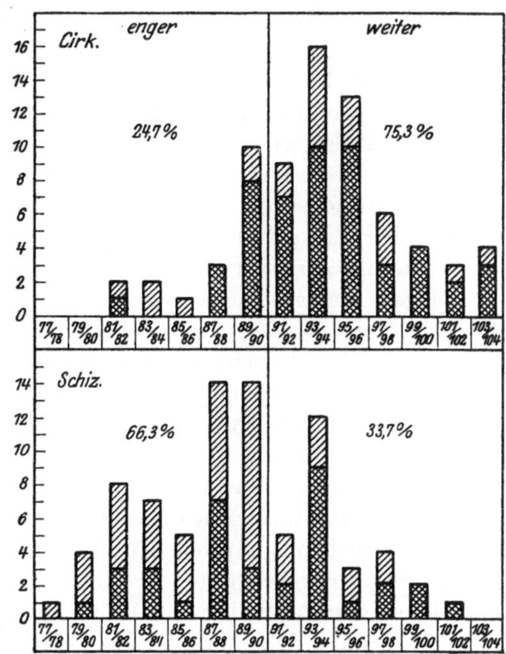

Abb. 3. Schulterbreite. 160 ♂ (Zirk. 67, Schiz. 93).

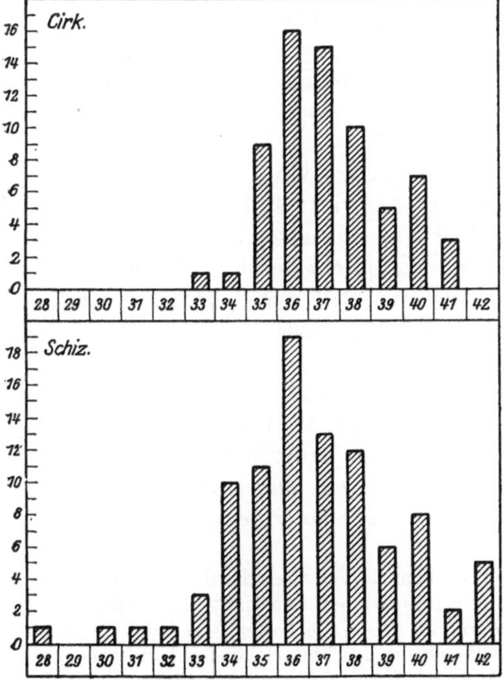

In Abb. 2 und 4 sind die Jugendlichen (unter 30 Jahren) schräg schraffiert, die Älteren (über 30 J.) kreuzschraffiert Man sieht, daß die Konstitutionsunterschiede in beiden Lebensaltern je dieselben sind.

Abb. 4. Pignetscher Index. 90 ♂ (Zirk. 47, Schiz. 43).

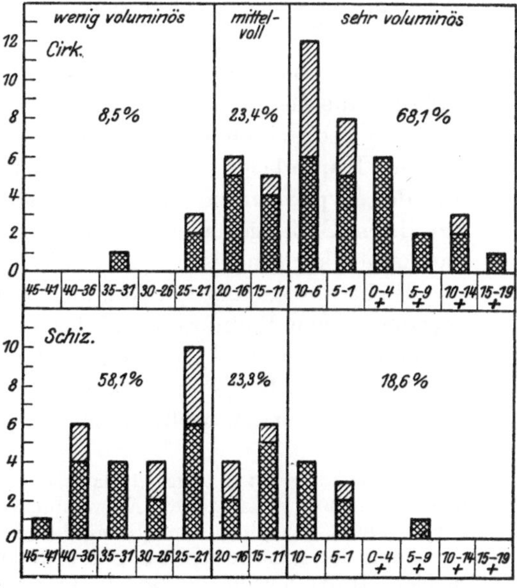

Kehrer-Kretschmer, Veranlagung.

Auch bei dieser Darstellungsweise bekommen wir ganz klare und eindeutige Resultate. Wir sehen z. B. beim Kopfumfang, wie die Kurve der Zirkulären gegenüber derjenigen der Schizophrenen sich in charakteristischer Weise nach rechts, d. h. nach den höheren Kopfumfangswerten hin verschiebt, und zwar sowohl was den Kurvengipfel, als was den Maximal- und den Minimalwert betrifft. Teilen wir die Kurve in 3 Abschnitte, die die kleinen (unter 55 cm), mittleren (zwischen 55 und 56 cm) und großen (über 56 cm) Kopfumfänge voneinander trennen, so sehen wir das Verhältnis klein : mittel : groß $= 2,9 : 26,1 : 71,0\%$ bei den Zirkulären, dagegen $26,0 : 39,7 : 34,3\%$ bei den Schizophrenen; also wiederum ganz verschiedene Prozentverhältnisse, mit dem bezeichnenden Überwiegen der großen Kategorie und der sehr geringen Beteiligung der kleinen Kategorie bei den Zirkulären.

Es ist übrigens interessant, daß Reichardt bei seinen verdienstvollen physikalischen Hirnuntersuchungen zu ähnlichen Resultaten gelangt, und zwar von der umgekehrten Seite, von der Messung der Schädelinnenräume her. Bei Schizophrenen überwiegen nach ihm die kleinen Schädelinnenräume, so daß Reichardt auch an Wachstumshemmungen des Gehirns selbst denkt. Außerdem findet er ein unverkennbares Parallelgehen zwischen schizophrenen und speziell katatonischen Symptomen und hohem spezifischem Gewicht des Schädeldachs; bei Schizophrenen unter 60 Jahren überwiegen die spezifisch schweren Schädeldächer ganz auffällig.

Ein der Schädelkurve analoges Bild bietet unsere Brustumfangskurve — wiederum die charakteristische Rechtsverschiebung der zirkulären und diesmal auch Linksverschiebung der schizophrenen Kurve, also dort das Gravitieren zu den großen, hier zu den engen Brustumfängen. Halbiert man die Kurve in der Mitte, so daß links die kleineren, rechts die größeren Brustumfänge fallen, so ergibt sich das Prozentverhältnis enger : weiter $= 24,7 : 75,3\%$ bei den Zirkulären, dagegen umgekehrt $66,3 : 33,7\%$ bei den Schizophrenen, oder anders ausgedrückt eng : weit bei den Zirkulären ungefähr $^1/_4 : ^3/_4$, dagegen bei den Schizophrenen ungefähr $^2/_3 : ^1/_3$.

Nimmt man dagegen die Kurven der Schulterbreiten, so sieht man, daß hier eine wesentliche Verschiebung nicht eintritt, daß vielmehr bis auf die auch sonst zu beobachtende größere Unebenmäßigkeit und Verzettelung der schizophrenen Kurve beide sich recht ähnlich sind. Dies entspricht durchaus der schon mit der Typisierungsmethode festgestellten Tatsache, daß die Pykniker zwar mit ihren Umfangsmaßen, nicht aber mit ihrer Schulterbreite sich stark über die Astheniker erheben.

Wohl am extremsten kommen die körperlichen Unterschiede der beiden psychiatrischen Formkreise bei der Darstellung des Pignetschen Konstitutionsindex[1]) zum Ausdruck, bei dem die Summe von Brustumfang und Gewicht von der Körpergröße abgezogen wird, wodurch ein ungefähres zahlenmäßiges Bild von der größeren oder geringeren Körperfülle einer Person entsteht.

---

[1]) Die Kurve ist so angelegt, daß sich in beiden Reihen die Vertreter der durchschnittlich voluminöseren Kategorien (Ältere und Kopfarbeiter) gegen die durchschnittlich weniger körpervollen (Jugendliche und Handarbeiter) zahlenmäßig die Wage halten, um jede Verschiebung des konstitutionellen Bildes durch Zufälligkeiten der Materialauswahl zu vermeiden. Dadurch wurde die Zahl der verwerteten Fälle bei dieser Kurve etwas kleiner.

Bei dieser Kurve sehen wir die Rechtsverschiebung des zirkulären Materials nach den sehr voluminösen Körperformen zu, und die Linksverschiebung der Schizophrenen nach den grazilen Körperformen zu besonders anschaulich heraustreten. Die Prozentverhältnisse der einzelnen Kurventeile zueinander sind auch hier lehrreich[1]).

Von anthropologischer Seite hat Henckel an seinem Münchener Material ebenfalls den Pignetschen Index durchgerechnet und kommt genau zu denselben Resultaten, wie nachfolgende Tabelle zeigt:

Tabelle 3

(nach Henckel): Pignetscher Konstitutionsindex der Zirkulären und Schizophrenen:

	Schizophr. %	Zirkul. %	Leptos. T. %	Athlet. T. %	Pykn. T. %
Kräftig (x—10)	10	63	—	36	96
Stark (11—15)	11	14	—	36	4
Gut (16—20)	12	6	—	20	—
Mittelmäßig (21—25)	24	12	12	18	—
Schwächlich (26—30)	13	4	23	—	—
Sehr schwach (31—35)	9	—	30	—	—
Schlecht (36—x)	21	1	35	—	—

Auch in dieser Tabelle sieht man wieder, wie die Zirkulären sich extrem nach der Seite der voluminösesten Körperformen hier verschieben, während die Schizophrenen ihre stärkste Vertretung in den Kategorien „mittelmäßig" bis „schlecht" haben, wobei jene Verschiebung, wie die Tabelle zeigt, dem pyknischen Typus, diese dem leptosomen parallel geht.

Nehmen wir nur die paar oben dargestellten Hauptmaße zusammen, so können wir daraus bereits wieder das Grundgerüst unserer Körperbautypen gleichsam synthetisch gewinnen. Wir können aus diesen Kurven ablesen: in der Gesamtmasse der manisch-depressiven Patienten müssen stecken eine große Menge Individuen mit großen Köpfen, weitem Brustkorb bei mäßiger Schulterbreite und stattlicher Körperfülle. Also mit anderen Worten: viele Individuen, mit den Grundsymptomen desjenigen Habitus, den wir auf dem Wege der komplexen Typenbildung als den pyknischen bezeichnet hatten. Umgekehrt können wir an den Kurven zahlenmäßig ablesen: in der Gesamtmasse der schizophrenen Patienten müssen stecken eine große Zahl von Personen mit mittelgroßen und kleineren Köpfen, engem Brustkorb, mäßiger Schulterbreite und ausgesprochen grazilem Gesamthabitus, womit wiederum nichts anderes umschrieben ist, als der Grundplan des asthenischen bzw. leptosomen[2]) Körperbautypus. — Ent-

---

[1]) Die Kurveneinteilung ist so gewählt, daß in die linke Spalte die Indexwerte fallen, die in den Statistiken der französischen Militärärzte die Bezeichnungen: mittelmäßig, schwächlich, sehr schwächlich und schlecht tragen, in die rechte Spalte dagegen die mit den Bezeichnungen „kräftig" und darüber.

[2]) Den Ausdruck leptosom habe ich für diejenigen gesunden wie verkümmerten Körperbauformen eingeführt, die sich durch schmalen Wuchs, schmales Gesicht und scharfe Nase auszeichnen. Ein erweiterter und kein biologisches Werturteil in sich schließender Ausdruck schien notwendig, weil sich die eingebürgerte klinische Bezeichnung „asthenisch" doch nur für die extremeren Kümmerformen dieses Typus gut verwenden läßt. Asthenisch ist also die engere, leptosom die weitere Bezeichnung.

sprechende Kurven ließen sich natürlich auch von anderen Körpermaßen, wie
Bauchumfang, Hüftumfang, Gesichtsbreite u. dgl. anlegen.

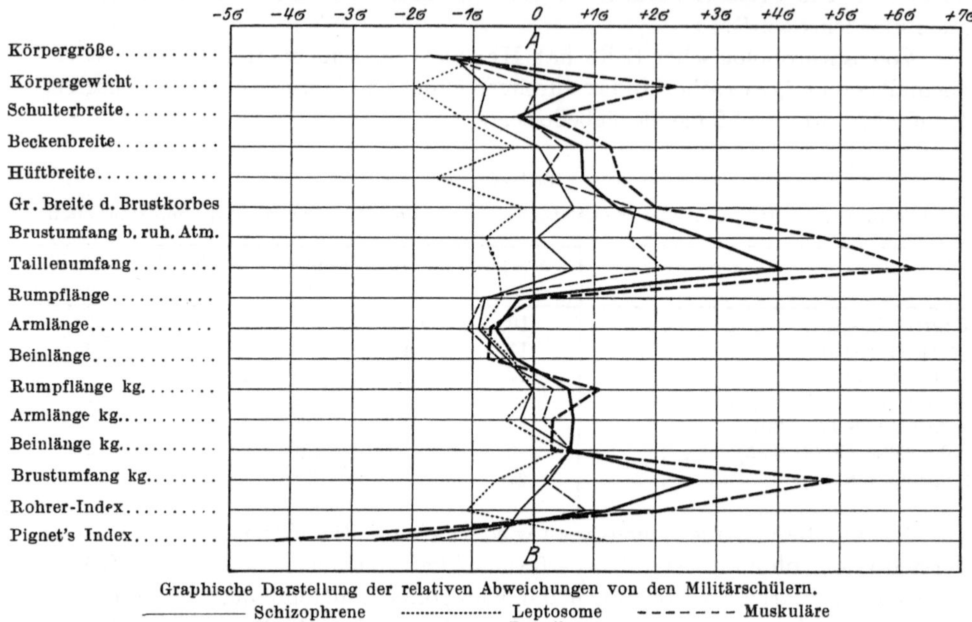

Abb. 5 (nach Henckel). Gesamtbild der Körpermaße der Zirkulären und Schizophrenen.

Graphische Darstellung der relativen Abweichungen von den Militärschülern.
———————— Schizophrene ·················· Leptosome − − − − − − Muskuläre
———————— Zirkuläre · · · · · · · Pykniker

Henckel hat eine größere Zahl von Körpermaßen seiner Zirkulären und
Schizophrenen, sowie ihrer somatischen Untergruppen, in einer hübschen Kurve
dargestellt, die das, was wir soeben an unsern Einzelkurven demonstriert haben,
nochmals in ein einziges Bild zusammenfaßt. Die Basis der Henckelschen
Kurve bilden die Körperwerte einer Serie von Münchener Militärschülern (AB); die
Ausschläge der einzelnen Kurven stellen den Grad dar, in dem sich die Mittelwerte
sämtlicher Zirkulären und Schizophrenen, sowie der einzelnen Körperbautypen,
von diesem Mittelwert entfernen. Man beachte besonders die starken Pluszacken,
die die Zirkulären insgesamt und der pyknische Typus für sich allein in den Ge-
wichts- und Körperumfangswerten erzielen (Körpergewicht, Brustumfang, Bauchumfang, Pignetscher Index), und die stark davon abweichenden, relativ beschei-
denen entsprechenden Werte der Schizophrenen.

Henckel faßt seine Untersuchungsresultate an Hand dieser Übersichts-
kurve folgendermaßen zusammen: „Die Körpermaße der Zirkulären entfernen
sich beträchtlich von denen für die Schizophrenen und folgen weitgehend den
Mittelwerten des ausgesprochen pyknischen Typus. Allgemein beobachten wir,
daß die Kurven der Gesamtzahl der Schizophrenen und der Leptosomen sich beinahe für alle Merkmale auf der Minusseite der Basisgruppe halten. Die Kurven
der Pykniker und der Gesamtreihe der Zirkulären verlaufen beinahe durch-
gehends auf der Plusseite der Basislinie einander nahezu parallel, derart, daß
die Kurve der Zirkulären annähernd ein verkleinertes Abbild
derjenigen für den pyknischen Typus liefert.“

Dasselbe, was sich in den Häufigkeitskurven ausdrückt, läßt sich natürlich ebenso gut auch in Durchschnittswerten darstellen, sofern wir hier wieder nicht, wie bei der Typisierungsmethode, erst anschauliche Körperbautypen formen und diese dann durch Berechnung ihrer Durchschnittsmaße kontrollieren, sondern indem wir die Durchschnittswerte aus der Gesamtmasse sämtlicher Zirkulären und sämtlicher Schizophrenen, ohne Rücksicht auf ihren Körperhabitus, errechnen. Es ergibt sich dann an einem Material von 386 Männern (163 Zirk., 223 Schiz.) beispielsweise über das Verhältnis von Körpergröße zu Körpergewicht folgendes: sämtliche Zirkulären hatten im Durchschnitt eine Körpergröße von 168,1 cm, ein Gewicht von 64,4 kg, die Differenzzahl (Gewicht in der klinisch üblichen Weise von den 2 letzten Stellen der Körpergröße abgezogen) betrug also 3,7. Die Schizophrenen dagegen hatten eine Durchschnittsgröße von 167,7 cm bei einem Gewicht von nur 56,9 kg, also eine Differenzzahl von 10,8. Auch bei dieser Vergleichung kommt wieder klar zum Ausdruck, daß in dem zirkulären Material mehr Menschen mit Neigung zur Körperfülle, in dem schizophrenen Material dagegen mehr schlanke und grazile Personen enthalten sein müssen, wie das aus dem sehr guten relativen Durchschnittsgewicht der Zirkulären und dem erheblichen Zurückbleiben der schizophrenen Gewichte hervorgeht. Diese Vergleichung der Durchschnittswerte deckt sich also vollkommen mit den Resultaten der Häufigkeitskurve nach dem Pignetschen Index, wie mit den statistischen Resultaten der nach der anschaulichen Typisierungsmethode angestellten verschiedenen Nachuntersuchungen unserer Tabelle 2.

Das Wesentliche dabei ist, daß diese Unterschiede in den relativen Durchschnittsgewichten nicht nur bei der Gesamtmasse, sondern auch dann hervortreten, wenn wir gleichartige Kategorien gegeneinander halten, etwa Jugendliche gegen Jugendliche oder Kopfarbeiter gegen Kopfarbeiter; diese Kontrolle ist zur Ausschaltung von Zufälligkeiten der Materialauslese erforderlich.

Wir stellen die Resultate in folgender Tabelle zusammen:

Tabelle 4.

Verhältnis zwischen Körpergröße und Körpergewicht im Durchschnittswert sämtlicher Zirkulären und Schizophrenen (386 Männer, davon 163 Zirk., 223 Schiz.).

		Größe	Gewicht	Differenzzahl
Gesamt	Zirk.	168,1	64,4	3,7
	Schiz.	167,7	56,9	10,8
Jugendliche (unter 30 Jahre)	Zirk.	166,6	61,8	4,8
	Schiz.	167,5	56,5	11,0
Kopfarbeiter (über 30 Jahre)	Zirk.	170,1	68,8	1,3
	Schiz.	170,5	61,2	9,3
Handarbeiter (über 30 Jahre)	Zirk.	167,0	61,2	5,8
	Schiz.	166,5	60,7	5,8

Auch in dieser Tabelle stoßen wir wieder auf die hohen relativen Durchschnittsgewichte bei den Zirkulären und deren Zurückbleiben bei den Schizophrenen. Am schärfsten pointiert sich der Gegensatz bei den Kopfarbeitern, bei denen ja auch im optischen Eindruck die Gegensätze zwischen asthenischem und pyknischem Habitus am reinsten herauskommen, und zwar deshalb, weil hier die konstitutionellen Wachstumstendenzen des Organismus durch die Einflüsse der exogenen Faktoren, besonders der Körperarbeit, fast gar nicht getrübt werden. Dagegen sehen wir bei der Gruppe der Handarbeiter — genau wie im optischen Eindruck — sehr schön den nivellierenden Einfluß der körperlichen Arbeit auf die konstitutionelle Körperfülle: das Gewicht hebt sich bei der grazileren schizophrenen Gruppe durch den Einfluß der muskulären Trainierung, es senkt sich dagegen bei der körpervolleren zirkulären Gruppe durch die Verhinderung eines stärkeren Fettansatzes, so daß hier die Differenzzahlen ziemlich genau in der Mitte zusammenkommen.

Was sich mit all diesen rein mathematischen Behandlungsweisen erreichen läßt, das ist eine überzeugende Herausarbeitung der beiden stärkstbeteiligten Habitusformen, nämlich des starken Gehaltes an Asthenikern bei den Schizophrenen, an Pyknikern bei den Zirkulären; und zwar ganz im allgemeinen in ihren groben Grundsymptomen. Daß im schizophrenen Formkreis noch andere Habitusformen mit darin sind, das deutet sich in der stärkeren Unebenmäßigkeit und der Neigung zur Mehrgipfligkeit und stärkeren Verzettelung der schizophrenen Kurven noch eben an. Die mathematische Behandlung macht das, was sie zu erreichen vermag, unwiderleglich. Sie vermag uns aber nur ein sehr grobes, abstraktives Grundgerüst zu geben und nicht die ganze Fülle und den Reichtum der empirischen Erscheinungen voll zu erfassen. Die Methode der zahlenmäßig nach Möglichkeit unterstützten und ausgebauten anschaulichen Typisierung wird daher zunächst die Grundmethode der Konstitutionsforschung bleiben müssen, so wie sie die Grundmethode der klinischen Medizin schon immer gewesen ist; die feine Ausbildung in der subtilen Beschreibung des sinnlich Wahrnehmbaren und die typenmäßige Zusammenfassung der häufiger zusammen vorkommenden Erscheinungen hat unsere medizinische Wissenschaft geschaffen, und die Mathematik ist mehr und mehr als wertvolle Ergänzung hinzugetreten[1]).

4. Die überkreuzten Psychosen.

Sehr interessante klinische Gesichtspunkte scheinen sich nun aus der Untersuchung der überkreuzten Psychosen zu ergeben, d. h. etwa der Schizophrenen mit pyknischem und der Zirkulären mit asthenischem Körperbau. Wir hatten aus methodischen Gründen bisher die klinische Diagnose und die Körperbaudiagnose an unserer Klinik je gesondert behandelt und die getrennten Untersuchungen schriftlich festgelegt. Mauz hat nun im Sommer 1923 sämtliche Fälle unserer Klinik gesammelt, wo entgegen der klinischen Diagnose „Schizophrenie" ein pyknischer Körperbau diagnostiziert worden war. Es waren etwa 4% unseres Schizophreniematerials. Dabei ergab sich die auch für uns überraschende Tatsache, daß von den insgesamt 7 Fällen 6 einen ausgesprochen periodischen Verlaufstypus zeigten. Die Einzelerkrankungen von vorwiegend schizophrener Symptomatik zeigten eine Dauer zwischen 3 Wochen und einem halben Jahr; zwischen diesen Krankheitsanfällen bekamen die Patienten dann lange freie Intervalle von 1—7 jähriger Dauer, in denen kein einziger von ihnen

---

[1]) Wie gut auch nach der anschaulich deskriptiven Seite hin Anthropologie und klinische Medizin zusammenarbeiten, hat sich daran gezeigt, daß die Münchener anthropologischen Nachuntersuchungen Henckels an Zirkulären und Schizophrenen auch hinsichtlich der anschaulichen Typisierung der Körperformen, wie hinsichtlich der deskriptiven Charakterisierung der vielen bezeichnenden Einzelstigmen eine volle Übereinstimmung mit unserm Resultaten in allen wesentlichen Punkten ergeben haben.

anstaltsbedürftig, ein Teil sogar immer wieder voll berufsfähig war, und zwar auch in geistig arbeitenden Berufen. Mauz hat sich persönlich davon überzeugt, Bei einem der Pat. sind schon 6—7 derartige periodische Krankheitsanfälle im Lauf seines Lebens festgestellt. Der Verlaufstypus dieser Psychosen war z. T. ein sehr streng cyclischer, so daß die Angehörigen von sich aus angaben, sie könnten immer voraussagen, wann die Krankheit wieder ausbrechen werde. Der 7. von unseren 7 pyknischen Schizophrenen hat ebenfalls einen geheilten schizophrenen Schub hinter sich, mit Wiederherstellung der Berufsfähigkeit als Lehrer. Der weitere Verlauf bleibt abzuwarten. Symptomatisch zeigten diese Psychosen neben abundanter kosmischer Wahnbildung und katatonen Mechanismen eine für Schizophrene ungewöhnliche dauernde Mitteilsamkeit, Zugänglichkeit und leichte Explorierbarkeit, vielfach auch gewisse hypomanische Einschläge, besonders zu Beginn und Ende der Psychose. Von hier dürfte vielleicht einiges Licht auf die alte Streitfrage der sog. periodischen Paranoia (Thomsen, Kleist u. a.) und auf verwandte klinische Probleme der sog. Degenerationspsychosen (Schröder) fallen. Es liegt auf der Hand, welche prognostische Wichtigkeit in solchen Fällen der Körperbau gewinnen kann, wenn man sich natürlich auch vor der Verallgemeinerung hüten muß, jeder Pykniker mit schizophren gefärbter Psychose müßte nun ein Periodiker sein oder eine milde paraphrene Verlaufsform zeigen.

Ähnlich verhalten sich die Zahlen Hoffmanns, die er bei einer Untersuchung über direkte Vererbung von Dementia praecox (Eltern- und Kinderpsychosen) am Rüdinschen Institut gewann, einem Material, das deshalb für unsere Zwecke sehr günstig war, weil es einen hohen Prozentsatz von atypischen Schizophrenien mit remittierendem Verlaufstypus und entsprechend relativ viel Pykniker enthielt. Hoffmann fand folgende zahlenmäßige Beziehungen:

1. Remittierende Schizophrenien.

Pyknisch und pyknische Mischformen . . 14
Asthenisch 6
Sonstige Körperbauformen 7

2. Einfach progrediente Schizophrenien (klassische Verlaufsformen).

Pyknisch und pyknische Mischformen . . 2
Asthenisch 12
Sonstige Körperbauformen 5

Wir sehen also auch hier eine sehr auffallende Häufigkeitsbeziehung zwischen periodisch remittierender Schizophrenie und pyknischem Habitus einerseits, zwischen klassisch progredienter Schizophrenie und asthenischem Habitus andererseits. Dies wird noch deutlicher bei Hoffmanns Zusammenfassung nach Pyknikern und Asthenikern:

Von 16 Pyknikern waren 14 remittierend, 2 einfach progredient,
„ 18 Asthenikern „ 5 „ 13 „ „

Die prognostische Wichtigkeit dieser Feststellungen liegt auf der Hand.

Entsprechende Affinitäten fand Hoffmann bei Gruppierung seines schizophrenen Materials nach der Art der präpsychotischen Persönlichkeit:

Von 39 Schizothymikern waren 12 remittierend, 27 einfach progredient,
„ 17 Mischformen   „   11   „   6   „   „
„ 13 Zyklothymikern   „   10   „   3   „   „

J. H. Schultz hat mit Bezug auf unsere Feststellungen zwei schizophrene
Psychosen von periodischem Verlaufstypus bei pyknischem Körperbau im einzelnen geschildert. Auch Wyrsch betont, daß unter einem großen Anstaltsmaterial
die pyknischen Schizophrenen durch ihre affektive Ansprechbarkeit sich von ihrer
„blöden", autistischen Umgebung auf den ersten Blick abheben, daß man echten
Rapport mit ihnen habe und daß sie wegen ihrer „Gemütlichkeit" oft die Lieb-
linge des Wartepersonals seien.

Entsprechende Beobachtungen über Schizophrene mit pyknischem Habitus
scheint auch Bleuler, nach jüngsten mündlichen Mitteilungen, an seinem Material mehr und mehr zu erheben. Wie denn Bleuler überhaupt als empirischer
Beobachter, im Gegensatz zu manchen rein theoretischen Stellungnahmen, die
Begriffe der Legierung, Überkreuzung und des Erscheinungswechsels sofort als
grundsätzliche allgemeinbiologische Gesichtspunkte erkannt hat, die sich an
großen Erfahrungsreihen allenthalben prüfen und bestätigen lassen. Die Erfahrung muß hier überall vor die Theorie, und die allgemeine biologische Erfahrung
vor enge klinisch-psychiatrische Einteilungsprinzipien gestellt werden. Wer hier
urteilen will, der darf die Konstitutionsverhältnisse bei den zirkulären und schizophrenen Psychosen nicht als eine autistische Insel für psychiatrische Klassifika-
toren und Begriffsspezialisten reservieren wollen, sondern er muß dieses Gebiet
sehen als das, was es ist: einen winzigen und unzertrennlich verbundenen Aus-
schnitt aus einem ungeheuren Tatsachenmaterial der alltäglichen allgemein-
menschlichen Erfahrung und der gesamtbiologischen Forschung überhaupt.
Zum mindesten müßte man die schönen Phänomene des Erscheinungswechsels
bei den Rehoboter Bastards von Eugen Fischer oder die schönen Überkreuzun-
gen erst vergleichen, die sich etwa bei der Bastardierung von warm- und kalt-
blütigen Pferderassen, nicht nur zwischen den somatischen Teilkomplexen ihrer
Konstitution, sondern auch zwischen Körperbau und Temperament, ganz analog unseren Erfahrungen bei Psychosen, ergeben; Dinge, die durch die häufige
hereditäre Zusammenfügung nicht zusammengehöriger Merkmalsgruppen die
Züchtung bestimmter Mischkonstitutionen beim Pferde, wie z. B. des englischen
Jagdpferdes, bekanntlich so kostspielig machen.

Ähnlich bemerkenswerte Resultate wie bei den pyknischen Schizophrenen
scheinen sich auch im umgekehrten Fall, nämlich bei den Zirkulären mit
asthenischem Körperbau zu ergeben. Mauz hat zunächst unter unserem
weiblichen Material 12 solcher Fälle gesammelt; Fälle, wo klinisch Melancholie,
Depression, zirkuläre Psychose u. ä., somatisch aber asthenischer Körperbau
diagnostiziert worden war. Bei der Berechnung ergab sich, daß die durchschnittliche Krankheitsdauer der pyknischen zirkulären Frauen $5^{1}/_{2}$ Monate betrug, die
der Asthenikerinnen dagegen jetzt schon $16^{1}/_{2}$ Monate, wobei zu bemerken ist,
daß bei der kürzlichen Katamnese die Mehrzahl von diesen asthenischen Frauen
noch nicht geheilt waren. Was das klinische Bild betrifft, so fanden sich unter
diesen Asthenikerinnen vielfach gerade solche Bilder, wie sie schon Kraepelin
in der Melancholiefrage immer beschäftigten: morose, starre, torpide, wenig zu-

gängliche Formen, öfters mit reichlichem Hervortreten von Verfolgungsideen und z. T. auch Zwangsvorstellungen. Auch hier dürften sich also vielleicht bemerkenswerte prognostische und klinisch systematische Resultate ergeben, wenn man mit der nötigen Vorsicht zu Werke geht und erst noch größere Erfahrungsreihen von einheitlich geschulten Beobachtern sammelt.

Die Frage der konstitutionellen Legierungen, speziell zwischen zirkulären und schizophrenen Psychosen hat Smith in seinem mit ausgedehnten Stammtafeln ausgestatteten Werk in Angriff genommen. Er untersuchte 10 Familien mit konvergierender ungleichartiger Belastung, ferner 9 Familien, wo ein Kind eines manisch-depressiven Elters in einem schizophrenen Zustand endigte. Bei den ersteren 10 Familien waren in der 1. Filialgeneration unter 60 Kindern 20 geisteskrank, in den weiteren Filialgenerationen gab es 17 psychotische Kinder.

Smith kommt zu folgenden Resultaten:

1. Wenn mehrere ungleichartige Anlagen von einem Elternpaar zusammengebracht werden, gibt es Anlaß zu dem Auftreten zahlreicher Psychosen in der Deszendenz.

2. Etwa die Hälfte der Psychosen erscheint als reine manisch-depressive oder als reine schizophrene Bilder; die andere Hälfte als Mischpsychosen: wir haben hier „Ursteinpsychosen“, wobei die zuerst manisch-depressiv erscheinenden Krankheitsanfälle zuletzt doch in schizophrenen Endzustand ausgehen (der Name ist von der früheren Monographie Ursteins genommen, der die Übergangs- und Mischformen zwischen dem zirkulären und schizophrenen Formkreis rein klinisch behandelte); oder diese Mischpsychosen haben die Form kontinuierlicher Psychosen, in denen bestimmte Abschnitte als manisch-depressive Zustände imponieren, oder in denen vielleicht nach 20 jähriger Dauer eines schizophrenen Zustandes wieder manisch-depressive Stimmungselemente zu spüren sind. Oder es kommt zu remittierenden Psychosen, in welchen abwechselnd der eine Anfall schizophren, der andere zirkulär gefärbt ist. Auch entsprechende epileptische Zumischungen können bei epileptischem Erbeinschlag beobachtet werden.

3. In der weiteren Deszendenz persönlich gesunder Individuen, die Geschwister von Patienten mit atypischen Psychosen sind, können wieder Mischpsychosen auftreten.

4. Die Kreuzung schizophren × manisch-depressiv ergibt anscheinend mehr schizophrene Kinder, als die Kreuzung schizophren × gesund.

Die Arbeit von Smith kommt also zu ähnlichen Resultaten, wie die Untersuchungen von Hoffmann, Kahn und von mir, daß nämlich die zirkuläre und die schizophrene Erbanlage sich nicht ausschließen, daß vielmehr eine Reihe von atypischen endogenen Psychosen nichts anderes sind, als echte Mischpsychosen aus manisch-depressiven und schizophrenen Elementen. Dieses Resultat wird noch viel deutlicher, wenn man die hereditäre mit der Körperbauuntersuchung kombiniert. Zwischen dem zirkulären und dem schizophrenen Formkreis liegt ein breites Mischgebiet von intermediären Psychosen. Am besten läßt sich das an alten Anstaltsfällen mit lange überblickbarem Verlauf nachweisen, z. B. an den chronischen, schlecht heilenden Verlaufsformen des manisch-depressiven Irreseins und an den paranoiden Grenzgebieten der Schizophrenie. Eine umfassende Untersuchung dieser intermediären Psychosen ist an unserer Klinik im Gange.

5. Gynäkologische, sexuologische, internistische Befunde.

Auch über die Beziehungen unserer psychiatrischen Konstitutionstypen zu anderen medizinischen Disziplinen liegen eine Reihe von Untersuchungen vor Von gynäkologischer Seite[1]) hat M a t h e s geäußert, daß er den pyknischen und den schizoiden Typus an seiner Klinik schon seit Jahren beobachte. Er möchte die Schizoiden teilweise als intersexe Typen im Sinne von G o l d s c h m i d t an-sprechen. Nach M a t h e s liegt die körperlich asthenisch-hypoplastische, psy-chisch schizoide Patientin des Gynäkologen bei der Entwicklung ihrer geistiger und körperlichen Persönlichkeit in stetem Kampf mit den disharmonischen Im-pulsen ihrer zweideutigen, bzw. infantilen Geschlechtlichkeit. Der Kampf spitz' sich jedesmal zu, wenn sie in Fragen der Sexualität körperlich oder geistig zu einer Entscheidung gezwungen wird, so bei Menstruation, Heirat, Geburt, Ehe-konflikten und Klimakterium. Auch das gesteigerte Haften sexueller Infantil-erlebnisse bei schizoiden Neurotikern bringt M a t h e s mit dieser Konstitutior in Zusammenhang, denn alles Sexuelle ist dem Intersexuellen ein Problem.

Ganz ähnliche Erfahrungen machte H i r s c h , der an seinem gynäkologischer Sprechstundenmaterial eine Statistik über die Konstitutionszugehörigkeit de: Dysmenorrhöe anlegte und dabei zu folgenden Prozentzahlen kam: unter der Dysmenorrhoischen fanden sich Schizoide mit asthenischem Körperbau 85% mit dysplastischem Körperbau 13%, dagegen pyknisch-zyklothyme Persönlich-keiten nur 2%. — 40% der Dysmenorrhoischen zeigten deutliche Mängel de: Sexualität und Übergänge zum anderen Geschlecht. Dagegen gehörten die meisten Myomkranken dem pyknisch-zyklothymen Typus an.

Sehr eingehende Untersuchungen hat die F r ä n k e l sche S c h u l e , F r ä n k e: selbst und später seine Schüler H a u c k und K ö h l e r angestellt. F r ä n k e l wies an 176 Dementia-praecox-kranken Frauen nach, daß 72% infantilistische Ver-änderungen des Genitale in ausgeprägter Form darboten. Mit Einschluß de: Untersuchungen seiner Schüler liegen darüber mehrere hundert Beobachtunger vor. Das Z u s a m m e n t r e f f e n v o n D e m e n t i a p r a e c o x m i t G e n i t a l h y p o-p l a s i e ist darnach eine „Koinzidenz von großer, leicht nachzuprüfender Kon-stanz $(70\text{—}80\%)$"; auch bei normalem Gesamtkörperbau findet sich nack F r ä n k e l hier häufig ein rein lokaler Genitalinfantilismus. Er bemerkt, daß ir der gynäkologischen Praxis niemals so gehäufte Hypoplasien gefunden werden, wie bei den Dementia-praecox-kranken.

G e l l e r hat bei 7 von 8 im geschlechtsreifen Alter stehenden Frauen einer einwandfreien, z. T. recht erheblichen, sowohl anatomischen, wie funktioneller Hypogenitalismus mit Dementia praecox vergesellschaftet gefunden. Die Ova-rien waren meist kleiner als normal, mit geringer Zahl und Tätigkeit der Follikel: sie machten einen „toten" Eindruck. Die Uteri waren öfters klein, von kindlicher Proportionen, die Uterusschleimhaut zeigte Kleinheit der Zellen, Engigkeit der Drüsen und fehlende cyclische Proliferationstätigkeit.

Interessante Beobachtungen zu diesem Thema hat auch K r o n f e l d an einem großen Material von Sexualpsychopathen gebracht. Er stellte fest, daß unter bestimmten Typen von Intersexen, besonders unter den Transvestiten, sich die

---

[1]) Das rege Interesse, das in manchen gynäkologischen Kreisen für psychisch-kon-stituelle Fragen herrscht, kommt auch in den Arbeiten von W. L i e p m a n n zum Ausdruck.

körperlichen und psychischen Züge der schizoiden Konstitution ganz besonders
häufen; sie gehören körperlich fast alle dem asthenischen Typus mit eunuchoider
Tendenz an, daneben finden sich auch teilweise noch hypophysär-akromegaloide
und athletische Züge. Psychisch, sagt Kronfeld, sind sie die vielleicht aus-
gesprochensten Schizothymen, denen man unter den Perversen überhaupt be-
gegnet. A. Weil stellte unter etwa 300 Homosexuellen ungefähr $70^0/_0$ lang auf-
geschossene, schlanke Astheniker fest, die großenteils zugleich eine Tendenz zu
eunuchoiden Proportionen des Skeletts aufwiesen. Die von Maier-Zutt bezüglich des Eunuchoids dagegen gemachten Einwendungen werden von Kronfeld
zurückgewiesen, weil diese sich nur auf 6 Fälle stützen. Kronfeld bestätigt
außerdem die sehr häufige sexuelle Triebschwäche der schizoiden Konstitutionstypen, ferner ihre Neigung zu mangelhafter Libidofixierung an die Genitalfunk-
tion, zu infantilen Einstellungen, zum Schillern der Triebrichtung ins Perverse
und zu Sexualneurosen.

Nimmt man diese gynäkologischen und sexuologischen Befunde zusammen,
so sieht man, daß sie mit den umgekehrt von der psychiatrischen Seite her gemachten Untersuchungen von mir und Beringer-Düser über Körperbau und
Sexualkonstitution der Schizophrenen genau ineinandergreifen. Man wird immer
nachdrücklicher auf die innigen Teilzusammenhänge zwischen dem schizophrenen
bzw. schizoiden Formkreis und den Entwicklungsstörungen der körperlichen und
psychischen Sexualkonstitution hingewiesen. Während umgekehrt auch die
gynäkologischen Erfahrungen die durchschnittlich gute sexuelle Differenziertheit der pyknisch-zyklothymen Konstitution bestätigen.

Im übrigen sind wohl Internisten und Psychiater am stärksten auf gegenseitige Zusammenarbeit in der Konstitutionsforschung angewiesen. Auch hier
liegen schon einige Versuche namhafter Forscher vor, internistische Gesichtspunkte an unsere psychiatrische Typenlehre heranzubringen, und zwar von
Otfried Müller, der von seinem speziellen Forschungsgebiet über Gefäßsystem
und Capillaren und von Peritz, der von seinem Begriff der Spasmophilie der
Erwachsenen dabei ausgeht; eine hübsche kleine Spezialstudie von Tscherning
über körperlichen und seelischen Habitus der Magengeschwürkranken schließt
sich hier an.

Peritz sagt auf Grund vieler Untersuchungen: Menschen, die an Schizophrenie erkranken, sind stets Spasmophile. Auf dieselben körperlichen und psychischen Stigmen, die ich von der Schizophrenie ausgehend fand, stößt Peritz
bei der Untersuchung der Spasmophilen. Menschen mit der spasmophilen Übererregbarkeit der peripheren Muskulatur und nervösen Hypertonie der Blutgefäße
haben einen bestimmten äußeren Habitus. Mit Ausnahme eines geringen Prozentsatzes von Übermuskulären oder Pastös-Fetten handelt es sich um blasse,
grazil-schlanke Menschen mit asthenischem Thorax und verhältnismäßig langen
Beinen und Armen. Auch Peritz stößt bei diesen Menschen wieder auf die
Minderwertigkeit der Keimdrüse als häufigsten endokrinen Befund, den er auf
den bei ihnen von Hause aus bestehenden Status thymico-lymphaticus zurückführt. Psychisch sind sie ausgesprochen nervös, meist sehr feinfühlig und ästhe-
tisch begabt, andererseits zerfahren, aufgeregt, unruhig und hastig. Es ist über-
raschend, sagt Peritz, welche Ähnlichkeit zwischen den Charakterzügen der
Spasmophilen und denen besteht, welche Kretschmer als Schizophrene schildert.

Denselben vasoneurotischen Symptomkomplex, wie ihn hier Peritz im Auge hat, beschreibt Otfried Müller: Die Individuen mit den nervös gespannten Arterienrohren, der spastischen Scheinanämie des Gesichts und den blauen, kalten und feuchten Händen mit den erweiterten subpapillären Venenplexus. Auch O. Müller stellt fest, daß dieser Typus häufig und ausgesprochen beim schizothymen Astheniker sich findet; und er bringt die Affektivität dieser Schizothymiker in einer sehr geistreichen Weise mit der Dysergie ihres Gefäßsystems, speziell ihrer Capillaren, mit dem darin zu beobachtenden Wechsel von Krampf und Atonie in Parallele.

Eine andere Form vasomotorischer Diathese beobachtet O. Müller beim zyklothymen Pykniker. Er nimmt dafür, neben dem stillen Depressiven, vor allem als Beispiel den auch in der internistischen Sprechstunde so bekannten „kleinen, dicken Hypomanicus, der bei jeder Gelegenheit in rasch aufbrausendem, freilich auch rasch wieder verfliegendem Zorn seinen roten Kopf bekommt". Im Gegensatz zum schizothymen Astheniker zeigt der zyklothyme Pykniker nach Otfried Müller folgendes Gefäßbild: gerötetes Gesicht, bis zur Ausbildung grob und weithin sichtbarer capillärer bzw. venöser Gefäßerweiterungen, besonders im Bereich der Wangen und der Nase; capillarmikroskopisch nachweisbare starke Gefäßinjektionen an der oberen Brusthaut, bei geringerer Neigung zum Erythema pudicitiae; ferner kleine Venektasien in der Gürtelgegend und an den unteren Extremitäten; dagegen hat der Pykniker an den Extremitätenenden seltener stärkere Capillarveränderungen; seine weichen, breiten, aber kurzen Hände sind meist gleichmäßig warm und normal gefärbt; die peripheren Arterien erscheinen viel länger zart und geradlinig, wie beim Astheniker, und doch kommt es viel häufiger zu schweren Zwischenfällen infolge von Gehirn-, Herz- oder Nierensklerose. Entsprechend stellt dieser Typus die Hauptzahl der echten Arteriosklerotiker. Infolge seines Mangels an Nervosität wird der Pykniker wenig durch Ermüdungsgefuhle gewarnt und geht darum manchmal früher zugrunde, als der Nervenschwache.

Auf speziellere internistische Dispositionen der Astheniker und Pykniker sei hier nicht näher eingegangen; alles Wesentliche hierüber findet sich bei J. Bauer. Die alte Lehre, daß Astheniker mehr zur Tuberkulose, Pykniker mehr zu Gicht, Fettsucht, Diabetes und Rheumatismus neigen, enthält wahrscheinlich viel gutes Beobachtungsmaterial; genauere statistische Durchprüfungen wären aber sehr erwünscht, da im einzelnen sich immer wieder Widerspruch erhebt. Eine genauere internistische Durchforschung könnte auch für die psychiatrische Temperamentslehre nach ihrer blutchemischen Seite hin möglicherweise aufschlußreich werden. — Über das Magengeschwür liegt von Tscherning eine solche eingehende konstitutionsstatistische Untersuchung vor. Er findet bei seinen Ulcuskranken körperlich eine entschiedene Vorherrschaft der asthenischen Züge, psychisch eine vorwiegend nervös-psychasthenische, intellektuell und gemütlich verfeinerte Struktur.

Neben der Sexualkonstitution scheinen sich also tiefgreifende Unterschiede zwischen unsern beiden psychiatrischen Formkreisen vor allem auf dem Gebiet des Vasomotoriums, des Blutgefäßsystems überhaupt als gemeinsames Resultat der Untersucher herauszuschälen. Stoffwechselchemische Differenzierungen werden sich möglicherweise bald anschließen. Die bisherigen Feststellungen der

Untersucher gerade über Sexualkonstitution und Vasomotorium sind uns deshalb so wichtig, weil es sich hier um zwei für die Affektivität, das Temperament und damit für die charakterologischen und psychotischen Dispositionen des Individuums kardinale Faktoren handelt.

6. Untersuchungen an Gesunden.

Endlich ist auch mit der konstitutionspsychologischen Untersuchung von Gesunden begonnen worden. Coerper hat ein großes Material von 6000 Schulkindern körperbaumäßig typisiert und behauptet, daß die von mir beschriebene Korrelation zwischen Körperbau und Temperament schon bei den Kindern erkennbar wäre. Dies sei für die Behandlung der kindlichen Neurosen von Wichtigkeit. Ebenso lasse sich an Hand des Körperbaus bei 14jährigen die ungefähre Richtungstendenz ihrer spontanen Berufswünsche in der Mehrzahl der Fälle voraussagen und so für die ärztliche Berufsberatung ausnützen.

Übrigens haben Sioli, Kloth und Meyer auch an nicht psychotischen zykloiden und schizoiden Psychopathen Messungen durchgeführt und die ,,engen Beziehungen der zykloiden Persönlichkeit zum pyknischen Körperbau, der schizoiden Persönlichkeit zum unpyknischen Körperbau" festgestellt.

Aufschlußreich ist eine experimentelle Untersuchung mit Hilfe des Rorschachschen Formdeuteversuchs, die Munz an 100 psychisch gesunden Personen (59 Pykniker, 41 schizaffine, vorwiegend leptosome bzw. asthenische Typen) durchführte, die er rein nach ihrem körperlichen Habitus aus der geistig gesunden Bevölkerung heraussuchte und unter die er einige Psychopathen bzw. früher krank gewesene Individuen desselben Körperbaues zum Vergleich mit einmischte. Hierbei ergaben sich bei einer genauen statistischen Auswertung in einem überwiegenden Prozentsatz tiefgreifende Unterschiede in den Anschauungs- und Vorstellungstypen, wie in der begleitenden Affektivität bei beiden Gruppen. Zunächst verweigerten charakteristischerweise von den Asthenikern eine nicht unbeträchtliche Anzahl die Anstellung des Versuchs, während dies bei den Pyknikern fast gar nicht vorkam. Sodann unterschied sich die trockene, manchmal pedantische Sachlichkeit der meisten Astheniker bei der Bildbeschreibung von der naiven, gefühlsmäßigen Stellungnahme der Pykniker. Bei den Pyknikern fiel auf die zahlenmäßige Häufigkeit koloristischer Angaben, und zwar sowohl über Farben, wie über Helligkeitsunterschiede, sodann die Bevorzugung von Gegenständen und Landschaften in der Bildbeschreibung; endlich die bestimmte, einmalige Zusammenfassung des Formkomplexes zu einem einheitlichen Gesamtgegenstand, auf den dann auch alle Einzelheiten weiterhin bezogen wurden. — Im Gegensatz zu den Farbantworten der Pykniker traten bei den Leptosomen die Bewegungsantworten wesentlich stärker hervor; sie lasen aus den dargebotenen Formmassen mit viel größerer Häufigkeit bewegt gesehene Menschenfiguren heraus, Gesichter, Tänzer, Fratzen, Traumgestalten, irreale Bilder; sie zeigten geringere Tendenz zur Gewinnung eines einheitlichen Gesamtbildes, ließen vielmehr heterogene Dinge auf derselben Tafel nebeneinander bestehen.

Insgesamt fand Munz in 87$^0/_0$ seiner Fälle die typische somatopsychische Kombination (pyknisch-zyklothym, asthenisch-schizothym), in 6$^0/_0$ Überkreuzung zwischen Körperbau und Temperament und in 7$^0/_0$ einen verwaschenen psychischen Habitus bei prägnantem Körperbau. Bei den Pyknikern allein war die Übereinstimmung noch häufiger: nämlich $93^0/_0$ der Pykniker zeigten zyklothymes Temperament.

Viernstein hat ein Material von 150 Zuchthausinsassen charakterologisch und · körperbaumäßig durchgeprüft und kommt in seinen Abhandlungen über das Stufensystem im Strafvollzug zu dem Resultat, daß die Typisierung nach zyklothymer und schizothymer seelischer Anlage zusammen mit den korrespondierenden Erscheinungen am körperlichen Habitus „den wertvollsten, zuverlässigsten Anhaltspunkt bieten zur Beantwortung der Frage der Besserungsfähigkeit oder Unverbesserlichkeit" des Verbrechers. Er fand unter seinen 150 Fällen 82 Besserungsfähige, 24 Unverbesserliche, der Rest war prognostisch unbestimmbar. Die konstitutionelle Verteilung zeigt folgende Tabelle Viernsteins:

Von 24 Unverbesserlichen waren

schizothymer Konstitution	14
zyklothymer „	3
Mischtypen	7
	24 Mann

Von 82 Besserungsfähigen waren

schizothymer Konstitution	17
zyklothymer „	53
Mischtypen	12
	82 Mann.

Viernstein folgert hieraus das Übergewicht der schizothymen Konstitution bei den Unverbesserlichen, der zyklothymen Konstitution bei den Besserungsfähigen: „Der schizothyme Reaktionstypus ist unter normalen wie psychopathischen Rechtsbrechern seltener der Resozialisierung zugänglich als der zyklothyme".

Tramm[1]) konnte als Leiter des psychotechnischen Laboratoriums der Berliner Straßenbahn an vielen tausend Straßenbahnführern Beobachtungen machen, die den Zusammenhang zwischen Körperformen und Charaktereigenschaften wahrscheinlich machen. „Besonders zeigten sich die asthenischen und athletischen Typen unter den Betriebsräten und Krakeelern in der Mehrzahl, während die pyknischen sich auch in der politisch und wirtschaftlich unruhigen Zeit kaum bemerkbar machten. Auf Grund dieser Erfahrung war ich schon früher zu der Ansicht gekommen, daß die Leute mit dem dicken Kopf sich in dieser Zeit besser bewährten".

Tramm hat u. a. folgenden Versuch gemacht: er ließ in einem Großbetrieb eine Liste der 46 hervorragendsten Arbeitnehmer (Betriebsräte) zusammenstellen und sie von unparteiischen Beurteilern aus dem betreffenden Betrieb in kurzen, ein für allemal gewählten Stichworten hinsichtlich ihres körperlichen (hagermager, derbknochig-kräftig, untersetzt-dick) und psychischen Habitus (harmlos, Großschnauze, Hetzer, Phantast u. dgl.) charakterisieren. Bei diesem im unwissentlichen Versuch durchgeführten Verfahren ergab sich trotz der primitiven Methodik doch bereits eine starke Korrelation im Sinne unserer psychophysischen Typisierung: Die pyknischen Typen („dick-untersetzt") stellten den über-

---

[1]) Briefliche Mitteilung.

wiegenden Prozentsatz der als „dumm", harmlos-gutmütig und harmlos-großsprecherisch charakterisierten Betriebsräte, die hageren Astheniker dagegen die Mehrzahl der ernsthaft-schroffen Naturen, der Hetzer und Intriganten, ferner sämtliche idealistischen Phantasten. Bei den wenig zahlreichen Athletikern ergab diese Statistik kein eindeutiges Resultat. Es fanden sich unter den Betriebsräten insgesamt 52% Astheniker, 13% Athletiker und 35% Pykniker.

Tramm glaubt auf Grund seiner Ergebnisse eine recht „hohe Übereinstimmung zwischen Theorie und Praxis" nachweisen zu können und möchte die Konstitutionstypenlehre vor allem zur Erforschung des „Gruppengeistes" der Betriebe bzw. zur Ermittlung der zweckmäßigsten Mischungsverhältnisse der verschiedenen Temperamente innerhalb einer Arbeitsgemeinschaft psychotechnisch auswerten[1]).

Eine recht umfassende experimentalpsychologische Durchprüfung unserer Konstitutionstypen hat van der Horst an der Klinik von Wiersma in Groningen vorgenommen, wobei er immer nebeneinander einerseits eine Gruppe von zirkulären und von schizophrenen Psychosen, andererseits Serien von Gesunden mit ausgesprochen pyknischem und mit ausgesprochen leptosomem Körperbau denselben psychologischen Experimenten unterzog. Er bestätigt zunächst auch für sein holländisches Material das ausgesprochene Vorwiegen der Pykniker unter den Zirkulären und der Leptosomen unter den Schizophrenen (s. Tab. 2).

Bei der Bestimmung des „psychischen Tempos" mit Hilfe von Fingerbewegungen, die die Versuchspersonen in der ihnen bequemsten Schnelligkeit ausführen, ergaben sich ihm innerhalb 10 Sekunden bei den gesunden Leptosomen durchschnittlich 27, dagegen bei den gesunden Pyknikern nur 12 Fingerbewegungen, entsprechend bei den schizophrenen Patienten durchschnittlich 19, dagegen bei den Zirkulären nur 9 Fingerbewegungen in 10 Sekunden; es bleiben also sowohl in den kranken wie in den gesunden Serien die Zyklothymiker hinter den Schizothymikern deutlich im Tempo zurück.

Ferner ergaben sich starke Unterschiede bei Prüfung mit den üblichen psychotechnischen Lichtbrettversuchen (Auftauchen verschiedenfarbiger Signallampen), wie aus folgender Tabelle zu entnehmen ist. (Die Zahlen bedeuten bei den beiden vorderen Spalten jedesmal die durchschnittlichen Reaktionszeiten, je nachdem ablenkende Reize in den Reaktionsversuch eingeschaltet sind oder nicht.)

Tabelle 5 (nach van der Horst).

	Leptosom			Pyknisch		
	Mit Ablenkung	ohne Ablenkung	Zahl der Fehler	mit Ablenkung	ohne Ablenkung	Zahl der Fehler
Gesund	0,58	0,31	5,6	0,62	0,26	2,7
Krank	0,72	0,45	7,8	0,89	0,39	4,9

Auch hier ergibt sich nach Horst wieder die enge Gemeinsamkeit in der psychologischen Reaktionsweise zwischen Gesunden und Kranken desselben Konstitutionstypus, sofern jedesmal bei den Leptosomen die Reaktionszeiten

---

[1]) Tramm will seine Untersuchungen in einem Buch über „Menschenbehandlung" später veröffentlichen.

der ersten und zweiten Spalte viel dichter zusammenliegen als bei den Pyknikern, während die Fehlerzahlen bei jenen größer sind als bei diesen. Van der Horst führt diese eigentümlichen zahlenmäßigen Unterschiede auf die psychischen Mechanismen der Sperrung und der Hemmung zurück. — Man könnte sich auch denken, daß die größere seelische Spaltbarkeit der Schizothymiker einerseits ihre größere Zerstreutheit (Fehlerzahlen), andererseits ihre geringere Störbarkeit durch die konkurrierenden Reize des Ablenkungsversuchs bedingte.

Weiterhin bestimmte van der Horst an der rotierenden Farbscheibe, bei welcher Drehungsgeschwindigkeit die Vermischung der Kontrastfarben eintritt.

Das Resultat ergibt folgende Tabelle. (Die Zahlen bedeuten die Zahl der Umdrehungen der Scheibe.)

Tabelle 6 (nach van der Horst).

	Leptosom	Pyknisch
Gesund . .	1698—1697	1136—1152
Krank . .	1565—1561	777—798

Er findet also, daß sowohl bei den Gesunden wie bei den Kranken die Leptosomen erheblich höhere Tourenzahlen zur Farbvermischung brauchen als die Pykniker.

Endlich bestimmt er den „Bewußtseinsumfang“[1]) durch tachistoskopische Darbietung von Buchstabentafeln von 5—9 Lettern (Expos. 0,1 Sek.). Der „Bewußtseinsumfang“, gemessen nach der Zahl der richtigen und falschen Angaben, ist von ihm in folgender Tabelle zusammengestellt:

Tabelle 7 (nach van der Horst).

	Leptosom		Pyknisch	
	Umfang	Fehler	Umfang	Fehler
Studenten	66	4	76	3
Ungebildete Geistesgesunde . .	41	9	48	6
Leichte Psychosen	37	8	42	6
Schwere Psychosen	19	13	23	9

Bei dieser Tabelle fällt also der durchgängig größere „Bewußtseinsumfang“ und die geringere Fehlerzahl sämtlicher pyknischer Serien gegen die entsprechende Leptosomenreihe auf.

Van der Horst faßt seine experimentalpsychologischen Resultate folgendermaßen zusammen: „Auf welchem Gebiet man auch untersucht, sei es psychisches Tempo, Sperrung und Hemmung, sei es Sekundärfunktion oder Bewußtseinsumfang, stets zeigte sich eine ausgesprochene Korrelation zwischen den gesunden leptosom gebauten Menschen und den Dementia-praecox-Patienten einerseits, zwischen den gesunden pyknischen Körperbautypen und den manisch-

---

[1]) Die theoretischen Termini des Autors bzw. die darin liegenden psychologischen Interpretationen sind vielleicht nicht immer ganz glücklich. Wir interessieren uns hier nur für die zahlenmäßigen Versuchsergebnisse als solche. Eine Nachprüfung dieser Ergebnisse ist an unserer Klinik im Gang. Bis dahin müssen wir uns die Stellungnahme zu den einzelnen Versuchen vorbehalten.

depressiven Patienten andererseits; was auf einen nahen Zusammenhang zwischen der psychischen Struktur der Leptosomen und Schizophrenen, und eine feste Relation zwischen dem psychischen Bau der Pykniker und der Zirkulären hinweist".

Sehr hübsch und einfach ist noch folgender Fragebogenversuch van der Horsts. Er nimmt 34 gesunde Versuchspersonen, deren Körperbau vorher bestimmt wird (17 Leptosome, 17 Pykniker) und legt ihnen folgenden Fragebogen zur Selbstdiagnose vor: „Sind Sie: still und einsilbig, schüchtern, reizbar, idealistisch, zur Abstraktion und zu Träumereien geneigt usw. (folgt eine lange Liste der wesentlichsten schizothymen Charaktereigenschaften) — oder sind Sie: gesellig, gutmütig, humoristisch, gemütlich..." usw. — So daß also die Tab. 1 eine zusammengefaßte Charakteristik schizothymer, die zweite eine Aufzählung zyklothymer Eigenschaften darstellt. Das Resultat war folgendes: von den 34 Versuchspersonen diagnostizierten sich 12 nach Schema 1 (schizothym) — diese waren sämtlich leptosom gebaut; nach der zweiten Liste diagnostizierten sich 17 Personen — unter ihnen waren 16 Pykniker und ein Leptosomer. Der Rest von 5 Personen stellte keine bestimmte Diagnose. Der Versuch ist für die Korrelation von Körperbau und Charakter sehr eindrucksvoll. Natürlich setzt er eine sichere Körperbaudiagnostik des Untersuchers und eine gute psychologische Differenziertheit und Selbstkenntnis der Versuchspersonen voraus.

Kritisch wäre zu den Versuchen van der Horsts zu sagen, daß bei der bipolaren Anordnung beider Temperamentsgruppen die Auswertung der Resultate in Häufigkeitskurven derjenigen in Durchschnittswerten schon deshalb vorzuziehen wäre, weil dann auch die Unterschiede innerhalb derselben Gruppe (z. B. zwischen hypomanisch und schwerblütig) klarer herauskämen. Überhaupt wären Paralleluntersuchungen an anderen Volksstämmen, z. B. mit mehr hypomanischen Temperamenten unter den Pyknikern erwünscht.

7. Konstitution und Rasse.

Die Frage nach den Beziehungen zwischen Konstitution und Rasse hat, neben anregenden Gedankengängen von Hellpach, die sich nicht vorwiegend auf unsere klinischen Feststellungen beziehen, besonders Stern-Piper in Fluß gebracht, dem sich Lenz, Günther und Pfuhl in ihren Ansichten teilweise annähern. Die Ansicht von Stern-Piper geht dahin, daß unseren psychiatrischen Konstitutionstypen Rassetypen zugrunde lägen, wobei dem asthenisch-schizothymen Habitus die nordische, dem pyknisch-zyklothymen Habitus die alpine Rasse entspräche. Bei der grundsätzlichen Wichtigkeit dieses ganzen Fragekomplexes sei das Für und Wider nach unserem heutigen, noch sehr lückenhaften Kenntnisstand kurz zusammengefaßt.

Im Sinne der genannten Autoren sprechen folgende Tatsachen: erstens, daß die nordische Rasse in den Schilderungen und Abbildungen der Anthropologen mehr leptosom-hochwüchsig mit scharfgeschnittenem Gesicht erscheint, während die Bilder der Alpinen als gedrungen und breitgesichtig sich darstellen. Sodann gelten im gegenseitigen Urteil der Volksstämme durchschnittlich die Norddeutschen mit ihrem stärkeren nordischen Rassegehalt zweifellos als die schizothymeren, kühlen und zäh energischen, die alpineren süddeutschen Stämme dagegen als die zyklothymeren, gemütlichen und geselligeren. Endlich läßt sich vor allem in der Begabungsstatistik sicher nachweisen, daß innerhalb der nordisch-alpinen Mischungszone die großen Genies der schizothymen Gruppen, speziell die Philosophen und tragischen Dramatiker im nördlicheren Europa historisch gehäuft auftreten und nach Süden stark abnehmen, während umgekehrt bestimmte exquisit anschauliche Begabungen, wie besonders die Malerei, umgekehrt im alpineren Teil der Mischzone, in Italien, Frankreich, Süddeutschland bis hinauf nach Holland gehäuft auftreten, während sie in noch nordischeren Gegenden stark abnehmen.

Nun die Gesichtspunkte, die gegen eine Parallelsetzung der genannten Konstitutions- und Rassetypen sprechen. Zunächst ist mit dem Gegensatzpaar pyknisch gegen leptosom (bzw. asthenisch-athletisch) der tiefgreifende biologische Unterschied zwischen dem zirkulären und dem schizophrenen Formkreis nicht erschöpft. Der andere Hauptgegensatz liegt in dem reichlichen Hervortreten von dysplastischen Stigmen bei den Schizophrenen und Schizoiden und ihrem Zurücktreten bei den Zirkulären und Zykloiden. Bei all diesen dysglandulären und Kümmerformen, welch letzterer Begriff sich ja bis tief hinein in das asthenische Gebiet erstreckt, kommt eine direkte Reduzierung auf Rassenformen grundsätzlich nicht in Betracht, sondern höchstens die Frage der größeren dispositionellen Bedeutung einer oder der anderen Rasse für ihr Zustandekommen. Sodann decken sich die Konstitutionstypen asthenisch und pyknisch mit den Rassetypen nordisch und alpin nur in manchen Symptomgruppen, während sie in anderen stark auseinanderweichen. Gerade in den für die Rassendiagnose wichtigsten Punkten, in Hirnschädelform, Körpergröße und Haar- und Augenfarbe, ist diese Deckung nicht vorhanden. Die großen Langschädel der nordischen Rasse mit dem ausladenden Hinterhaupt lassen sich in keiner Weise vergleichen mit den ziemlich kleinen, hinten ziemlich flachen und steil ansteigenden Schädeln, wie sie sowohl ich, wie von anthropologischer Seite Henckel bei den asthenischen Schizophrenen als vorwiegenden Befund erhoben haben. Eine größere Neigung der Schizophrenen zur Blondheit konnte weder Henckel noch ich feststellen. Auf den Schädelbefunden aber, zusammen mit wenigen sonstigen Skelettsymptomen, beruht die prähistorische Fundamentierung der Rassetypen; ohne daß wenigstens in den Schädelbefunden sich eine Übereinstimmung nachweisen läßt, hinge doch die ganze Analogisierung zwischen Konstitutions- und Rasseformen in der Luft. Denn bezüglich der konstitutionell so wichtigen Weichteilsymptome wird es immer schwer sein, die umgekehrte Fragestellung Hellpachs zu widerlegen, ob nicht vielleicht von manchen Rasseforschern für Rassesymptom genommen würde, was in Wirklichkeit durch die verschiedensten anderen Faktoren möglicherweise regional entstandene Konstitutionseigentümlichkeiten wären. Diesen Einwand kann man nicht ganz ignorieren. Gesetzt, es wäre richtig, daß z. B. im stark alpin gemischten Rassengebiet mehr Individuen mit Neigung zum Fettansatz und zur Glatzenbildung vorkämen, so ließe sich daraus keinesfalls folgern, daß diese Stigmen zu dem ursprünglichen Körperbaubild der in diesem Gebiet prähistorisch gefundenen Kurzschädler gehören, auf die sich die Ableitung des Begriffs alpine Rasse gründet. Es können hier, wie Hellpach meint, regionale Außenfaktoren in Frage kommen; oder es könnte vor allem sein, daß diese Neigung zu Fettansatz und Glatzenbildung erst als Bastardierungsprodukt, bei Vermischung der alpinen mit einer anderen Rasse in Erscheinung getreten wäre. Alle diese Dinge lassen sich so nicht entscheiden.

Hierzu kommen noch eigentümliche Lokalbeobachtungen. Kürzlich kam ein junger Schweizer Forscher zu uns, der bei gesunden Pyknikern psychologische Versuche machen wollte. Er hatte in der Züricher Gegend nur relativ spärliches Material gehabt, während er in unserer kleinen Stadt in kürzester Zeit mehr schöne Pykniker kennengelernt hatte, als er brauchte. Auch Bleuler und Kläsi hatten schon diese Beobachtung gemacht. Wie kommt es nun, daß es bei uns in Schwaben von Pyknikern wimmelt, während man in Zürich die schönen ausgeprägten Exemplare erst suchen muß? Wenn pyknisch einfach gleich alpin wäre, so müßte es doch der Rassenkarte nach in Zürich mindestens so viel Pykniker geben wie bei uns. Es scheint also hier vielleicht noch eigentümliche regionale Unterschiede in der Häufigkeit der Konstitutionstypen zu geben, die sich nicht überall mit der Rassenkarte der Blonden und Braunen, der Langschädler und Kurzschädler in Deckung bringen lassen. Dem wäre erst sorgfältig nachzugehen.

Ferner scheint es zwar nach eindrucksmäßigen Mitteilungen verschiedener Beobachter, daß es in gewissen nordischeren deutschen Volksstämmen, vor allem in Nordwestdeutschland, wesentlich seltener schöne zirkuläre Psychosen gibt als in Süddeutschland. Dagegen hat man nicht den umgekehrten Eindruck, daß es in den alpineren süddeutschen Stämmen weniger Schizophrenien gäbe. Wenigstens bestreitet dies Bleuler für die Schweiz ausdrücklich, ja er meint sogar, daß in manchen alpineren Schweizer Gegenden mehr schizoide Typen auffielen, als in nordischeren Bevölkerungsteilen der Schweiz.

Endlich und vor allem: unsere Tabelle der Nachuntersuchungen zeigt, daß die Affinität zwischen Körperbauformen und psychologischen Typen sich nicht nur in Schwaben, Bayern, Franken und Rheinland, also unter ungefähr ähnlichen Rassemischungsverhältnissen ähnlich verhält. Vielmehr wird ganz dieselbe psychophysische Affinität festgestellt in Königsberg und Groningen wie in Lucca, in Tübingen wie in Madrid[1]). In Spanien spielt weder die nordische, noch die alpine Rasse eine nennenswerte Rolle, in Mittelitalien tritt jedenfalls der nordische Rasseeinschlag schon ganz in den Hintergrund. Wenn noch mehr ausländische Nachuntersuchungen vorliegen, wird man hier klar sehen. Nach den Resultaten der bisherigen Untersucher ist es jedenfalls nicht wahrscheinlich, daß sich der Gegensatz pyknisch-zyklothym gegen leptosom-schizothym auf den Bereich der nordisch-alpinen Rassenmischung beschränkt. Vielmehr scheint es sich wahrscheinlich um ein durchgreifenderes Konstitutionsprinzip zu handeln.

Wir geben hier einige für die Rassefrage wichtige Tabellen Henckels.

Tabelle 8. Augenfarbe (nach Henckel):

	Braun %	Grau %	Blau %
100 Schizophrene	32	44	24
73 Zirkuläre	23	52	25
Leptosom. T.	36	36	28
Muskulärer T.	28	48	24
Pykn. T.	31	41	28
Bayr. Schulkinder	34	37	29

[1]) Die Untersuchung von Sacristan (Madrid) ist leider noch nicht veröffentlicht. Sie wäre für die Frage: „Konstitution und Rasse" mit von entscheidender Wichtigkeit. Wir beziehen uns auf sie, wie auf viele Mitteilungen anderer Beobachter zu diesem speziellen Thema hier als auf etwas Vorläufiges, ausdrücklich noch weiter zu Prüfendes.

Wenn der pyknische Typus der alpinen Rasse, der leptosome der nordischen entspräche, so müßten wir in den Rubriken „schizophren" und „leptosom" eine deutliche Zahlenverschiebung nach „blau" und in den Rubriken „pyknisch" und „zirkulär" eine deutliche Verschiebung nach „braun" bekommen, was aber beides nicht der Fall ist; die Tabelle zeigt vielmehr beinahe das umgekehrte Verhältnis. Im ganzen kann man sagen, daß sämtliche Rubriken der Tabelle mit kleineren Schwankungen sich ungefähr um die Mittelwerte der bayrischen Schulkinder, also des Durchschnitts der bayrischen Bevölkerung halten. Anders ausgedrückt: das für die europäische Rassendiagnose grundlegende Merkmal der Augenfarbe scheint für den Aufbau unserer Konstitutionstypen offenbar nebensächlich.

Ganz ähnliches lehrt uns die Tabelle der Körpergrößen:

Tabelle 9.

Körpergröße (nach Henckel):

	100 Schizophr. %	73 Zirkuläre %	Leptosom.T. %	Muskul. T. %	Pykn. T. %
Sehr kleine (133—151 cm)	1	—	—	—	—
Kleine (152—161 cm)	10	18	20	8	21
Unter mittelgroß (162—165 cm) . .	5	21	18	32	23
Mittelgroß (166—168 cm)	22	24	9	28	22
Über mittelgroß .169—171 cm) . .	15	9	9	20	12
Große (172—181 cm)	24	28	38	12	22
Sehr große (182—201 cm)	3	—	6	—	—

Wäre Konstitutionstypus gleich Rassetypus, so müßten die beiden hochwüchsigen Rassen nordisch ((leptosom) und dinarisch (muskulär) eine sehr starke Verschiebung der schizophrenen Rubrik nach den hohen Körpergrößen hin bewirken, gegenüber der, hauptsächlich auf den kleinwüchsigeren alpinen (pyknischen) Typus basierten zirkulären Rubrik. Tatsächlich ist aber diese Größenverschiebung sowohl in den Gesamtrubriken, wie bei den Einzeltypen recht geringfügig. Dieses Resultat Henckels stimmt mit den Zahlen meines schwäbischen Materials gut überein. Die Durchschnittswerte der Körpergrößen betragen bei unsern männlichen Zirkulären 168,1, bei den Schizophrenen 167,7 cm. Also auch hier fast kein Unterschied in den durchschnittlichen Körpergrößen, während die Konstitutionstypen gerade in andern, für die Rassediagnose weniger wichtigen Punkten, wie den Gewichts- und Körperumfangswerten sowohl bei Henckel, wie bei mir so stark auseinanderweichen.

Endlich noch die Tabelle des Längenbreitenindex des Schädels in Prozenten:

Tabelle 10.

Längenbreitenindex des Schädels (nach Henckel).

	Dolichocephal x—75,9	mesocephal 76—80,9	brachycephal 81—85,9	hyperbrachycephal 86—x
100 Schizophrene	1	22	46	31
73 Zirkuläre	—	10	65	25
Leptosomer Typus	—	30	38	32
Muskulärer Typus	—	8	44	48
Pyknischer Typus	—	15	67	18

Auch hier vermissen wir in den Rubriken „Schizophren" und „Leptosom" jede stärkere Hinneigung zur Dolichocephalie, wie sie bei der Gleichung leptosom = nordisch unbedingt vorhanden sein müßte; vielmehr zeigen alle Rubriken die der bayrischen Bevölkerung entsprechende Hinneigung zu den brachycephaleren Werten. Ob die kleineren Unterschiede zwischen den einzelnen Rubriken mit Rassemerkmalen in Beziehung stehen, müßte noch an größeren Serien nachgeprüft werden.

Jedenfalls geht aus den Henckelschen und aus unseren Zahlen bis jetzt übereinstimmend hervor, daß es sich um eine Identität zwischen Konstitutionstypen und Rassetypen jedenfalls nicht wohl handeln kann, sondern höchstens um eine Deckung bezüglich eines Teils von Merkmalen und um ev. dadurch bedingte Affinitäten und Korrelationen.

Wyrsch hat in der Zentralschweiz dieselben Beobachtungen gemacht: neben wenigen Großen waren seine Astheniker meist klein oder mittelgroß; der Schädel war in den wenigsten Fällen dolichocephal, sondern eher kurz und steil. Die Behaarung war bei 82 Asthenikern nur 6 mal blond. Wyrsch kommt deshalb, ebenso wie die steiermärkische Untersuchung von Michel und Weeber, zu einer Ablehnung des Zusammenhangs zwischen Konstitutions- und Rassetypen.

Wägt man also die zum Problem „Konstitution und Rasse" bisher vorliegenden Tatsachen sorgfältig gegeneinander ab, so kommt man zu folgendem Resultat: unsere Konstitutionstypen decken sich wahrscheinlich nicht genau mit irgendwelchen Rassetypen, und zwar weder in ihrer morphologischen Struktur, noch in ihrer geographischen Ausbreitung; es könnte aber wohl eine gewisse dispositionelle Affinität vorliegen in dem Sinne, daß z. B. die alpine Rasse eine größere Disposition zur Bildung pyknisch-zyklothymer, die nordische Rasse eine größere Disposition zur Bildung asthenisch-schizothymer Konstitutionsvarianten besäße. Jedenfalls scheint es sich hier um verwickeltere Korrelationen zu handeln, über die erst noch ein sehr großes Untersuchungsmaterial zu sammeln ist, ehe man sich ein endgültiges Urteil zutrauen darf.

Unmittelbar aktuelles klinisches Interesse aber gewinnt die Rassenfrage jetzt durch ihre Beziehung zur psychiatrischen Morbiditätsstatistik. Nach Stern-Piper haben besonders Rittershaus in Hamburg und ähnlich Goldstein in Königsberg ihrer Verwunderung darüber Ausdruck gegeben, daß sie nach ihrer Übersiedlung von Süd- nach Norddeutschland so wenig Manisch-Depressive mehr sehen und daß nach den Beobachtungen von Rittershaus die wenigen dann häufig noch aus Süddeutschland oder aus Polen stammten[1]).

---

[1]) Auch Kaltenbach teilt mir aus Hamburg-Friedrichsberg mit, daß er unter 12—1300 Kranken nur etwa 15 reine manisch-depressive Psychosen gefunden habe, die z. T. aus Süddeutschland, Schlesien und Rußland stammten. Andererseits aber sagt Wyrsch auch bezüglich seiner sehr alpinen Luzerner Bevölkerung, daß er unter den fast 600 Kranken seiner Anstalt bloß 18 Patienten habe, die man der manisch-depressiven Gruppe zuteilen könne. Die Zirkulären sind überall — auch bei uns — gegenüber den Schizophrenen stark in der Minderzahl. Das gegenseitige Prozentverhältnis richtet sich sehr stark nach den Aufnahmebedingungen der einzelnen Anstalt oder Klinik. Die Masse der schönen zirkulären Fälle (und das sind gerade die leichteren Pyschosen) bekommt man nur in Institute mit erleichterten Aufnahmebedingungen herein, während in den meisten Heilanstalten neben der großen Masse der alten Katatoniker nur wenige, meist klinisch unreine zirkuläre Fälle mit schwerem, schleppendem Verlauf und dgl. sich ansammeln.

Solchen gelegentlich gehörten Beobachtungen wäre natürlich jetzt auf exakterem statistischen Wege nachzugehen. Denn die ganze Frage der Korrelation zwischen Körperbau und Psychose bei einzelnen Volksstämmen hängt hiermit wieder aufs engste zusammen. Vor allem wäre festzustellen, ob das, was wir süddeutschen Psychiater mit Kraepelin eine Depression oder eine Manie nennen, psychopathologisch genau dem entspricht, was man etwa in Nord- und Ostdeutschland so nennt. Wie es unter verschiedenen Volksstämmen verschiedene Legierungen von Charaktereigenschaften gibt, so wäre es sehr denkbar, daß auch die konstitutionellen Elemente der Psychosen sich regional und rassemäßig verschieden gruppieren könnten. Die Erfahrungen mit der verschiedenen Aufnahme der Kraepelinschen Psychiatrie in Süd- und in Norddeutschland oder die Erfahrungen mit den Psychosen der polnisch-ostjüdischen Bevölkerung geben hier sehr zu denken. Entsprechend läge der Gedanke nahe, daß auch die Unterschiede im Körperbau der Geisteskranken sich etwa in einzelnen Teilen von Ostdeutschland oder von Norddeutschland anders gruppieren, ja stellenweise verwischen könnten gegenüber den eindeutigen Befunden der Untersucher in Süddeutschland, Rheinland, Holland, Ostpreußen und Mittelitalien. Dem müßte durch organisierte Zusammenarbeit, am besten immer derselben geschulten Beobachter nachgegangen werden.

Unser Überblick hat gezeigt, daß unsere neuere Konstitutions- und Vererbungsforschung neben vielen erst im Fluß begriffenen Versuchen, Ansätzen und Fragestellungen doch bereits eine Anzahl von festen Tatsachen herauszustellen im Begriff ist, die, abgesehen von ihrer grundsätzlichen naturwissenschaftlichen Bedeutung für die Biologie des Menschen und für die Vertiefung unserer psychiatrischen Menschenkenntnis auch für die spezielle klinische Systematik, für unsere praktische Diagnostik und vor allem Prognostik guten Ertrag versprechen. Für die Weiterentwicklung dieser Forschungsrichtung genügt nicht der Enthusiasmus begeisterter Anhänger, so dankenswert er auch ist. Noch weniger nützen die vielen allzu geschwinden Kritiken von nicht konstitutionsbiologisch geschulten Klinikern, oder Gelegenheitsurteile und Stellungnahmen auf Grund von kleinen Stichproben und Zufallseindrücken, oder vollends rein theoretisch deduktive und methodologische Belehrungen Außenstehender. Auch vor allzu vielen verstreuten Nachuntersuchungen ohne genaue persönliche Verständigung über Methodik und Beobachtungsgrundlagen ist dringend zu warnen. Die Korrelationsstatistik auf dem Gebiet der Vererbung, des Körperbaus und der charakterologischen Zusammenhänge ist vielmehr nur durchführbar in gründlicher Spezialistenarbeit, die erst aus Hunderten und Tausenden von Fällen ihre Schlüsse zieht. Unorganisiertes Gegeneinander- und Nebeneinandervorbeiarbeiten kann hier nur Verwirrung stiften. Ständige persönliche Fühlung und methodisch angelegte und durchdachte enge Zusammenarbeit der auf dem Gebiet der Konstitutions- und Vererbungsbiologie spezialisierten Forscher kann hier allein zum Ziele führen.

Literaturübersicht zum „Allgemeinen Teil" und zum 1. Abschnitt des „Speziellen Teiles".

Adler, A.: Über den nervösen Charakter. 2. Aufl. Wiesbaden: J. F. Bergmann 1919.
— Praxis und Theorie der Individualpsychologie. Wiesbaden: J. F. Bergmann 1920.
Bauer, E., Fischer, E. und F. Lenz: Menschliche Erblichkeitslehre, Grundriß der Erblichkeitslehre und Rassenhygiene. Bd. I. 2. Aufl. München: J. F. Lehmann 1923.
Benedek und Porsche: Über Psychosen nach Influenza. Monatsschr. f. Psychiatria u. Neurol. Bd. 53, S. 191.
Bergson, H.: Schöpferische Entwickelung. Jena: Diederichs 1912.
Berze: Die hereditären Beziehungen der Dementia praecox. Leipzig und Wien: 1910.
Bielschowsky, M.: Über juvenile Paralyse. Journ. f. Psychol. u. Neurol. Bd. 22, S. 102.
Birnbaum: Der Aufbau der Psychose. Berlin: Julius Springer 1923.
Bleuler, Lehrbuch der Psychiatrie. Berlin: Julius Springer 1913—1923.
— Die Probleme der Schizoidie usw. Zeitschrift f. d. ges. Neurol. u. Psychiatrie. Bd. 78, S. 393.
Bonhoeffer: Die Psychosen im Gefolge von akuten Infektionen, Allgemeinerkrankungen, inneren Erkrankungen. Handbuch d. Psychiatrie von Aschaffenburg, Spez. Teil III, I. 1912.
— Die Infektions- und Autointoxikationspychosen. Monatsschr. f. Psychiatrie u. Neurol. Bd. 34, S. 506. 1913.
— Über die Beziehungen der Zwangsvorstellungen usw. Monatsschr. f. Psychiatrie u. Neurol. Bd. 33, S. 354.
— Die exogenen Reaktionstypen. Arch. f. Psychiatrie u. Nervenkrankh. Bd. 58, S. 58.
Bostroem: Die expansive Autopsychose durch autochthone Ideen usw. Zeitschr. f. d. ges. Neurol. u. Psychiatrie. Bd. 60, S. 213.
Bruchanski: Das reaktive psychotische Syndrom ... bei Untersuchungshaft. Arch. f. Psychiatrie u. Nervenkrankh. Bd. 68, S. 174.
Bumke: Über nervöse Entartung. Monographien aus dem Gesamtgebiete der Neurol. u. Psychiatrie. H. 1. Berlin: Julius Springer 1912.
— Die Diagnose der Geisteskrankheiten. Wiesbaden: J. F. Bergmann 1917.
Economo: Die hereditären Verhältnisse bei der Paranoia querulans. Jahrb. f. Psychoanalyse. Bd. 36, S. 418. 1914.
Eisath: Paranoider Symptomkomplex u. manisch-depressives Irresein. Zeitschr. f. d. ges. Neurol. u. Psychiatrie. Bd. 41.
Ewald: Zur Frage der klinischen Zusammengehörigkeit der symptomatischen Psychosen. Monatsschr. f. Psychiatrie u. Neurol. Bd. 64, H. 3/4.
— Die biologischen Grundlagen von Temperament und Charakter usw. Zeitschr. f. d. ges. Neurol u. Psychiatrie. Bd. 84, S. 384.
Fauser: Exogene Symptomenkomplexe bei exogenen Krankheitsformen. Allg. Zeitschr. f. Psychiatrie u. psych.-gerichtl. Med. Bd. 62, S. 165. 1905.
Fischer, H.: Die Rolle der inneren Sekretion usw. Zentralbl. f. d. ges. Neurol. u. Psychiatrie. Bd. 34, S. 233. 1924.
Foersterling: Über paranoide Reaktionen der Haft. Berlin, Karger 1923, Abh. a. d. Geb. der Psychiatrie u. Neurol.
Fraenkel: Über die psychopathische Konstitution bei Kriegsneurosen. Monatsschr. f. Psychiatrie u. Neurol. Bd. 47, S. 287.
Freud: Sammlung kleiner Schriften zur Neurosenlehre. 1.—4. Folge (1. F. 3. Aufl. 1920, 2. F. 2. Aufl.). Leipzig u. Wien: Deuticke 1912. 3. F. 2. Aufl. 1921, 4. F. 1918.

Gaupp: Über die Grenzen psychiatrischer Erkenntnis. Zentralbl. f. Nervenheilk. u. Psych-
iatrie. Bd. 26, S. 1. 1903.
— Über paranoische Veranlagung usw.. Zentralbl. f. Nervenheilk. u. Psychiatrie. Bd. 33,
S. 65. 1910.
— Zur Psychologie des Massenmords. Berlin: Julius Springer 1914.
Grage: Über eine psychische Endemie infolge Spiritismus. Allg. Zeitschr. f. Psychiatrie u.
psych.-gerichtl. Med. Bd. 78, S. 346.
Groß, O.: Beitrag zum Problem des Wahns. Abh. a. d. Geb. d. Sexualforsch. II, 4. 3, 26.
Gutsch: Zur Paranoiafrage. Zeitschr. f. d. ges. Neurol. u. Psychiatrie. Bd. 38.
Häberlein, P.: Kinderfehler als Hemmungen des Lebens. Basel: Spittler 1921.
Häfner: Katatone Symptome bei progressiver Paralyse. Zeitschr. f. d. ges. Neurol. u. Psych-
iatrie. Bd. 68, S. 160.
v. Hattingberg: Die Bedeutung der Onanie und ihre Beziehung zur Neurose. Münch. med.
Wochenschr. 1923. S. 908.
Hauptmann: Klinik u. Pathogenese der Paralyse im Lichte der Spirochätenforschung.
Zeitschr. f. d. ges. Neurol. u. Psychiatrie. Bd. 70, S. 254.
Heilbronner: Zwangsvorstellungen und Psychose. Zeitschr. f. d. ges. Neurol. u. Psych-
iatrie. Bd. 9, S. 301.
Hitzenberger: Psychose nach Grippe. Monatsschr. f. Psychiatrie u. Neurol. Bd. 46, H. 5.
Hoffmann, H.: Studie zum psychiatrischen Konstitutionsproblem. Zeitschr. f. d. ges.
Neurol. u. Psychiatrie. Bd. 74, S. 133.
— Die Nachkommenschaft bei endogenen Psychosen. Rüdins Studien über Vererbung usw.
Monographien aus dem Gesamtgebiete der Neurol. u. Psychiatrie. H. 26. Berlin: Julius
Springer 1922.
— Die individuelle Entwicklungskurve des Menschen. Berlin: Julius Springer 1922.
— Vererbung und Seelenleben. Berlin: Julius Springer 1922.
Jahnel: Die Lehre von der Lues nervosa. Arch. f. Dermatol. u. Syphilis.
Jolly: Die Heredität der Psychosen. Arch. f. Psychiatrie u. Nervenkrankh. Bd. 52, S. 377.
1913.
Kahn, E.: Erbbiologisch-klinische Betrachtungen usw. Zeitschr. f. d. ges. Neurol. u. Psych-
iatrie. Bd. 61, S. 297.
— Über die Bedeutung der Erbkonstitution usw. Zeitschr. f. d. ges. Neurol. u. Psychiatrie.
Bd. 74, S. 69.
— Schizoid und Schizophrenie im Erbgang. Rüdins Studien usw. Monographien aus dem
Gesamtgeb. der Neurol. u. Psychiatrie. H. 36. Berlin: Julius Springer 1923.
Kalb: Beiträge zur Belastungsfrage bei der Paralyse. Zeitschr. f. d. ges. Neurol. u. Psych-
iatrie. Bd. 34, S. 391. 1916.
Kehrer: Entstehung der Kriegsneurosen. Arch. f. Psychiatrie u. Nervenkrankh. Bd. 57, S. 41.
— Der Fall Arnold. Zeitschr. f. d. ges. Neurol. u. Psychiatrie. Bd. 74, S. 155.
— Erotische Wahnbildungen usw. Arch. f. Psychiatrie u. Nervenkrankh. Bd. 65, S. 315.
— Über Spiritismus usw. und Wahn. Arch. f. Psychiatrie u. Nervenkrankh. Bd. 66, S. 381.
Kehrer und Fischer: Modell usw. Zeitschr. f. d. ges. Neurol. u. Psychiatrie. Bd. 85, S. 315.
Klages: Prinzipien der Charakterologie. 3. Aufl. Leipzig: 1921.
Klarfeld: Zur Frage nach der Pathogenese der Paralyse. Zeitschr. f. d. ges. Neurol. u.
Psychiatrie. Bd. 75, S. 95.
Kleist: Die Involutionsparanoia. Allg. Zeitschr. f. Psychiatrie u. psych.-gerichtl. Med.
Bd. 70.
— Die postoperativen Psychosen. Monograph. a. d. Gesamtgeb. d. Neurol. u. Psychiatrie.
H. 11. Berlin: Julius Springer 1916.
— Schreckpsychosen.
— Die Influenzapsychosen usw. Monograph. a. d. Gesamtgeb. d. Neurol. u. Psychiatrie.
H. 2 Berlin: Julius Springer 1920.
Kraepelin: Psychiatrie. 8. Aufl. Leipzig: 1909—1915.
— Delirien, Halluzinose und Dauervergiftung. Monatsschr. f. Psychiatrie u. Neurol. Bd. 54,
S. 43.
Kretschmer: Der sensitive Beziehungswahn. Monograph. a. d. Gesamtgeb. d. Neurol. u.
Psychiatrie. H. 16. Berlin: Julius Springer 1917.

Kretschmer: Über psychogene Wahnbildung bei traumatischer Hirnschwäche. Zeitschrift f. d. ges. Neurol. u. Psychiatrie. Bd. 45, S. 272.

Krisch: Die symptomatischen Psychosen und ihre Differentialdiagnose. Abh. a. d. Neurol., Psychiatrie usw. H. 9. Berlin: Karger 1920.

Krueger, H.: Die Paranoia. Monograph. a. d. Gesamtgeb. d. Neurol. u. Psychiatrie. H. 13. Berlin: Julius Springer 1917.

Lange: Katatonische Erscheinungen im Rahmen manischer Erkrankungen. Monograph. a. d. Gesamtgeb. d. Neurol. u. Psychiatrie. H. 31. Berlin: Julius Springer 1922.

— Der Fall Berta Hempel. Zeitschr. f. d. ges. Neurol. u. Psychiatrie. Bd. 85, S. 170.

Maier, H. W.: Über moralische Idiotie. Journ. f. Psychol. u. Neurol. Bd. 13, S. 59.

Mayer, W.: Über paraphrene Psychosen. Zeitschr. f. d. ges. Neurol. u. Psychiatrie. Bd. 71, S. 187.

Medow: Zur Erblichkeitsfrage in der Psychiatrie. Zeitschr. f. d. ges. Neurol. u. Psychiatrie. Bd. 26, S. 493. 1914.

— Spezifische Vererbung einer Angst- und Zwangsneurose. Zentralbl. f. d. ges. Neurol. u. Psychiatrie. Bd. 30, S. 221.

Meggendorfer: Über Syphilis in der Aszendenz von Dementia praecox. Dtsch. Zeitschr. f. Krankenheilk. Bd. 51, S. 442. 1914.

— Über die Rolle der Erblichkeit bei der Paralyse. Zeitschr. f. d. ges. Neurol. u. Psychiatrie. Bd. 65, S. 18. 1921.

— Klinisch-genealog. Untersuchungen über Moral. Zeitschr. f. d. ges. Neurol. u. Psychiatrie. Bd. 66, S. 208.

Meyer, E.: Die Ursachen der Geisteskrankheiten. Jena: Fischer 1907.

— Die Puerperalpsychosen. Arch. f. Psychiatrie u. Nervenkrankh. Bd. 48, H. 2.

— Psychosen usw. bei und nach Grippe. Arch. f. Psychiatrie u. Nervenkrankh. Bd. 62, S. 347. 1921.

Monakow: Psychiatrie und Biologie. Schweiz. Arch. f. Neurol. u. Psychiatrie. Bd. IV, S. 13. 1919.

de Monchy: Die Zergliederung des psychischen Krankheitsbildes bei der Arteriosklerose cerebri. Berlin: Karger 1922.

Moravcsik: Allg. Zeitschr. f. Psychiatrie u. psych.-gerichtl. Med. Bd. 78, S. 299.

Neißer: Individuelle Geistesartung und Geistesstörung. Berlin: August Hirschwald 1906 (Individualität und Psychose).

Pernet: Über die Bedeutung von Erblichkeit und Vorgeschichte für das klinische Bild der progr. Paralyse. Berlin: Karger 1917.

Piltz: Über homologe Heredität bei Zwangsvorstellungen. Zeitschr. f. d. ges. Neurol. u. Psychiatrie. Bd. 40, S. 134.

Plaut-Görring: Untersuchungen an Kindern und Ehegatten von Paralytikern. Münch. med. Wochenschr. 1911.

Reichardt: Die Anlage in der Psychiatrie usw. Zeitschr. f. d. ges. Neurol. u. Psychiatrie. Bd. 84, S. 561. 1932.

Reiß, E.: Erbliche Belastung bei Schwerverbrechern. Klin. Wochenschr. Bd. 1, S. 2189.

Riese: Psychische Störungen nach spanischer Grippe. Neurol. Zentralbl. 1918, S. 706.

Rohden: Über die Pathologie. Zeitschr. f. d. ges. Neurol. u. Psychiatrie. Bd. 37, S. 10.

Ruben: Psychogene Psychosen im Heimatgebiet. Allg. Zeitschr. f. Psychiatrie u. psych.-gerichtl. Med. Bd. 74, S. 393.

Rüdin: Zur Vererbung und Neuentstehung der Dementia praecox. Monograph. a. d. Gesamtgeb. d. Neurol. u. Psychiatrie. H. 12. Berlin: Julius Springer 1916.

— Über die Vererbung geistiger Störungen. Zeitschr. f. d. ges. Neurol. u. Psychiatrie. Bd. 81, S. 459. 1923.

Runge: Die Generationspsychosen des Weibes. Arch. f. Psychiatrie u. Nervenkrankh. Bd. 48, S. 545. 1911. (Litt.)

— Über Psychosen bei Grippe. Arch. f. Psychiatrie u. Nervenkrankh. Bd. 62, S. 1.

Schacherl: Über Luetikerfamilien. Jahrb. d. Psychiatrie u. Neurol. Bd. 36, S. 521. 1914.

Schallmeyer: Vererbung und Auslese. 4. Aufl. Jena: Fischer 1920.

Scharnke: Zur Ätiologie der Paralyse. Arch. f. Psychiat. u. Nervenkrankh. Bd. 62, S. 766. 1920.

Schmidt-Kraepelin, Toni: Über die juvenile Paralyse. Monograph. a. d. Gesamtgeb. d. Neurol. u. Psychiatrie. H. 20. Berlin: Julius Springer 1920.

Schröder, P.: Degenerationspsychosen, Dementia praecox. Arch. f. Psychiatrie u. Nervenkrankh. Bd. 66, S. 1.
— Über Remissionen bei progr. Paralyse. Monatsschr. f. Psychiatrie u. Neurol. Bd. 32, H. 5. 1912.
Seelert: Paranoische Erkrankung auf manisch-depressiver Grundlage. Monatsschr. f. Psychiatrie u. Neurol. Bd. 47, S. 287.
— Verbindung endogener und exogener Faktoren usw. Berlin: Karger 1919.
— Krankheitsursachen in der Psychiatrie. Klin. Wochenschr. Bd. II, S. 1389.
Siemens: Einführung in die allgemeine Konstitutions- und Vererbungspathologie. Berlin: Julius Springer 1921.
Sommer: Familienforschung und Vererbungslehre. 2. Aufl. Leipzig: Barth 1922.
Stekel: Nervöse Angstzustände. Bd. I. 1921: Störungen des Trieb- und Affektlebens. Wien-Berlin: 1922.
— Psychosexueller Infantilismus ebenda. Bd. V. 1922.
Stern: Zur Klinik hysterischer Situationspsychosen. Arch. f. Psychiatrie u. Nervenkrankh. Bd. 50, H. 3.
Stertz: Typhus und Nervensystem. Abh. aus d. Neurol., Psychiatrie usw. H. 1. Berlin: Karger 1917.
Stöcker: Über die Genese der Zwangsvorstellungen. Zeitschr. f. d. ges. Neurol. u. Psychiatrie. Bd. 23, S. 121.
Strohmayer: Über die Rolle der Sexualität bei der Genese gewisser Zwangsneurosen. Zeitschr. f. d. ges. Neurol. u. Psychiatrie. Bd. 45, S. 161.
Thiel: Psychosen nach Grippe. Breslau: 1919.
Tiling: Individualität und Psychose. Zentralbl. f. Nervenheilk. u. Psychiatrie. Bd. 29, S. 91. 1906.
Tramer: Über postoperative Psychosen. Schweiz. Korresp.-Bl. Bd. 48, S. 241. 1918.
Weidner: Hirntumor und paranoisches Symptomenbild. Zeitschr. f. d. ges. Neurol. u. Psychiatrie. Bd. 56, S. 1.
Wetzel: Über Schokpsychosen. Zeitschr. f. d. ges. Neurol. u. Psychiatrie. Bd. 65, S. 288.
Wigert: Über paranoische Psychosen. Zeitschr. f. d. ges. Neurol. u. Psychiatrie. Bd. 40, S. 113.
Wildermuth: Die Rolle der Konstitution in der Paralyse. Med. Korresp.-Blatt f. Württ. Bd. 92, S. 77; R. Zentralbl. f. d. ges. Neurol. u. Psychiatrie. Bd. 29, S. 522.
— Über Paranoia. Zeitschr. f. d. ges. Neurol. u. Psychiatrie. Bd. 77, S. 566.

Anmerkung nach Drucklegung:

Die wichtige Arbeit von Siemerling: Psychosen und Neurosen in der Gravidität und ihre Anzeigen zur künstlichen Unterbrechung der Schwangerschaft (Monatsschr. f. Geburtsh. u. Gynäkol. Bd. 45) wurde versehentlich bei der Darstellung nicht berücksichtigt.

Literaturübersicht zum Abschnitt über die endogenen Seelenstörungen.

Über Vererbung s. die ausführlichen Literaturverzeichnisse bei Rüdin: Über Vererbung geistiger Störungen, Zeitschr. f. d. ges. Neurol. u. Psychiatrie, Bd. 81, S. 459, 1923 und Hoffmann: Vererbung und Seelenleben, Berlin: Julius Springer 1922. Für die Vererbung der Epilepsie findet sich die Literatur zusammengestellt bei Stüber: Die erbliche Belastung bei der Epilepsie, Zentralbl. f. d. ges. Neurol. u. Psychatrie, Bd. 25, S. 361. 1921.

Das folgende Literaturverzeichnis umfaßt in erster Linie die neuere Literatur über Körperkonstitution und Charakteranlage bei den endogenen Psychosen und führt von der oben zusammengestellten Vererbungsliteratur in der Hauptsache nur einige der in unserem Zusammenhang wichtigsten neueren Arbeiten an, auf die im Text selbst Bezug genommen ist.

Für die chemischen und serologischen Grenzgebiete unseres Gegenstandes findet sich Literaturzusammenstellung und kritische Beurteilung bei Wuth: Untersuchungen über die körperlichen Störungen bei Geisteskranken, Berlin: Julius Springer 1922 und Ewald: Die Abderhaldensche Reaktion mit besonderer Berücksichtigung ihrer Ergebnisse in der Psychiatrie, Berlin: Karger 1920.

Arnesen, Sind og Kropsbygning, Med. Revue 1923 (norwegisch).
Beringer und Düser: Über Schizophrenie und Körperbau. Zeitschr. f. d. ges. Neurol. u. Psychiatrie. Bd. 69. 1921.
Berze: Die hereditären Beziehungen der Dementia praecox. Leipzig und Wien 1910.
Binswanger, K.: Über schizoide Alkoholiker. Zeitschr. f. d. ges. Neurol. u. Psychiatrie 1920.
Bleuler: Körperliche und geistige Konstitutionen. Naturwissenschaften. Bd. 9. 1921.
— Die Probleme der Schizoidie und der Syntonie. Zeitschr. f. d. ges. Neurol. u. Psychiatrie. Bd. 78. 1922.
Bonhoeffer: Inwieweit sind politische, soziale und kulturelle Zustände einer psychopathologischen Betrachtung zugänglich? Klin. Wochenschr. Bd. 2. 1923.
Boven, W.: Caractère individuel et alienation mentale. Schweiz. Arch. f. Neurol. u. Psychiatrie. Bd. 6. 1920.
— Etude sur les conditions du developpement au sein des familles, de la schizophrenie et de la folie maniaque-depressive, Schweiz. Arch. f. Neurol. u. Psychiatrie. Bd. 8. 1921.
Coerper: Die Habitusformen des Schulalters Zeitschr. f. Kinderheilk. Bd. 33. 1922.
Dobnigg und Economo: Die hereditäre Belastung der Dipsomanen. Allg. Zeitschr. für Psychiatrie u. psych.-gerichtl. Med. Bd. 76.
Economo: Die hereditären Verhältnisse bei der Paranoia querulans. Jahrb. d. Psychiatrie u. Neurol. Bd. 36. 1914.
Ewald: Charakter, Konstitution und der Aufbau der manisch-melanchol. Psychosen. Zeitschr. f. d. ges. Neurol. u. Psychiatrie. Bd. 71. 1921.
— Schizophrenie, Schizoid, Schizothymie. Zeitschr. f. d. ges. Neurol. u. Psychiatrie. Bd. 77. 1922.
— Die biologischen Grundlagen von Temperament und Charakter. Zeitschr. f. d. ges. Neurol. u. Psychiatrie. Bd. 84. 1923.
Ferrarini: Nuovi orientamenti della psichiatria. Rass. di studi psichiatr. Bd. 12. 1923 u. 13. 1924.
Fischer, H.: Psychopathologie des Eunuchoidismus und dessen Beziehungen zur Epilepsie. Zeitschr. f. d. ges. Neurol. u. Psychiatrie. Bd. 50. 1919.

Fischer, H.: Zur Biologie der Degenerationszeichen und der Charakterforschung. Zeitschr. f. d. ges. Neurol. u. Psychiatrie. Bd. 62. 1920.

— Psychiatrie und innere Sekretion. Allg. Zeitschr. f. Psychiatrie u. psych.-gerichtl. Med. Bd. 79. 1923 (Ref.).

— Die Rolle der inneren Sekretion in den körperlichen Grundlagen für das normale und kranke Seelenleben. Zentralbl. f. d. ges. Neurol. u. Psychiatrie. Bd. 34. 1923.

Fränkel, F.: Der psychopathologische Formenreichtum der Eunuchoiden. Zeitschr. f. d. ges. Neurol. u. Psychiatrie. Bd. 80. 1923.

Fränkel (Breslau): Diskussionsbemerkung zum Vortrag Geller. Arch. f. Gynäkol. Bd. 120. 1923.

Geller: Über Eierstocksfunktion bei Dementia praecox auf Grund anatomischer Untersuchungen (Kongreßbericht). Arch. f. Gynäkol. Bd. 120. 1923.

Gruhle: Historische Bemerkungen zum Problem Charakter und Körperbau. Zeitschr. f. d. ges. Neurol. u. Psychiatrie. Bd. 84. 1923.

— Die ursprüngliche Persönlichkeit schizophren Erkrankter. Zentralbl. f. d. ges. Neurol. u. Psychiatrie. Bd. 35. 1924.

Günther, H.: Rassenkunde des deutschen Volkes. 3. Aufl. München: Lehmann 1923.

Hauck: Gynäkologische Untersuchungen bei Schizophrenen. Monatsschr. f. Psychiatrie u. Neurol. Bd. 27. 1920.

Hellpach: Das fränkische Gesicht. Sitzungsber. d. Heidelberg. Akad. d. Wiss. 1921, Heft 2.

Henckel, O.: Körperbaustudien an Schizophrenen. Zeitschr. f. d. ges. Neurol. u. Psychiatrie. 1924.

— Körperbaustudien an Geisteskranken. II.: Der Habitus der Zirkulären, Zeitschr. f. d. ges. Neurol. u. Psychiatrie 1924.

— Körperbaustudien an Geisteskranken. III: Konstitutioneller Habitus und Rassenzugehörigkeit. Zeitschr. f. d. ges. Neurol. u. Psychiatrie. 1924.

Hirsch, M.: Dysmenorrhöe in Beziehung zu Körperbau und Konstitution nebst Ausführungen über Konstitution und Sexualität. Zentralbl. f. Gynäkol. 1923.

Hoffmann, H.: Die Nachkommenschaft bei endogenen Psychosen. Berlin: Julius Springer 1921.

— Vererbung und Seelenleben. Berlin: Julius Springer 1922.

— Schizothym-Zyklothym. Zeitschr. f. d. ges. Neurol. u. Psychiatrie. Bd. 82. 1923.

— Konstitution auf psychischem Gebiet (in Bethes Handbuch der Physiologie). Berlin: Julius Springer (im Druck).

Horst, van der: Constitutietypen bij Geesteszieken en Gezonden. Zutphen (Holland): Nauta u. Comp. 1924.

Jakob und Moser: Messungen zu Kretschmers Körperbaulehre. Arch. f. Psychiatrie u. Nervenkrankh. (im Druck).

Kahn, E.: Ref. über „Körperbau und Charakter". Zeitschr. f. indukt. Abstammungs- u. Vererbungslehre. Bd. 30. 1922.

— Schizoid und Schizophrenie im Erbgang. Berlin: Julius Springer 1923.

Kehrer: Methodische Fragen und Gesichtspunkt der heutigen Psychiatrie. Zeitschr. f. d. ges. Neurol. u. Psychiatrie. Bd. 81. 1923.

— und S. Fischer: Modell einer klinisch-experimentellen Pathographie. Zeitschr. f. d. ges. Neurol. u· Psychiatrie. Bd. 85. 1923.

Kleist: Zentralbl. f. d. ges. Neurol. u. Psychiatrie. Bd. 35. S. 268. 1924 (Diskussionsbemerkung).

Kretschmer: Körperbau und Charakter. 3. Aufl. Berlin: Julius Springer 1923.

— Keimdrüsenfunktion und Seelenstörung. Dtsch. med. Wochenschr. 1921.

— Das Konstitutionsproblem in der Psychiatrie. Klin. Wochenschr. Bd. 1. 1922.

— Über Hysterie. Leipzig: Thieme 1923.

Krisch: Die psychischen Erscheinungen der Eunuchoiden. Zeitschr. f. d. ges. Neurol. u. Psychiatrie. Bd. 45. 1919.

Kronfeld, A.: Sexualpsychopathologie (in Aschaffenburgs Handbuch). Leipzig und Wien: Deuticke 1923.

Künkel: Die Kindheitsentwicklung der Schizophrenen. Monatsschr. f. Psychiatrie u. Neurol. Bd. 48. 1920.

Lange, J.: Katatonische Erscheinungen im Rahmen manischer Erkrankungen. Berlin: Julius Springer 1922.
— Periodische, zirkuläre u. reaktive Erscheinungen bei der Dementia praecox. Zeitschr. f. d. ges. Neurol. u. Psychiatrie. Bd. 80. 1922.
Lenz: in Baur-Fischer-Lenz: Grundriß der menschlichen Erblichkeitslehre und Rassenhygiene. 2. Aufl. München: Lehmann 1923.
Mair und Zutt: Zur Frage des Zusammenhangs zwischen Homosexualität und Körperbau. Monatsschr. f. Psychiatrie u. Neurol. Bd. 52. 1922.
Martin, R.: Anthropometrie. Münch. med. Wochenschr. 1922.
Mathes, P.: Die Konstitutionstypen in der Gynäkologie. Klin. Wochenschr. Bd. 2. 1923.
Mauz, F.: Über Schizophrene mit pyknischem Körperbau. Zeitschr. f. d. ges. Neurol. u. Psychiatrie. Bd. 86. 1923.
Mayer, W.: Über paraphrene Psychosen. Zeitschr. f. d. ges. Neurol. u. Psychiatrie. Bd. 71. 1921.
Mayer-Groß: Kretschmers Körperbaulehre und die Anthropologie. Münch. med. Wochenschrift. 1922.
Medow: Zur Erblichkeitsfrage in der Psychiatrie. Zeitschr. f. d. ges. Neurol. u. Psychiatrie. Bd. 26. 1914.
Meggendorfer: Klinische und genealogische Untersuchungen über Moral insanity. Zeitschr. f. d. ges. Neurol. u. Psychiatrie. Bd. 66. 1921.
Michel und Weeber, Körperbau und Charakter, eine Studie zu E. Kretschmers Forschungen, Arch. f. Psychiatrie u. Nervenkrankh. 1924 (im Druck).
Minkowski: Probleme der Vererbung von Geisteskrankheiten. Schweiz. Arch. f. Neurol. u. Psychiatrie 12, 1923.
Müller, Otfried: Die Capillaren der menschlichen Körperoberfläche. Stuttgart, Enke 1922.
Munz, E.: Die Reaktion des Pyknikers im Rorschachschen psychodiagnostischen Versuch. Zeitschr. f. d. ges. Neurol. u. Psychiatrie (im Druck).
Oberholzer: Erbgang und Regeneration in einer Epileptikerfamilie. Zeitschr. f. d. ges. Neurol. u. Psychiatrie. Bd. 6. 1913.
Olivier: Der Körperbau der Schizophrenen (eine Nachprüfung der Untersuchungen Kretschmers). Zeitschr. f. d. ges. Neurol. u. Psychiatrie. Bd. 80. 1922.
Orator und Pöch: Versuche zu einer konstitutionell-somatischen Kennzeichnung verschiedener Krankheiten, insbes. des Kropfes. Grenzgeb. d. Med. u. Chirurg. Bd. 36. 1923.
Peritz, G.: Einführung in die Klinik der inneren Sekretion, Berlin: Karger 1923.
Pfuhl, W.: Die Beziehungen zwischen Rassen- und Konstitutionsforschung. Zeitschr. f. d. ges. Anat., Abt. 2: Zeitschr. f. Konstitutionslehre. Bd. 9. 1923.
Rautmann: Untersuchungen über die Norm, ihre Bedeutung und Bestimmung. Veröff. a. d. Geb. d. Kriegs- u. Konstitutions-Pathol. Bd. 2. Jena: G. Fischer 1921.
Reichardt: Allg. und spezielle Psychiatrie. 3. Aufl. Jena: Fischer 1923.
— Die Anlageforschung in der Psychiatrie und die sog. physikalische Hirnuntersuchung. Zeitschr. f. d. ges. Neurol. u. Psychiatrie. Bd. 84. 1923.
Reiß: Konstit. Verstimmung und manisch-depressives Irresein. Zeitschr. f. d. ges. Neurol. u. Psychiatrie. Bd. 2. 1910.
— Über erbliche Belastung bei Schwerverbrechern. Klin. Wochenschr. Bd. 1. 1922.
Rieger: Die Meßstange. Jena: Fischer 1918.
Römer, H.: Zur Symptomatologie und Genealogie der psychischen Epilepsie und der epileptischen Anlage. Allg. Zeitschr. f. Psychiatrie u. psych.-gerichtl. Med. Bd. 67. 1910.
— Kritischer Beitrag zur Serologie der Dementia praecox. Zeitschr. f. d. ges. Neurol. u. Psychiatrie. Bd. 78. 1922.
Rüdin: Zur Vererbung und Neuentstehung der Dementia praecox. Berlin: Julius Springer 1913.
— Über Vererbung geistiger Störungen. Zeitschr. f. d. ges. Neurol. u. Psychiatrie. Bd. 81. 1923.
Scheidt: Anthropometrie und Medizin. Münch. med. Wochenschr. 1921.
— Anthropometrie als Hilfswissenschaft.
Schneider, A.: Über Psychopathen in Dementia-praecox-Familien. Allg. Zeitschr. f. Psychiatrie u. psych.-gerichtl. Med. Bd. 79. 1923.

Schneider, K.: Die psychopathischen Persönlichkeiten (in Aschaffenburgs Handbuch). Leipzig und Wien: Deuticke 1923.
Schultz, J. H., Schizophrene mit pyknischem Körperbau, Zeitschr. f. d. ges. Neurol. u. Psychiatrie. Bd. 88. 1924.
Sioli, Kloth, Meyer, A.: Die Lehren Kretschmers über Körperbau und Charakter (Ref.). Allg. Zeitschr. f. Psychiatrie u. psych.-gerichtl. Med. Bd. 78. 1922.
Sioli und Meyer: Bemerkungen zu Kretschmers Buch: Körperbau und Charakter. Zeitschr. f. d. ges. Neurol. u. Psychiatrie. Bd. 80. 1922.
Smith, J. Chr., Atypiske Psykoser og Heterolog Belastning, Kopenhagen, Levin u. Munksgaard 1924 (dänisch).
Snell: Die Belastungsverhältnisse bei der genuinen Epilepsie. Zeitschr. f. d. ges. Neurol. u. Psychiatrie. Bd. 70. 1921.
Steiner: Über die familiäre Anlage zur Epilepsie. Zeitschr. f. d. ges. Neurol. u. Psychiatrie. Bd. 23. 1914.
Stern-Piper: Zur Frage der Bedeutung der psychophysischen Typen Kretschmers. Zeitschr. f. d. ges. Neurol. u. Psychiatrie. Bd. 84. 1923.
— Kretschmers psychophysische Typen und die Rassenformen in Deutschland. Arch. f. Psychiatrie u. Nervenkrankh. Bd. 67. 1923.
Strohmayer: Über die Rolle der Sexualität bei der Genese gewisser Zwangsneurosen. Zeitschr. f. d. ges. Neurol. u. Psychiatrie. Bd. 45. 1919.
— Hans Thoma und Anselm Feuerbach. Ein Beitrag zur Lehre Kretschmers von den Temperamenten. Zeitschr. f. d. ges. Neurol. u. Psychiatrie. Bd. 76. 1922.
Szondi: Schwachsinn und innere Sekretion. Budapest: Novak 1923.
Tscherning: Über die somatische und psychische Konstitution bei Ulcus ventriculi. Arch. f. Verdauungskrankh. Bd. 31. 1923.
Verciani: Contributo alla conoscenza dei rapporti tra struttura corporea e carattere psichico. Estratto dagli Atti della Societa Medica Lucchese. Lucca: G. Giusti 1923.
Viernstein: Die Einführung eines Stufensystems in den bayrischen Strafanstalten. Zeitschr. f. Medizinalbeamte. 1922.
— Die Durchführung eines Stufensystems in den bayrischen Strafanstalten. Zeitschr. f. Medizinalbeamte u. Krankenhausärzte. 1923.
Weil, A.: Körperbau und psychosexueller Charakter. Fortschr. d. Med. Bd. 40. 1922.
Wilmanns: Zur Psychopathologie des Landstreichers. Leipzig: Barth 1906.
— Die Schizophrenie. Zeitschr. f. d. ges. Neurol. u. Psychiatrie. Bd. 78. 1922.
Wolfer: Die Tuberculogenese der Dementia praecox. Zeitschr. f. d. ges. Neurol. u. Psychiatrie. Bd. 52. 1919.
— Die somatischen Erscheinungen der Dementia praecox. Zeitschr. f. d. ges. Neurol. u. Psychiatrie. Bd. 60. 1920.
Wyrsch, Beitrag zu Kretschmers Lehre von Körperbau und Charakter, Zeitschr. f. d. ges. Neurol. u. Psychiatrie. 1924.